何姗姗 著

携手共进

——新任妈妈育儿
社会支持的干预研究

华东师范大学出版社
·上海·

图书在版编目(CIP)数据

携手共进：新任妈妈育儿社会支持的干预研究 / 何
姗姗著. -- 上海：华东师范大学出版社，2025.
ISBN 978-7-5760-5954-0

Ⅰ. R174

中国国家版本馆 CIP 数据核字第 2025A17N45 号

XIESHOU GONGJIN——XINREN MAMA YU'ER SHEHUI ZHICHI DE GANYU YANJIU

携手共进——新任妈妈育儿社会支持的干预研究

著　　者　何姗姗
组稿编辑　孔繁荣
责任编辑　李玮慧
责任校对　时东明
装帧设计　郝　钰

出版发行　华东师范大学出版社
社　　址　上海市中山北路 3663 号　邮编 200062
网　　址　www.ecnupress.com.cn
电　　话　021 - 60821666　行政传真 021 - 62572105
客服电话　021 - 62865537　门市(邮购)电话 021 - 62869887
地　　址　上海市中山北路 3663 号华东师范大学校内先锋路口
网　　店　http://hdsdcbs.tmall.com

印 刷 者　上海邦达彩色包装印务有限公司
开　　本　787 毫米×1092 毫米　1/16
印　　张　17
字　　数　272 千字
版　　次　2025 年 8 月第 1 版
印　　次　2025 年 8 月第 1 次
书　　号　ISBN 978 - 7 - 5760 - 5954 - 0
定　　价　88.00 元

出 版 人　王　焰

(如发现本版图书有印订质量问题,请寄回本社客服中心调换或电话 021 - 62865537 联系)

本著作获得教育部人文社会科学青年基金项目资助

（项目批准号：18YJC840016）

目　录

第一章　研究背景与问题提出

第一节　研究背景

党的二十大报告提出要优化人口发展战略，建立生育支持政策体系。《"健康中国2030"规划纲要》中提到要突出解决好重点人群的健康问题，妇女儿童排在重点人群的首位。我国第七次人口普查数据分析结果表明人口年龄结构呈现少子老龄化趋势，育龄女性数量在减少，但生育水平仍有提升空间和发展潜力（翟振武等，2022；张翼，2021），生育政策将转向更重视生育的服务与支持（任远，2022）。我国女性产后抑郁发生率为14.8%—21%，与中低收入国家相近，属于重要的公共卫生问题。社会支持是促进孕产妇身心健康及减少产后抑郁的保护性因素（Nisar et al.，2020），能促进母亲角色适应，进而减少产后抑郁（Zhang & Jin，2016），对提高母婴健康水平和女性多孩生育意愿具有重要意义（朱艺等，2023）。

当前，我国儿童照料的"再家庭化"趋势仍十分明显。很多研究表明，我国城市家庭的婴幼儿照料系统赤字偏大且存在一定的脆弱性和家庭依赖性。家庭转型期的亲职抚育困境包含母职密集度高、儿童照料劳动强度大、隔代抚养高依赖性及低父亲参与率等典型特征（陈雯，2017），再家庭化下的育儿工作逐渐表现出了母职角色的过度彰显和责任强化，0—3岁婴幼儿主要依赖非正式照料，家庭为主，托育为补充（郑杨，2019；洪秀敏、朱文婷，2020），母亲在家庭抚养中承担了主要的儿童照料工作且照料负担过重（郑真真，2017；吴帆等，2019；李晓巍等，2017）。新生育政策下城市母职实践面临更大挑战，母亲作为育儿工作主体可能遭遇"性别-母职双重赋税"（杨菊华，2019），她们需要成为"超级妈妈""全能妈妈""科学的妈妈"才足以应对来自各方（职场和家庭）的角色期待（钟晓慧等，2017）。有学者分析"当妈难"源自当前儿童抚育向私人领域的高度内卷，以及母职实践中过度倚重家庭支持而缺乏"家""国"关系的想象（施芸卿，2018），女性育儿社会支持的严重不足是出现"丧偶式育儿"和育儿责任内卷的重要原因（郭戈，2019）。虽然多数家庭有生育意愿，但目前不完善的公共配套服务和高昂的育儿成本，加大了生育两孩的压力（陈晓玲等，2016），除了加大医疗保健服务力度外，更应注重人文与社会关怀，加强女性产后的社会心理服务（张银锋等，2016）。因此，在当前中国老龄化社会背景下，在"三孩"新生育政策实施及职场压力不变的条件下，提供加强育儿社会支持的社会服务将有助于促进女性尽快适应母亲角色，降低产后抑郁发生率，缓解中国父母育儿压力，提升其生育意愿。

稳健有力的母亲育儿社会支持系统有助于促进新任母亲角色适应，减少产后抑郁，促进家庭和谐，缓解儿童照料赤字问题（陈淳等，2017）。大量国内外研究表明，社会支持在女性产后适应母亲角色、提升育儿效能感、缓解育儿压力方面起到极为重要的作用（Liu et al.，2020；Reid et al.，2015）。社会支持中的信息支持和评定支持对促进母亲角色达成、减少产后抑郁起到相对更强的预测作用（Backstrom et al.，2017；陆虹等，2001；罗庆平等，2005）；社会支持中的丈夫关心程度相对于其他家庭成员的支持，对女性产后的母亲角色适应起到更为重要的预测作用，有利于产妇身体恢复和夫妻关系、家庭关系的和谐（陈淳等，2017；李洁等，2016）。

女性是家庭中的生育主体，但生育其实包含"生"和"育"两件大事，涉及诸多重要家庭成员的投入与贡献，同时也和社区、工作单位及相关社会文化氛围息息相关，如何以新任妈妈为核心，打造强有力的家庭支持氛围，营造育儿友好的社区支持环境，合力促进0—1岁婴儿家庭的育儿能力建设和未来育儿之路的可持续发展是一个非常重要的公共民生议题。

第二节　问题提出与研究目标

本研究中的"新任妈妈"指的是 0—1 岁婴儿的母亲。根据文献，对新任妈妈群体的研究除了少量母婴产品的专利文献，主要有两大内容主题。一方面是集中于医学和保健领域的，以护理学领域文献最为常见，主要关注母婴护理、照料和新任妈妈产后抑郁，这一部分研究将新任妈妈作为"新生儿"的照料群体，为其推出"育儿经"，主要包括哺乳技巧、营养、婴儿饮食、婴儿清洁等照料、护理问题，以及围绕新任妈妈自身生理和心理状况的产后不适的应对、产后身体调理、预防产后抑郁、减压等。另一方面集中在社会科学领域，文献量明显少于护理学领域的文献量，主要涉及的内容是新任妈妈的压力及其社会支持。在新任妈妈的压力方面，主要是其来源的研究，包括角色适应困难、缺少育儿经验等内部压力和现代母职的加码、"全能妈妈"的迷思等外部压力(施芸卿，2018)，以及对新任妈妈的社会支持来源的研究。

多数新任妈妈在婴儿 1 岁前完成了母亲角色的内化(Mercer，1985)。针对产后第一年处于人生社会角色重要转折期的都市女性，围绕新任妈妈育儿社会支持，本研究提出以下研究问题。

1. 我国都市新任妈妈育儿社会支持的现状特点是什么？该社会支持系统的主体、功能及传递模式会呈现怎样的特征及具有哪些重要影响因素？育儿社会支持与母亲角色适应的关系是什么？

2. 如何在现有的医院家长学校服务基础上，创新开展高校与医院联合开发的、提升其育儿社会支持的社会工作服务？

3. 实验开展的本土化医院内新任妈妈社会工作干预的服务效果如何？服务效果是否可持续存在？

4. 未来如何进一步开展关于婴幼儿家庭育儿社会支持的基础性研究？在构建生育友好型社会的背景下开展育儿社会支持服务的可行性路径有哪些？

对于以上问题，以往研究鲜有给出明确答案的。因此本研究将以新任妈妈

（指 0—1 岁婴儿母亲，无论胎次，因为新的孩子意味着新的适应）为主要研究对象，从母亲育儿社会支持形成的初始阶段切入，结合社会支持理论框架和文献梳理，对其育儿社会支持的现状、重要影响因素及社会工作服务路径展开探索研究，并提出具有科学实证依据的社会工作服务方案和政策建议。

第三节　研究意义

学术价值：采用基于循证介入（evidence-based intervention，EBI）的社会工作干预研究方法，通过"需求——证据——理论——实践"循环，从新任妈妈育儿社会支持的实际服务需求及问题出发，经过求证，提出理论依据，制定实践方案，评估服务效果，使社工介入活动更加科学化和专业化，进一步促进我国医务与健康社会工作的学科发展。

应用价值：探索出符合中国文化特色的提升新任妈妈及其家庭育儿社会支持的社会服务模式，以有效提升育龄女性生育意愿，增强家庭幸福感，为促进全面两孩政策实施的公共配套服务政策提供实证依据和对策建议，充分释放"三孩"新生育政策的促进作用，达成健康中国战略目标。

第二章　新任妈妈育儿社会支持的相关研究回顾与述评

第一节　育儿社会支持的概念界定、理论基础及理论构想

　　社会支持是一种产生于个体关系网络的社会资源，社会支持与个体的精神健康有着十分密切的关系，中国的经验研究表明来自家庭亲属关系（强关系）的情感性社会支持最能影响个体的精神健康（赵凤，2018）。社会支持的定义可以从支持主体、功能及传递过程来理解，社会支持是结构性的，也是功能性的，兼具社会互动过程与行动结果、主观认知与客观现实、信息获取与资源交换等诸多属性（程虹娟等，2004），即社会支持是由社会网络成员通过社会互动（如社会交换）提供的工具性和情感性的社会资源（Cohen et al.，1985；张文宏等，1999）。强关系和弱关系理论解释了社会支持的社会网络结构源自人际关系是否紧密的关系主体，社会支持的支持主体来自强关系还是弱关系决定了信息的属性（Granovettor，1973），强关系通常在相似性高的群体内形成，通过强关系获得的信息透明度高、重复率高；而弱关系形成于人际关系紧密度低的群体，因此相似度低，信息重复率也低，有利于在更大范围内扩大信息传递并架起信息桥梁；社会资源理论解释了社会支持的内容和相关的社会网络来源特性，林南等认为可以通过建立某种关系而交换、借用、摄取的资源就是社会资源（Lin et al.，1986），社会支持来自强关系还是弱关系，在某种程度上反映了其获得

或者交换而来的社会资源的多少；社会交换和获得社会支持是一种社会性能力的体现，已有相关研究证明了社会交换理论可以用于理解社会支持的传递过程和资源交换的内在社会互动本质（骆紫薇等，2018；王卓，2016）。

一、社会支持的概念界定

关于社会支持，国内外学者从功能、关系与网络、主客观、信息等不同的角度给出了不同的定义。托尔斯多夫（Tolsdorf，1976）从社会支持的功能角度对其进行了界定，认为社会支持"是这样一些行为或行动，其功能在于帮助某个中心人物实现个人目标，或者是满足在某一特殊情形下的需要"。科布（Cobb，1976）等人从主观感受到的信息角度出发，认为社会支持是个体主观感受到的一些信息，这些信息使主体至少在三个方面产生自信：一是相信自己被关怀、被爱；二是相信自己被尊敬、得到好评；三是相信自己有许多人际网络。林南等（Lin et al.，1985）则从社会关系和网络的角度解释社会支持，认为社会支持"是人们通过与他人、群体或者更大的社区之间的社会关系而得到的支持"。沃克斯（Vaux，1988）认为社会支持包括客观和主观两方面的因素，既包括实际发生的支持活动和事件，也包括支持活动参与者对活动和事件的感知与评价。

国内学者对社会支持的定义和国外学者略有不同，蔡禾等（1997）认为社会支持就是"社会支援"；张文宏等（1999）认为社会支持指人们从社会中所得到的、来自他人的各种帮助；程虹娟等（2004）将社会支持的定义归纳为三类，体现了社会资源交换的含义，分类包括：（1）社会互动关系角度，社会支持表现为人与人的亲密联系，是双向的关怀与帮助，常以社会交换表现，是一种社会互动关系；（2）社会行为性质角度，社会支持是能促进、帮助、支持事物发展的行为或过程，是一种在社会环境中推动人类发展的力量；（3）社会资源作用角度，社会支持是个人处理紧张事件问题时的潜在资源，是通过社会交换取得的，包括施受双方两个个体间的资源交换。

综上所述，社会支持的概念在国内外学者的研究中获得了不同的视角和丰富的内涵，从静态、动态，从行为、信息、功能、结果等不同视角，大大促进了我们对于社会支持概念的理解和应用。总之，社会支持是结构性的，也是功能性的，兼具行为过程与行动结果、主观认知与客观现实、信息获取与资源交换等诸多属性，其中信息的内涵最为广泛，可能包含知识信息、情感信息、自我信息、外界评价信息等。

二、社会支持的理论基础

西方和国内的相关社会网络、社会互动和社会关系理论为社会支持研究提供了很多可借鉴且有价值的理论基础，比如社会交换理论、强关系与弱关系理论和社会资源理论等。以下就这几个理论和社会支持的关系进行梳理和阐述。

社会交换理论。社会支持的很多定义中都含有社会交换和一种社会性能力的体现。蒂尔登和盖伦(Tilden & Gaylen，1987)指出社会交换理论把人类行为解释为"接受奖赏和给予恩惠两方面相一致的交互性奖励行为"，社会互动的动力和方向来自社会交换的结果。彭德和怀特(Pender & White，1987)把社会性能力描述为一种与环境有效地相互作用的本领，认为社会性健康是行动能力的一个维度。社会性能力对于建立和维持关系极为重要，是社会性健康的一个基本组成部分。史蒂文斯(Stevens，1992)证实了生活满足感与社会支持的接受、给予存在正性相关关系。社会交换和社会支持的接受和给予提示了某种程度社会性能力的存在，而社会性能力与社会性健康及个人健康在后来的诸多研究中存在已被证实的某种程度的关联。

强关系与弱关系理论。社会支持体现了信息的传递与给予，而强关系与弱关系理论主要就信息的传递主体及信息属性给予了较为明确的理论阐释。格拉诺维托(Granovettor，1973)在美国《社会学》杂志上发表了《弱关系的强度》，他从互动的频率、情感强度、亲密程度和互惠交换四个维度定义了关系强弱，认为互动的次数多、感情较深、关系亲密、互惠交换多则为强关系，反之则为弱关系。但在中国文化环境下，血亲关系即使互动次数不多、感情不深，也属于强关系。强关系通常在相似性高的群体内形成，因此通过强关系获得的信息透明度高，重复率高；而弱关系形成于不同群体之间，因为相似度低，难以形成共同的志趣，因此关系强度是弱的，但信息重复率低，可以将该信息传递给其他群体的人，从而架起信息桥梁。故社会支持的支持主体来自强关系还是弱关系，决定了信息的属性。

社会资源理论是弱关系假设的一种扩充和延伸。社会支持中的社会交换主要指的是社会资源的交换（现时交换、提前支取）、摄取或共享，而社会资源的来源与构成则在社会资源理论中阐释得比较清楚。社会学研究中最早提出社会资源理论的是美国社会学家林南，其认为，可以通过建立某种关系而被交换、借用、摄取的资源就是社会资源。林南等（Lin et al.，1986）指出有些资源不但可以占有，而且可以通过个人的社会网络来摄取，因为这种资源嵌在个人的社会网络之中，人们可以超越占有关系，通过个人的社会网络去摄取到。地位高的人拥有的社会资源（如金钱、权力、声望等）多；地位低的人拥有的社会资源少。同一社会地位的人拥有的社会资源相似，易联结，所以是强关系。不同社会地位的群体资源差异大，通常难联结，所以是弱关系。人们可以通过弱关系来汲取、共享网络中其他成员拥有的资源，这种资源就叫社会资源。社会支持来自强关系还是弱关系，在某种程度上反映了其获得或者交换而来的社会资源的多少。

以上三个理论从社会网络构成（强关系与弱关系理论）、信息传递与社会资源交换（社会交换理论和社会资源理论）等社会支持的核心要素出发，很好地帮助我们理解社会支持的结构和内涵，即社会支持本质上是一种具有社会交换属性的社会性功能的体现，具体表现在信息的传递和社会资源的交换（来自强关系和弱关系）上。但具体在养育婴儿的家庭层面和母亲个体层面，育儿社会支持将会有什么具体内涵和表现形式，又会有如何不同于社会支持理论构想的地方？育儿社会资源的真伪、好坏、适切性程度是否和社会关系的强弱、社会支持的输送和传递方式有关联？育儿在中国呈现为具有文化特色的家族式抚养模式，血缘关系是否属于特殊的强关系，是否适用于社会支持理论下的育儿社会支持解释？这些仍然是有待进一步探索的研究议题。

三、社会支持的内容与分类

目前学术界对社会支持的理解，大致可归结为两大类：一是客观、现实可见的支持，即实际社会支持，包括物质上的援助以及其他的直接服务；二是主观体验到的或情绪上的支持，即领悟社会支持，它指个体在社会中感到被理解、被支持、被尊重的情绪体验和满意程度。社会支持也可以分为功能性的两大类：工具性和情感性的社会支持。目前关于社会支持的分类很多，但是没有统一的分类方法。根据结构属性，可分为正式和非正式支持，根据功能属性，可分为情感性和工具性支持等，具体细分可以有情感支持、信息支持、友谊支持和工具性支持。科恩等(Cohen et al.，1985)认为社会支持包括客观支持、主观支持和对支持的利用度三个维度。客观支持包括物质上的直接援助和社会网络、团体关系的存在和参与，它独立于个体感受，是客观存在的现实；主观支持指主观体验到的感情上的支持，是个体在社会中受尊重、被支持、理解的感情体验和满意程度，与个体的主观感受密切相关；对支持的利用度指个体对支持的接纳和使用情况。韦尔曼和沃特利(Wellman & Wortley，1990)认为朋友提供的感情和工具性支持没有父母和成人子女多，但和兄弟姐妹大同小异，且比兄弟姐妹提供更多的陪伴性支持。无亲属关系但有紧密的朋友圈，朋友圈能像亲属一样提供各种各样的支持。另一方面，邻居则主要提供日常陪伴和较少的物质支持。空间接近程度与相互交流的频繁度呈正相关。有学者认为感受到的支持比客观支持更有意义(邓莉等，2003)，更能与心理健康及社会性健康有直接的关联。巴雷拉(Barrera，1986)将社会支持分为六类，具体包括：(1)行为的援助，如分担体力劳动的工作等；(2)物质的帮助；(3)指导，如提供信息或指导；(4)亲密的交往行为，如倾听、安慰，表示尊重、关心、理解等；(5)积极的社会交往，如参加娱乐或其他放松的社会交往；(6)反馈，如提供有关行为、思想和感情的个人反馈。

强关系与弱关系理论帮助我们理解了社会支持的社会网络来源是什么，社会资源理论帮助我们理解了社会支持的内容和相关的社会网络来源特性，社会交换理论帮助我们理解了社会支持的过程和资源交换的内在本质。综上所述，从功能意义上理解社会支持，即社会支持是由社会网络或亲密关系者(重要他人)通过社会互动(如资源交换、资源共享)提供的实际的工具性和(或)被感知的情感性的社会资源，育儿方面的社会资源可以包含时间、照护、金钱、情感、信息等。

四、育儿社会支持的概念及理论模型构想

社会支持是一个人运用社会网络和社会关系获取外部资源的重要途径，目前国内对产后新任妈妈社会支持网络的研究多局限在护理学领域，多是关注社会支持对产后抑郁症防治的作用（阿布都热西提·基力力等，2013），护理学领域通常采用"产后社会支持"或仅仅"社会支持"作为育儿社会支持的表述（陆虹等，2001；罗庆平等，2005；臧少敏等，2011）。如果从育儿的角度出发，社会支持可以界定为围绕育儿的行为，指以女性为生育主体，以家庭为单位，获得的来自内部和外部的社会网络和社会关系的资源，主客观形成的社会支援的过程及结果；包含具体的各种实际围绕育儿过程的帮助，体现了工具性（物质支持和信息支持）和情感性（情感和评价支持）等多维度的功能，其内涵、真伪和优劣程度或许还受到潜在的社会资源交换程度的影响。母亲育儿社会支持（maternal social support），是指母亲在养育孩子过程中会处于一定的人际关系网络中，通过与周围人员的互动，获得社会网络关系中的成员提供的支持与帮助（纪林芹等，2003），其中在育儿工作中获得的时间、照护、金钱、信息属于工具性支持功能，理解、尊重、安慰、关心、认可属于情感性支持功能。

社会支持可分为功能性社会支持（信息支持、情感支持、物质支持和评定支持）和结构性社会支持（Leahy-Warren McCarthy & Corcoran，2012）。根据支持网络者来自组织还是个人，结构性社会支持分为正式支持和非正式支持，徐源等（2018）表明传统的育儿社会支持根据提供方的不同，可分为政府支持、市场支持、专业支持、家庭支持，包含了正式和非正式支持。孩子养育的正式支持主要来自就职单位、专业性服务机构（如医院、月子会所、托幼机构等）和社会政策，较普遍的如"月嫂"、钟点工和幼托服务；非正式的育儿支持，通常为家人（如配偶、双方父母、兄弟姐妹）或朋友、邻居等给予的援助。最新调查表明，我国新任妈妈主要从丈夫、女性亲属等强关系中获得育儿社会支持（情感支持和育儿帮助），对新任妈妈的社会支持来源的研究表明由祖辈参与孙辈照料是较为普遍的现象（肖索未，2014），祖辈带养已成为0—3岁婴幼儿家庭

带养的主要模式(张苹等，2017)。故代际育儿社会支持是新任妈妈社会支持来源的重要的组成部分，也是主要的组成部分。随着网络时代的到来，网络媒介的社会支持也以其信息交流多样化、安全、无评判、超地域等特征获得一席之地(阿布都热西提·基力力等，2013等)。

根据上述社会支持概念及理论解析，本研究对于育儿社会支持的概念结构及理论设想参见图2.1(下页)。育儿社会支持由支持主体、支持客体和支持内容组成。支持主体根据社会网络关系的紧密和亲密程度、血亲的有无，可划分为强关系和弱关系，强关系包含血亲(如父母、其他亲属)和其他重要他人(如好友、邻居、同事等)，弱关系包含非血亲(如"月嫂"、保姆、钟点工等)和相似他人(如新任妈妈)。社会支持所提供的内容包括工具性支持和情感性支持两大类，其中工具性支持主要为实际(客观)的帮助和资源供给，比如育儿时间的节省、家务劳动的分担、金钱或物资的提供、知识信息或其他重要资讯的提供等；情感性支持主要为被感知(主观)的帮助和资源供给，比如倾听、理解、安慰、尊重、认可和肯定等。根据不同的支持提供方和支持内容，可有两大类的社会互动模式：交换和共享。"交换"意指有来有往的社会资源互换(从某种程度而言，交换是有明确价格范围的，而价格范围也决定了资源提供的程度和边界，潜台词是"我的不是你的，你要什么东西需等价交换")；而"共享"是不求回报或即时回馈的资源分享(从共享的角度看，分享出来的社会资源不一定有明确定义的程度和边界，仅凭借支持主体的个人意志而定，潜台词是"我的就是你的，我们是自己人")。

四个象限代表了四类不同社会支持结构通过不同社会互动模式传递出来的社会支持功能(或说是内容)。第一象限是强关系提供的情感性支持，一般以共享为主要形式进行社会互动和传递社会支持，比如由新任妈妈的母亲或丈夫来照顾新任妈妈和婴儿；第三象限是弱关系提供的工具性支持，一般以交换为主要形式进行社会互动和传递社会支持，比如新任妈妈聘用"月嫂"或保姆看护孩子和进行家务劳动，新任妈妈同辈群体给予一定的信息交流等；第二、第四象限相对复杂一些，分别是弱关系提供的情感性支持、强关系提供的工具性支持，比如新任妈妈同辈群体给予情感鼓励、理解和肯定，新任妈妈的母亲给予买菜做饭等家务劳动的付出(新任妈妈以金钱照顾或者情感关心来回馈)。这些情况都可能以共享或者交换的形式来传递社会支持，具体由不同的支持主体和客体的关系而定。

若继续分左右和上下部分来看图 2.1，也可以看到右边的图示以强关系为支持主体，所进行的社会支持供给方式是共享为主，而左边的图示以弱关系为支持主体，所进行的社会支持供给方式是交换为主。而就所获得的社会支持功能或类别而言，上半部分的图示以情感性支持为支持内容，所来自的支持主体包含不同强弱关系的社会网络，但所传递的方式是有所不同的（包含了交换和共享，但假设共享为主）；而下半部分的图示以工具性支持为支持内容，所来自的支持主体同样包含了不同强弱关系的社会网络，传递方式也是多元化的（包含了交换和共享，但假设交换为主）。该图示依次类推，将会有很多的分析视角和类别，帮助我们更好地理解和剖析育儿过程中诸多复杂社会关系及其变化过程和趋势。本书将以此概念框架为基础，对所采集的实证数据进行分析和解释，结合以往的文献不断修正和补充框架图，最终希望形成一个具有实证基础的、富有中国本土化意涵的育儿社会支持理论框架。

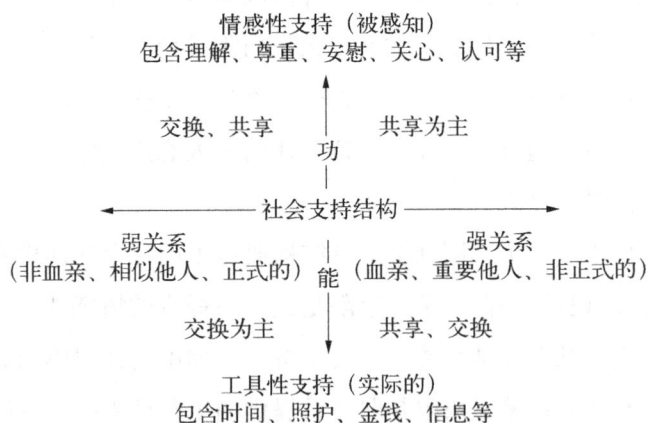

情感性支持（被感知）
包含理解、尊重、安慰、关心、认可等

交换、共享　　　共享为主

功

←——————社会支持结构——————→

弱关系　　　　　　　　强关系
（非血亲、相似他人、正式的）能（血亲、重要他人、非正式的）

交换为主　　　共享、交换

工具性支持（实际的）
包含时间、照护、金钱、信息等

图 2.1　新任妈妈育儿社会支持理论模型的构想

以上社会支持的理论基础、概念厘清及内容分类，结合中国本土实践和文化语境，为我们更好地理解育儿社会支持的概念和内涵提供了宝贵的参考，下面将梳理和述评女性产后育儿社会支持的国内外相关研究。

第二节　育儿社会支持的国内外相关研究进展

国内外关于育儿社会支持的研究主要以女性为研究对象，因为母亲作为婴儿的主要照顾者，在家庭中担任着非常重要的支持角色。国内外研究表明，充分的育儿社会支持有助于初产妇减少产后抑郁，更好地适应和达成母亲角色，充分的育儿社会支持能够促进二孩生育决定(曾远力，2018；吕碧君，2018)。但目前有国内研究表明我国家庭面临着以低母乳喂养率、低父亲参与率、高劳动强度和高隔代抚养率为典型特征的亲职抚育困境，这揭示了家庭变迁转型中的社会支持不充分困境的根源机制(夫妻关系脆弱性和代际关系脆弱性)(陈雯，2017)，故此，诸多学者呼吁我国政府应全面、积极地建设可获得的育儿社会支持网络，重构社会支持(李敏谊等，2017；陈雯，2017；张赛群，2017)。母亲育儿社会支持的正式支持包含政府及非政府组织提供的相关儿童照料支持，非正式支持的主体包含母亲通过血缘、亲缘、地缘、业缘形成的个人社会网络、社会关系成员。

一、正式的母亲育儿社会支持

研究证据表明，我国当前母亲育儿正式社会支持并不充分且迫切需要改进。

近年来关于儿童照料的政策研究揭示我国儿童照料存在"再家庭化"的现实状况，应积极倡导和推动"去家庭化"的政策模式(马春华，2020；岳经纶等，2019)。有研究通过重新梳理儿童照料中的国家责任与政府角色，提出国家应分担儿童照料责任，形成以国家、市场、社会、家庭多元主体共同参与、合力形成的"普惠型"儿童混合照料系统(刘中一，2018；张奇林等，2019；岳经纶等，2018)；随着三孩政策的推行，家庭照料将逐渐成为一种稀缺资源，儿童照料活动已在市场化背景下具有经济价值，作为潜在的人力资源投资和社会投资，政府介入儿童照料活动具有明显的正外部性，具体表现为建立供给侧改革后的优质公共托育服务体系、收入补充、时间弥补等重要举措(刘二鹏等，2019；吴航等，2019)，但最新研究显示幼儿家庭教育的社区总体支持状况较差(李晓巍等，2017)。

国外关于促进生育友好的育儿社会支持政策研究体现了"生育友好"应具备"社会-家庭-女性-儿童友好"多重属性的社会生态系统视角，提供以女性和家庭为核心的生育友好促进措施，如降低生育导致的贫困风险、推行体现性别平等的家庭政策、提供儿童良好成长养育环境、促进整合式家庭政策实施(Tonelli et al.，2021)等。养育孩子在降低家庭收入(尤其是女性收入)的同时也会消耗较多的家庭积蓄，影响女性在劳动力市场的后续竞争力，为减轻可能由生育导致的家庭贫困，政府可加大针对儿童保育补贴和税收抵免的力度，保障和促进孕产妇就业(Hotz et al.，2019)，但现金补贴只能起到暂时的作用(Bergsvik et al.，2021)。相比被动的家庭政策支持，社会投资导向的家庭支持政策更能促进生育率的提升，因其能将女性的育儿津贴与之前的职业经历挂钩，并支持女性继续留在劳动力市场，从而起到了促进性别平等和家庭经济可持续发展的效果(Billingsley et al.，2022)。推动性别平等是应对低生育率挑战的有价值的投资，很多国家提出照顾儿童的工作应在夫妻间合理分配(Lappegard et al.，2020)，在提升女性二孩生育率方面，丈夫提供的情感支持比工具性支持更重要(Zhang，Liu & Lummaa，2022)，鼓励丈夫加入育儿无偿劳动有利于减轻母职内疚并提升女性产后与劳动力市场的连接度(Collins et al.，2021；Farre et al.，2019)，男性产假政策的执行在某种程度上可以促进二孩生育率的提升，但这在不同国家的效果是不同的(Duvander et al.，2019)。营造儿童成长的良好的家庭内外环境，如提供正式托育服务和家长教育服务是保障儿童福利和营造良好育儿环境的主要政策措施，持续扩展正式的托育服务是一项有效刺激双薪夫妇生育的社会政策(Wood et al.，2019)，因为可以有效减少妇女产后从就业市场退出。同时，基于家庭的旨在提高父母教养有效性、父亲参与积极性和夫妻关系质量的干预措施，能够更好地促进儿童发展(Cowan et al.，2019)。

二、非正式的母亲育儿社会支持

相较于正式支持的不充分，母亲育儿获得的非正式社会支持则表现得较为明显而有力。有研究表明，当公共育儿服务供给有限时，亲属育儿支持与母亲就业率成正比（Bunning，2017）。非正式社会支持主体包含母亲的人际关系网络成员，如祖辈、丈夫和社区同辈群体等，其中基于血缘和亲缘等关系紧密、接触频繁的人际关系网络成员，如祖辈及丈夫可以算作母亲的强关系，而关系紧密度低的同辈群体或其他人际关系网络成员可以算作母亲的弱关系。

1. 代际育儿社会支持

在中国家庭中，爷爷奶奶或者外公外婆帮忙带孩子，三代同堂，含饴弄孙，这种祖辈参与孙辈照料的现象是非常普遍的（肖索未，2014）。家庭支持中的隔代抚养现象由来已久，因而代际育儿社会支持是新任妈妈社会支持的一大重点。20世纪80年代，伴随着解放妇女呼声的响起，为了满足工业化大生产的需要，努力提高妇女的劳动生产率，我国将托幼事业作为一项社会性事业来发展，党和社会对此都给予了重视和支持，不少企业和机关为职工提供托婴、托幼的福利，新任妈妈的育儿社会支持更多地托付给了社会的托幼事业。但到90年代中后期，随着家庭教育在儿童成长中的重要作用被强调，我国的托儿所在这个过程中逐步走向消亡，国家也逐步撤出了对家庭的支持。既然缺失了公共资源，那么婴幼儿照料自然而然更多地依赖家庭层面的私人努力，这就意味着新任妈妈育儿支持的来源又从社会转向了家庭。第三期中国妇女社会地位调查（2010）显示，城镇家庭中，孩子3岁以前白天主要由母亲或祖父母/外祖父母照料，入托儿所的比例仅为0.9%（向小丹，2018）。在公共托幼服务不够成熟，社会化的托管机构不能满足婴幼儿照料需求的情况下，代际育儿支持成为不容忽视的力量。

研究表明，我国祖辈参与合作式育儿比例较高，采用隔代抚养和寻求代际支持成为众多0—3岁婴幼儿家庭的育儿策略（钟晓慧等，2017；张海峰，2018；张苹等，2017）。城市家庭居住方式的调查结果显示城市青年婚后与父母同住比例攀升，反映了抚育幼子的需求大于照料父母的需求（Chang，2015；王磊，2013；许琪，2013）。转型期大量城市家庭存在隔代抚育的儿童照料模式，形成新的家庭权力分布、家庭压力和不同的代际合作育儿类型（肖索未，2014；张杨波，2018）。照料孙辈的祖辈主要特征为低学历、低收入、中低龄老年、健康女性（李超等，2017；周鹏，2020），其中又以母系的祖辈支持较为凸显（Zhang，Fong，Yoshikawa，Way，Chen & Lu，2019；汪永涛，2020；海莉娟，2021）。祖辈的支持主要包括承担家务工作和对孙辈的照料，来自祖辈的支持有助于提升城镇女性劳动参与率，尤其对0—3岁婴幼儿母亲的劳动参与率影响最显著（杜凤莲等，2018；华淑名等，2020）。即使祖辈在隔代抚养中几乎未得到经济回报，只要身体条件允许，他们仍有意愿继续照顾第二个孙子或孙女（李芬等，2016）。

同时，国内学者聚焦于传统文化和特定的社会环境，指出对我国广大农村地区来说，传宗接代、家族延续是头等大事，这种根深蒂固的传统观念使祖辈参与孙辈照料成为思维定式和心理特征（李星，2011）。除了对繁衍的看重，这种代际育儿社会支持的普遍流行还受到我国亲子代际交换关系的影响。代际交换理论常常被用于解释代际的资源流动和互相支持，该理论和社会资源理论、社会交换理论有异曲同工之处，体现了育儿社会支持的社会交换属性。代际交换理论认为，家庭内部的父母与子女之间存在一种付出与回报的交换关系。区别于西方社会的"接力模式"，中国的亲子关系是一种双向交流、均衡互惠的"反馈模式"，或者说是"抚养-赡养"模式。父母在年轻时抚养子女，而子女成年后又会反过来赡养父母，即"反哺"。而祖辈对其孙辈的照料也相应成为代际交换模式中前半部分——"抚养"的延伸，通过照料孙辈向子女发出养老契约的信号，对孙辈的照料也就作为获得"赡养"的投资自然而然产生了（陶涛等，2018）。同时，老人在照顾孙辈的过程中也得到了快乐，享受了"含饴弄孙"的美好情感，感受到了心理慰藉。此外，农村年轻劳动力外出务工使得家庭空心化严重，年轻人没有足够的时间精力照料婴幼儿（李庆丰，2002），"隔代抚养"就成为现实的选择。再加上祖辈受到中国传统的家庭主义伦理影响，出于责任感为子女承担起部分照料工作，"隔代抚养"也就顺理成章了（陈静等，2018）。

除此之外，隔代抚养的模式也是应对养育压力的家庭策略。婴幼儿照料给家庭带来巨大的养育压力是毋庸置疑的。首先，婴幼儿照料与新任妈妈职业生涯规划之间存在矛盾，使家庭尤其是新任妈妈面临压力。从历史发展来看，教育普及和女性就业机会增加，使得劳动力市场的需求与家庭职责之间的关系变得紧张，年轻夫妻常常难以独立抚养自己的子女。从现实来看，职业竞争、流动性不断加强，也加剧了两者的矛盾。而由于结婚、怀孕、生育、抚养和孩子的教育，女性在职场竞争和个人职业生涯规划等方面作出了更多的个人妥协。所以虽然父母双方都承担职场压力，但是女性（新任妈妈）承担的压力更大。其次，婴幼儿照料对家庭的照顾能力提出诸多要求，金钱、时间、人力、居住空间乃至知识等方面的投入都使家庭面临资源压力。面对个人职业和资源压力，中国家庭发展出一种应对策略，即通过基于血缘关系的代际分工与合作，将育儿负担部分或全部向上转移给祖辈，形成隔代抚养模式。根据中国老龄中心2014年的调查数据，在全国0—2岁婴幼儿中，主要由祖辈照顾的比例高达60%—70%，其中30%的婴幼儿完全交由祖辈照顾（钟晓慧等，2017）。从历史发展来看，完全由祖辈照顾婴幼儿的二代家庭户占全部家庭户的比重，从1982年的0.7%上升到2010年的2.26%（胡湛等，2014）。

　　可见，在我国隔代抚养模式盛行的背景之下，代际育儿社会支持是新任妈妈社会支持的一大重点，值得研究者关注。

　　2. 父亲参与育儿现状及其对于家庭育儿支持的贡献与作用

　　父亲育儿参与的时间和内容与母亲有较大差异，主要表现在参与时间偏少、内容多偏向于婴幼儿的教育和外出活动而非日常生活照料及看护活动（韩中等，2019；许琪等，2019；许琪，2018）。随着全面二孩政策的实施，城市父职参与兴起且有较高的社会认同度，在女性参与劳动力市场竞争等诸多因素推动下，逐渐有越来越多的父亲加入育儿工作，给母亲育儿带来以情感性为特征的支持（Haas et al.，2019；何绍辉，2020；郭戈，2019），父亲的育儿支持（工具、情感和信息支持）能显著地负向预测母亲育儿压力并提升母亲育儿效能（Roh et al.，2017；向小平等，2017），但由于传统性别分工仍有一定的社会文化实践土壤、母职密集化等因素，父职实践依然面临困境与挑战（李桂燕，2018）。

多数国内研究表明父亲参与育儿对父亲自身成长（徐安琪等，2009；尹靖水等，2012）和孩子的健康成长（尤其是社会交往能力和正向社会行为）都有助益，能有效缓解母亲的育儿压力，应更加重视父亲在育儿工作中的作用和价值（向小平等，2017）。以往国内研究表明，城市的父亲投入育儿工作更多，对父职角色有更强的认同感和责任心（徐安琪等，2009）；而马爽等（2019）调查发现当前我国农村地区婴幼儿抚育的父亲参与现状不容乐观，父亲缺位现象较为普遍而且严重，该研究认为父亲参与可以显著影响婴幼儿社会性能力的发展，父亲参与婴幼儿抚育工作越积极，孩子社交能力越强（如社交退缩越少、抑郁情绪越少、注意力发展越好）。类似研究已经表明，良好的父子关系对孩子的正向行为建立具有促进作用（徐安琪等，2009），其中母亲作为"守门人"的非传统的性别角色态度，对父亲参与育儿有积极的影响（徐安琪等，2009）。

新生儿诞生后，父亲也可能和母亲一样遭遇抑郁情绪。有研究表明，新任母亲对于父母的责任和育儿的积极性的认识能力要高于父亲（张双双等，2014），因此男性也需要得到社会支持以度过这一父职角色转换的过程（李正梅等，2010）。有研究建议政府应加强对育儿期家庭的社会支持，促进父亲更多地参与日常育儿活动（崔巍等，2015）。李贞等（2016）认为提高对婚姻的满意程度（主要指生育后母亲与父亲的关系处理）能提高哺乳期女性的母乳喂养适应性。李洁等（2016）也发现，丈夫参与新生婴儿的夜间照料不仅有助于妻子产后健康的调整与恢复，还能够有效促进夫妻关系和大家庭关系的和谐。在幼儿教育的参与方面，李晓巍等（2017）发现所调查的3—6岁幼儿的父亲在幼儿社会行为能力促进活动中的参与得分显著低于母亲，父亲更多地参与幼儿家庭教育，而较少参与学校教育。

父亲参与育儿实践会经历一段不同于女性的过程，既有困难和挑战，也有价值和独特的育儿贡献。有学者在提出解决方案时，从不同角度给出了建议，比如许颖（2017）建议推动父亲参与儿童早期教养，可以从调整男性担任父亲这一重要角色后对自身父职角色价值的认知、提升教养技能和教养动机的方向入手。在分析父职角色的虚化和边缘化问题时，刘中一（2019）认为要改变父职实践路径的固化和恶性循环，应消除"密集母职"的迷思，唤醒男性照顾意识与自觉，转变传统男性性别态度和做法，倡导"父母共同照顾"或者协同照顾以及推行性别平等社会政策。

综上所述，在我国普遍存在的婴幼儿抚育工作中父亲参与不足、父职角色实践固化的背景之下，父职育儿社会支持是新任妈妈社会支持的第二大重点，值得研究者关注。

3. 其他人际关系网络成员的支持

母亲在育儿过程中会逐渐接触不同的与育儿相关的人际关系网络成员，以获取和弥补不同于强关系中得到的社会支持，尤其是从弱关系网络更能获取广泛的信息。有研究表明，许多母亲会将提供早期幼儿教育指导的专业人士(如教师、医生等)作为社会支持的重要来源，他们能给予母亲不同于家人提供的工具性和情感性育儿支持，如早期幼儿照料和教育相关的信息支持、情感安慰等(Ong et al.，2014；Rolfe et al.，2010)。有研究发现，自闭症儿童的母亲除了从配偶、亲戚和朋友等强关系中获得社会支持外，也会从教师和其他家长处获取信息支持(贺荟中等，2013)；智力障碍儿童家庭照顾者主要从家人、亲戚和朋友等非正式网络中获取社会支持，而从正式网络(如政府、社区、社会组织)中获取的支持则十分有限(祝玉红等，2018)。随着信息化技术发展及智能手机的广泛使用，许多新任母亲的社会支持网络更趋多元化，虚拟社区成员之间形成的弱关系能通过经验分享的方式给予新任母亲更多的信息支持、情感和陪伴支持，成为强关系供给的社会支持的有益补充(阿布都热西提·基力力等，2013；周培勤，2019)。

综上所述，以往对母亲育儿社会支持的研究在支持主体及功能方面有了一定的发现，尤其是祖辈支持方面的研究结论已较为清晰，但育儿社会支持传递模式仍有待探究，其中弱关系提供的母亲育儿社会支持的主体可为何种关系主体，其支持功能和传递何为可能、何以可为，这些问题都需要实证研究提供进一步的答案。

第三节　育儿社会支持与母亲角色适应、产后抑郁的关系

索茨（Thoits，2011）指出了社会链接与社会支持对于生理和精神健康的作用机制，即个体在面临重大健康或压力问题时，强关系——重要他人（如家人）主要能提供的有效社会支持是情感支持和工具（物质）支持，所提供的信息比较集中而单一，但其情感力度较大，而弱关系——同辈群体（如情况相似者）则能提供有效的评定支持和信息支持，信息较为异质和多元，但情感力度可能偏小。女性产后的育儿社会支持水平与其母亲角色适应和产后抑郁存在一定的预测关系，显示了育儿社会支持的重要性。

大量国内外研究表明，产后社会支持在初产妇适应母亲角色过程中起到极为重要的作用，社会支持与母亲角色适应呈正相关关系，其中社会支持中的信息支持和评定支持对促进母亲角色达成、减少产后抑郁起到相对更强的预测作用（陆虹等，2001；罗庆平等，2005；Emmanuel et al.，2011；Backstrom et al.，2017），社会支持的利用度也是很重要的预测变量（吴丽萍等，2012）；社会支持中的丈夫关心程度相对于其他家庭成员的支持，对初产妇的母亲角色适应起到更为重要的预测作用（陈洁冰等，2011），在初产妇产褥期内丈夫参与程度越高，越有利于产妇身体恢复和夫妻关系、家庭关系的和谐（李洁等，2016）。研究者（Ong et al.，2014）对产后出院一周左右的 13 名新加坡新任妈妈（first-time mother）进行了半结构式访谈，调查其服务需求，结果发现产妇能够获得来自家人的足够的社会支持，却缺乏丈夫的支持，她们很关注母乳喂养，以及非常需要持续的来自专业渠道的信息供给、与健康服务机构对接等服务。恩盖等人（Ngai et al.，2011）采用内容分析法对 26 名香港初产妇进行了访谈，探索母亲角色能力的内涵及影响因素，发现社会支持的获得、成功的母乳喂养、婴儿健康等是影响母亲角色能力的主要因素。塔尔卡（Tarkka，2003）分别对 3 个月及8 个月月龄婴儿的妈妈的育儿胜任力进行了追踪调查，发现妈妈的社会隔离感知度及社会支持一直都是重要的影响因素。父母社会支持的作用机制是通过提

升新任妈妈育儿效能，减轻其产后抑郁症状（Haslam et al.，2006）。

新任妈妈获得的育儿社会支持水平与其产后抑郁程度也有着密不可分的关系。面对我国城市化进程的加快和托幼服务的短缺，对于城市产后女性而言，如何照顾好一个婴儿是非常具有挑战性的人生课题（Zhang，Fong，Yoshikawa，Way，Chen & Lu，2019）。一项系统性回顾研究表明中国（不包括港澳台地区）的产后抑郁症发生率是14.8%，和中低收入国家相近，不充分的社会支持是其中一项重要的风险因素，并成为需要优先应对的公共卫生问题（Nisar et al.，2020）。对大多数新任妈妈来说，育儿挑战主要体现在密集的母亲养育、工作和家庭之间平衡的困难、祖父母的高度育儿参与，而父亲却只是有限地参与照顾孩子（陈雯，2017），0—3岁的婴幼儿主要采用非正式照顾方式，如家庭照顾和一些补充性的正式日托（洪秀敏、朱文婷，2020）。许多研究表明，中国女性产后获得越高水平的育儿社会支持，比如"坐月子"（女性产后待在自己父母家中一个月并获得自己母亲的照料），其经历的产后抑郁程度会越低（Gao，Chan，You & Li，2010；Heh et al.，2004；Zheng，Morrell & Watts，2018）。社会支持对于新任妈妈的精神健康与身心恢复具有保护性效应，在对于生育有着较高要求的城市地区（相较于乡村而言），提供较高水平的社会支持有助于女性产后恢复精神和生理健康（比如降低产后体重和促进身体机能恢复）（Collins et al.，2021；Faleschini et al.，2019）。高水平的社会支持有助于调节"超级女性"的完美主义倾向并减轻她们的抑郁症状（Arnold et al.，2021），女性产后拥有的社会支持网络越广泛，则出现抑郁症状的可能性越低（Vaezi et al.，2019）。当然，新任妈妈社会网络提供的各类社会支持都很重要，尤其是来自家庭内部的支持（Reid et al.，2015）。新任妈妈可以通过促进社会连接和获取社会支持增强其育儿效能感（maternalself-efficacy，MSE），新任妈妈获得社会支持有助于其建立内在的育儿能力，研究表明，母亲与社会连接越密切，越能感受到育儿效能的提升（Tarkka，2003）。

关于育儿社会支持、母亲角色适应和产后抑郁三者之间的关系，以往国内外研究给出了一定的研究结论，即育儿社会支持可以通过促进母亲角色适应减轻产后抑郁症状，比如社会支持可以通过增强母亲的育儿效能感降低产后抑郁发生的可能性（Haslam et al.，2006；Zhang & Jin，2016），育儿社会支持能够减轻母亲感知到的压力，进而减轻产后抑郁症状。所以，感知到的社会支持被建议作为预防长期产后抑郁的干预变量(Leonard et al.，2020)。有学者建议应该为新任妈妈提供充分的社会支持系统并鼓励她们使用社会支持资源(Yesilcinar et al.，2017)。

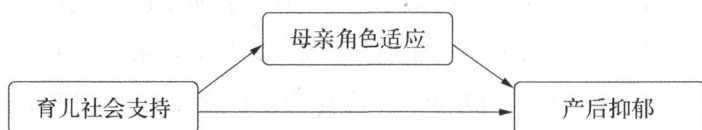

第四节　育儿社会支持的测量与评估

国内外目前已有一些关于女性生育社会支持的测量工具，比如我国护理学界较为常用的《产后社会支持量表》(陆虹等，2001)，该量表用于测量初产妇产后社会支持，由研究者陆虹等人自行设计，分为情感支持、物质支持、信息支持和评价支持四个维度。该研究显示，处于产后抑郁状态的初产妇所获得的情感支持、物质支持、信息支持和评价支持是匮乏的，尤其是信息支持和评价支持。信息支持对防止及减少初产妇产后抑郁具有积极的作用。信息支持是指为支持对象提供指导、建议和相关的信息，它可以通过为初产妇提供信息，帮助她们学习如何照顾婴儿，如何护理自己，以及如何在家庭生活中兼顾"母亲"与"妻子"两种角色。评价支持是指对被支持对象的行为给予肯定、认可、表扬和鼓励。它传递了一种让被支持对象感觉到有能力承担某种社会角色的信息。评价支持的缺乏会导致被支持对象对自身价值的低估或否认。在女性产后期，初产妇往往表现得比较脆弱，而且对旁人的态度和评价都极为敏感，缺乏评价支持易导致她们产生负面情绪。相反，如果在这一时期能对初产妇的任何努力和进步给予充分的肯定和鼓励，帮助她们充满信心地面对产后的各种挑战，让她们感觉到自我价值的体现，可以避免产后抑郁症状的出现。

国外关于女性生育社会支持的测量工具分为产前支持量表和产后支持量表两大类，有些量表也可以同时在产前和产后阶段使用。有关女性产前社会支持评定的量表有母亲社会支持量表（Maternity Social Support Scale，MSSS）（Webster et al.，2000）、修改后的肯德勒社会支持访谈（the Modified Kendler Social Support Interview，MKSSI）（Spoozak et al.，2009）、孕妇一般支持量表（the Global Support from Mother Figure during Pregnancy Scale，GSMF-P）（Umana-Taylor et al.，2011）。其中 MSSS 是一个仅有 5 道题的简易量表，主要对孕妇在孕期感受到的来自丈夫（伴侣）、朋友、家人的支持程度的评价，但并没有特指怀孕本身，例句如"我有好朋友支持我"；MKSSI 是一个有 6 个提问的访谈提纲，主要就孕妇获得的情感和工具性社会支持、支持频率和人次进行提问，例句如"当你需要有人倾诉时，你的家人多大程度会在你身边听你述说"；GSMF-P 是一个仅有 6 道题的简易量表，用于测量女性在孕期获得工具性和情感性社会支持的情况，例句如"我可以从家人或朋友处获得关于孕期生活的有效建议"。

以上四个常用于产前社会支持评定的测量工具中，只有 GSMF-P 的评定条目内容中有专门指向孕期感受的，其余三个量表都属于应用于孕妇群体的一般性社会支持评定工具。

国外有关女性产后社会支持评定的量表有感知社会支持的多维量表（the Multidimensional Scale of Perceived Social Support，MSPSS）（Denis et al.，2015；Stewart et al.，2014）、修订后的社会支持调查问卷（revised Malay version Medical Outcome Study，Social Support Survey，MOSSSS）（Norhayati et al.，2015）、产后社会支持问卷（the Postpartum Social Support Questionnaire，PSSQ）（Hopkins et al.，2008）、围产期婴儿护理的社会支持量表（the Perinatal Infant Care Social Support instrument，PICSS）（Leahy-Warren，Mulcahy & Lehane，2019）、产后伴侣支持量表（the Postpartum Partner Support Scale，PPSS）（Dennis et al.，2017）。其中 MSPSS 是一个有 12 道题的评定社会支持不同维度的量表，例句如"你会和你的家人讨论你的问题吗"；MOSSSS 是一个有 20 道题的测量女性产后社会支持的量表，例句如"我有可以倾诉自己私人忧虑和焦虑问题的人"；PSSQ 是一个可同时应用于女性孕期和产后的社会支持

的量表，共有 20 道题，分为丈夫(伴侣)和父母提供的两个维度的社会支持评定条目，例句如"你的丈夫(伴侣)多久帮忙照顾一次婴儿"，该量表也是应用较广、生育特指性较强的测量女性产后社会支持水平的量表；PICSS 是一个有 19 道题的测量女性围产期婴儿护理社会支持的量表，包含工具性和情感性两个维度，例句如"我可以获得有关婴儿喂养的信息"；PPSS 是一个有 20 道题的测量女性产后从丈夫(伴侣)处获得社会支持的评定量表，例句如"丈夫(伴侣)增强了我是一个好母亲的自信心"。以上五个量表中，只有 PSSQ 属于特定面向产后女性的、关于其成为母亲后感知获得的社会支持情况的评定，但会限制支持来源为家人〔丈夫(伴侣)或父母〕，而其他四个量表要么是笼统地评定社会支持情况，要么是测量特定支持来源(比如丈夫或伴侣)提供的社会支持，均可分为工具性和情感性支持两个维度。

本书参照的育儿社会支持维度来自索茨(Thoits，2011)和陆虹等(2001)的启示，即女性产后社会支持(也称为"育儿社会支持")可分为四个维度，分别是情感性社会支持、信息性社会支持、评价性社会支持、物质性社会支持。情感性社会支持包括表达关心、爱护、鼓励、欣赏和同理心，信息性社会支持是指提供有助于问题解决的信息或建议，评价性社会支持是指对某人的处境给予积极评价和反馈并指引可能的行动路径，物质性社会支持是指为实际问题或任务提供行为或物质的帮助。情感性社会支持和信息性社会支持被认为对于缓解产后焦虑具有重要预测作用(Hetherington，McDonald，Williamson，Patten & Tough，2018；Phang et al.，2015)，评价性社会支持也是新任妈妈照护婴儿所需要的很重要的社会支持类型(Warren，2005)。在我国城市中，女性产后社会支持主要来自祖辈(洪秀敏、孙林红，2019)，而祖辈提供的社会支持比较偏物质性和工具性，即承担了大量的家务劳动和婴幼儿照护的工作(汪永涛，2020；周鹏，2020)。

综上所述，目前国内外关于新任妈妈育儿社会支持的评定量表已经有一些公开、可靠且有效、有不同适用条件的工具供选择，有些面向孕妇，有些面向产妇，有些可以同时测量孕产妇感知的社会支持程度。但大部分量表的条目内容并未体现有针对性的女性生育后面临的特定性的支持需求，而是测量笼统的社会支持内容，优点是适用性较好，可不限于特定人群，缺点是针对孕产妇或新任妈妈的内容不充分，导致在干预研究中较难有效测量干预措施的效果具体体现在哪个方面。因此，有必要进行适合我国本土的新任妈妈育儿社会支持评定量表的开发与研制，以用于干预研究的成效评估。本书将通过新编一个新任妈妈育儿社会支持量表，对后续干预服务进行评估，该量表的四个社会支持子维度分别为情感性社会支持、物质性社会支持、信息性社会支持和评价性社会支持。

第五节　育儿社会支持的国内外干预研究

虽然在我国城市医院中，产前检查期间几乎每个孕妇都被要求参加孕期教育课程，但女性产后可参加的医院内或社区里的新任妈妈教育课程却鲜有提供，而婴幼儿的照护实践是非常多变且复杂的，并极具个性化（每个孩子都有自己的生理心理和社会性特点），相对于孕期从医护人员处获得的教育信息而言，女性产后其实更需要获得科学、全面、准确的教育信息，从而获得更充分的作为母亲的能力提升。我国女性产后携带婴儿返回家中，多是由家中长辈或雇用的育儿嫂提供主要的工具性和情感性育儿社会支持（陈雯，2017；洪秀敏等，2020），产前教育和产后教育的不连续和缺乏衔接甚至不匹配的问题，已经在以往研究中被提及并予以警示（Razurel et al., 2011）。有研究提倡应该为广大新任妈妈提供更充分的、具有文化适应性的产后支持服务（Gao, Sun & Chan, 2014；Ngai & Chan, 2012）。

关于育儿社会支持的国内外社会心理干预研究集中于关注面向孕产妇个体层面精神健康的改善和育儿知识的增长，鲜少直接针对女性产后社会支持开展干预服务。上述基础性研究提示促进新任母亲育儿社会支持的干预策略，包括增加围产期的心理社会教育干预、提升人际沟通技能和解决问题的技巧、重构不良认知、加强社会网络建设、夫妻共同参与产后干预等（Gao, Xie, Yang & Chan, 2015；Ngai, Wong, Chung & Leung, 2016）。目前多采用护士或医生院内干预或线上干预方法，目标是增长婴幼儿照顾知识，减轻产后抑郁，提升母亲自我效能。例如用产后上门访视的方法促进母亲角色适应（刘丽娟等，2007），利用产后教育电影和提供热线咨询的干预方法减轻女性产后压力（Osman et al.，2014），开展基于电话形式的同伴支持（妈妈对妈妈）项目（Dennis，2017），指导产妇开展为期四周、每周一次的瑜伽练习以促进其心理健康（Timlin et al.，2017）。

许多面向新任妈妈或初产妇的干预研究主要针对减少产后抑郁或促进母亲角色适应而开展，只是将总体的社会支持水平提升作为附带的效应指标，即不是主要结果指标，更不要说能够通过干预服务影响女性产后社会支持的具体维度的改变了。比如一个基于默瑟（Mercer）的母亲角色适应理论的多模型护理干预研究表明，该项干预能够提升新任母亲感知到的母亲自我效能、亲子关系和功能性社会支持（Vargas-Porras et al.，2021）。一项基于网络平台的新任妈妈干预研究表明，该项干预有助于改进母亲的自我效能、社会支持和减少产后抑郁（Jiao et al.，2019）。在韩国产后护理中心开展的一项促进母亲角色适应和母乳喂养的新任妈妈干预研究表明该项干预是有效的（Song et al.，2020）。一项关于女性产后出院前一小时的护理教育课程和出院两周后的电话随访服务对于减少中国新任妈妈产后抑郁和提升社会支持、促进母亲角色效能是有效的（Gao，Xie，Yang ＆Chan，2015）。

关于面向新任妈妈开展的提升其育儿知识水平的干预研究表明了较好的干预效果，但也将重点放在信息的提供与随之改变的社会支持水平上。例如一项在中国 Z 城市开展的面向婴幼儿照护者的教育项目研究提出，结合线上评估婴儿发育软件和家访服务可以提升新任父母育儿知识水平（Chen，Tu，Huang ＆ Huang，2020）；一项在我国欠发达农村地区开展的随机对照实验表明，照顾者的育儿实践行为在其接受父母培训课程后得到有效改变并可以持续 9 个月，但育儿知识却没有改变（Li et al.，2022）。我国最近开始采用父母教育课程的方式提升城市新任父母的育儿知识水平和实践能力，例如郑旭娟等（Zheng，Huang，Fang，Zhang，Li，Ye ＆ Wang，2020）的研究发现，基于网络支持的干预项目有助于深圳初产妇提升社会支持、满意度和母亲自我效能，减轻产后抑郁症状。

小结

通过文献回顾，我们认为：

一、育儿社会支持理论有待拓展论证。社会支持理论引申出的育儿社会支持理论框架有待明晰和验证，尤其是在中国文化背景下，结合时代特点，有很多值得拓展和构建的概念框架和理论假设，能够帮助我们更好地理解当前育儿过程中存在的社会问题。育儿社会支持包括工具性支持和情感性支持。工具性支持具体包含物质支持和信息支持，情感性支持包含情感支持和评定支持等。在前述的概念框架中，很多内容并未在以往文献中得到论证，在丰富的社会支持理论体系和文献研究中，需要对育儿社会支持理论进行进一步构建和实证验证。

二、研究（服务）对象的范围需要聚焦。多数研究（服务）对象是围产期或产褥期（即产后 42 天左右）的初产妇，或者是笼统的 0—3 岁婴幼儿家庭，少有将其他 1 岁以内的婴儿妈妈纳入研究（服务）范围的，但新任妈妈角色适应至少要持续到婴儿 1 岁才能完成（Mercer，1985），以家庭为单位的综合研究更少。育儿是一项繁重而艰巨的家庭工作，仅针对女性开展服务是远远不够的，而应以家庭为核心单位，展开综合性的社会支持服务。

三、女性产后育儿社会支持需要直接关注并提供本土化干预服务。以往研究中，虽然有直接针对初产妇及其家庭育儿社会支持的干预，但更多地关注个体层面的精神健康和育儿知识，缺乏直接关注并干预女性产后社会支持的干预研究，我国女性生育后重返职场的居多，面临母职、家庭、事业等多重角色整合的挑战。在已有的针对新任妈妈及其家庭的干预研究中，国外研究居多且以护理临床干预为主体，因而仍有待研发出更为有效的本土化服务模式。

四、医社跨学科跨地区合作空间广阔。新任妈妈育儿社会支持不仅是医学问题，更是社会问题。女性产休四个月后，医护介入空间有限，为新任妈妈提供育儿社会支持需要加强医（学）社（会工作）合作、医（院）社（区）联动。目前，上海各大医院均设有社会工作部，民政部下达文件鼓励社会组织扎根社区提供服务，社会工作者擅长链接社会资源，用专业的方法助人、自助并恢复社会功能。本书将在专业社会工作视角下对新任妈妈育儿社会支持现状、影响因素及需求展开调查，并根据问题分析结果，设计小组干预，评估干预效果。

结合上述文献回顾及述评，以下将就如何促进新任妈妈育儿社会支持提出两个主要观点，并在接下来的实证调查中给予一定的补充论证。

首先，新任妈妈育儿社会支持程度直接关系到婴儿健康及家庭幸福和谐程度。女性应在婴儿1岁前完成母亲角色的内化，影响母亲角色适应的诸多因素包括年龄、分娩经历、婴儿抚养方式、是否为母乳喂养、母亲的个体因素（如性格、学历、职业、婴儿养育知识掌握程度等）、婴儿的个体因素（如婴儿性格、健康状况等），以及被最多次提及的影响因素——社会支持（尤其是丈夫关心程度、丈夫参与度等）。面对这些影响因素，应帮助新任妈妈掌握婴儿养育知识并给予其充分的社会支持，可以通过制定政策及输出相关社会福利服务来进行完善。

其次，育儿社会支持中信息支持的"信息"包含如何有效照料0—1岁婴儿和相似家庭育儿照顾经验的社会对比信息，是每个家庭必须接受，也应该享有的人生继续教育内容，所有参与直接照顾婴儿的家庭成员都应掌握正确的婴儿照顾技能，这样也能有效避免育儿方式冲突引起的家庭矛盾。照料0—1岁婴儿有着鲜明的月龄进阶变化特点，新任父母包括新任祖辈都需要面对如何有效照顾稚嫩的新生儿的知识及技能挑战。随着时代的进步，育儿知识、育儿措施、育儿设备也在不断更新，新旧知识的碰撞很容易引发家庭矛盾，比如：宝宝生病了，家里到底谁的处理意见更专业、更准确？婴儿养育包含正确识别和处理婴儿常见病、科学喂养、睡眠护理、疫苗接种、智力发育、婴儿急救处理等诸多专业知识和技能，这些都是新任妈妈必须掌握的重要的人生继续教育内容。

第三章　研究设计

第一节　研究内容

一、探析新任妈妈角色适应特征及其与育儿社会支持的关系

成为一名妈妈是怎样的角色体验，与其新获得的育儿社会支持有什么关联。

二、新任妈妈育儿社会支持的表现特点及影响因素

编制信效度俱佳、符合中国文化的育儿社会支持量表，用此量表调查当前上海不同月龄婴儿家庭（以新任妈妈为主要调查对象）育儿社会支持动态发展特点，用访谈的方法调查新任妈妈的育儿现状及获得支持的情况。

三、构建新任妈妈育儿社会支持的理论模型

通过质性研究分析方法对新任妈妈育儿社会支持的主体结构、功能要素和传递方式进行实质研究，归纳出适用于我国都市新任妈妈育儿社会支持结构的理论模型，为后续干预服务设计提供理论框架和实证基础。

四、提升新任妈妈育儿社会支持的社会服务需求调查

包括服务形式(如医院内的医生讲座结合社工小组服务、社区内提供医生讲座和社工小组服务、社区大型活动)、服务内容(角色澄清、有效沟通等)、服务场域(儿童类医院、社区医院、社区、街区公园等)。通过服务实践,摸索出一个可行的、符合当前上海地方特色的育儿社会支持服务提供模式。

五、设计、执行并科学评估新任妈妈育儿支持社会工作干预项目成效及可持续性

课题负责人与医院合作开展新任妈妈支持社会工作项目。该项目设计原理是验证母亲角色适应与社会支持(情感、信息、工具、评定支持)、产后抑郁的关系路径,寻找解释效应力最大的干预变量作为干预设计的实证依据。对该育儿社会支持干预项目进行项目执行及成效评估,包括项目设计(结合已有文献、实证调查结果设计干预方案)、项目实施(试点干预、正式实验)、项目成效评估(开展过程评估和随机对照实验的干预结果评估,对干预组和对照组的结果变量进行重复测试和对比分析)。

六、归纳总结出符合受众需求、基于实证及经验佐证有效的新任妈妈育儿社会支持干预思路及具体可行路径,提出公共配套服务政策和项目推广建议

结合上述调查结果和干预项目实施经验,提出能够对接现有公共生育服务(如孕妇课程)的延展性社会服务政策建议(如产妇关爱服务进社区)。

第二节　研究思路

干预策略研究历经问题分析(现状特点和需求调查)、试点干预、效果评估

和项目推广五个阶段，每个阶段结束都需要结合实际结果进行循环往复的修正和验证，直至得到满意的结果才进入下一个阶段，形成运作成熟、反复验证有效的干预方案后，进入提出具体对策建议和项目推广阶段。

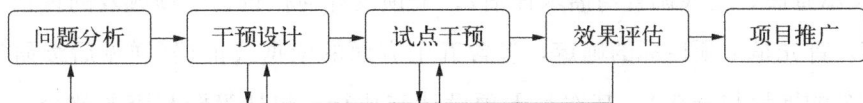

问题分析 → 干预设计 → 试点干预 → 效果评估 → 项目推广

一、问题分析

通过文献梳理、实证调研（了解新任妈妈及其家庭育儿社会支持现状特点、可干预的社会影响因素、服务需求），获得所干预问题的特征及拟干预点，使其成为干预设计的有力证据。

二、试点干预

通过对新任妈妈及其家庭在育儿社会支持方面存在的实际问题和服务需求进行深入调研，了解目标群体的状况和需求，结合已有文献，设计出有针对性和精准性的干预方案。在某一家儿童医院试点干预，结合已有的家长学校学习资源和服务体系，嵌入新设计的提升新任妈妈育儿社会支持的社会工作服务内容，形成可进行下一步干预实验的方案。

三、效果评估

对在试点干预中证明为初步可行并有效的社工干预项目进行效能测试，采用随机对照实验的方法在小范围内进行干预效果的评估。

四、项目推广

根据试点实施经验和效能测试结果编制干预手册，通过提交政策咨文、参与学术会议、政府或基金会的公益项目招投标、医院或社区投放、社会工作机构发放等形式推广宣传该干预手册，扩大社会影响力和使用范围。

这一研究完整的社会工作干预方案如图 3.1 所示，主要包含干预目标的确定（文献查阅、基线调查与需求评估）、干预设计与执行、干预成效的评估三个环节。首先是干预目标的确定，包含五个方面的依据或证据（详见后续研究结果部分的展示与分析）；其次是干预设计与执行，包括筹资与资源整合，干预研究离不开高校科研团队与实践服务开展基地的合作，包括资金、人员和相关场地等资源的整合，搭建合作团队，形成了包含科研与教学、服务执行的人员队伍，分工明确后进行干预方案的初测与预试验，在进行两轮左右的初测干预执行后形成相对成熟而完整的干预方案，进行正式推行；最后是干预成效的评估，包含基线、过程和结果的评估，对干预的前、中、后开展全程评估，保证整个社工作干预方案的科学性、适切性、可行性和有效性。

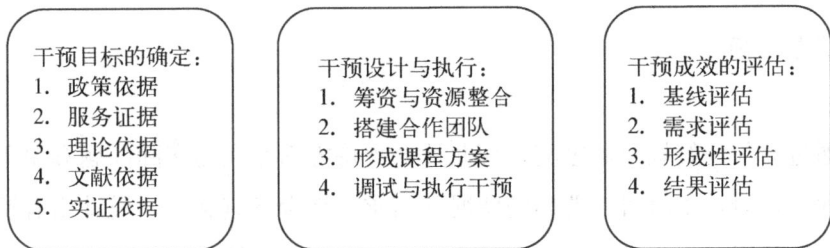

干预目标的确定：
1. 政策依据
2. 服务证据
3. 理论依据
4. 文献依据
5. 实证依据

干预设计与执行：
1. 筹资与资源整合
2. 搭建合作团队
3. 形成课程方案
4. 调试与执行干预

干预成效的评估：
1. 基线评估
2. 需求评估
3. 形成性评估
4. 结果评估

图 3.1　社会工作干预方案

第三节　研究方法

本书研究的目的是探寻新任妈妈育儿社会支持的现状、特征及提升路径，拟采用定性和定量相结合的方法，用定量的问卷法和实验法进行相对大的样本的现状调查和干预项目的实证研究，为完善可行的育儿社会支持干预方案提供有科学依据的前期实证数据；用定性的个别访谈、焦点小组访谈进行问卷的前期设计和深入探究新任妈妈家庭的育儿社会支持结构性与功能性现状，通过主题分析法深入梳理和提炼现有的新任妈妈在育儿方面的育儿资源和困境分别在哪里，通过参与式观察法侧面而相对客观地评估干预项目执行情况和成效，与定量数据进行三角印证。通过以上方法采集而来的数据为将来精细化和优化干预服务项目提供可靠的实证基础，也为育儿社会支持理论进行本土化和理论化的补充和完善。

一、文献法

查阅育儿社会支持的国内外测评工具及相关基础性研究文献，梳理国内外已开展的相关干预项目，系统分析干预项目成效，汲取并提炼出本课题可以借鉴的内容和方法。

二、访谈法

1. 前期的个别访谈。在网络上寻找 5 名新任妈妈进行个别访谈，研究者通过询问研究对象"产后第一年你们还好吗？""新生儿需要准备哪些物品？""坐完月子自己独立带孩子很不切实际吗？"等问题，与问题的回答者取得联系，并邀约访谈。纳入标准：（1）婴儿为 0—1 岁；（2）阅读过知情同意书，自愿接受访谈。

2. 项目中的小组访谈。受访者是上海市某医院社会工作部主办的一个面向 0—1 岁婴儿母亲开设的科学育儿社会工作服务项目的家长成员。该服务项目总共开展了 8 期（每期约 10—15 个家庭参与），累计 112 个家庭（以妈妈为主，部分家庭夫妻一同加入）参加活动，活动形式是社会工作小组和医生讲座的拼接课程（见表 3.3）。社工小组的活动设计包含前半部分社工与家长围绕每次小组主题的开放式讨论（不进行认知或行为干预），组员会基于社工的引导在小组活动中撰写语句来表达心中所想，后半部分进行情绪辅导或不良认知纠正的社工干预。采集服务项目中社工小组活动期间的小组家长谈话录音，作为正式访谈的数据资料。最终采集到该服务项目期限内所有社工服务小组录音数据，包括社工小组谈话录音和组员撰写的文字材料。服务项目共开展了 8 期社工小组活动，总共112个新任妈妈参加了服务，所有组员均事先签署知情同意书。本书截取其中主题为"我是妈妈，我骄傲""与老人合作大智慧""妈妈与爸爸的对话"等的小组活动录音数据(因数据保存问题，仅保留了第4、6、7、8期的录音数据)和在小组活动中撰写的文字材料(保留了8期完整的文字材料)作为定性研究数据。对录音转录文本和文字资料均进行了匿名处理，保证研究对象的隐私。小组中新任妈妈在社工的引导下澄清自孩子出生以来如何看待自己的新任母亲身份，分角色认知、角色情感和角色效能三个方面进行自我澄清(写下文字并口述其中含义)，分享自孩子出生以来自己与老人育儿合作过程的经验与挑战，以及与配偶(新任爸爸)自孩子出生后想说却没有说出来的话语。研究者对录音转录文本和所撰写的文字材料提取主题词并进行词频和内容分析。为保护参与者隐私，研究对组员名称进行了编码，其中Q表示第几期，如Q7-3表示第七期的3号妈妈。收集资料包括组员不同视角下育儿社会支持的基本内涵及社会服务需求、适用于研究对象的测试条目的表述方式、实施问卷调查的可介入途径等，形成调查问卷的初稿和实地调查方案。育儿社会支持的访谈内容主要关于不同家庭对于新任妈妈育儿的非正式支持，如丈夫和老人的支持的现状及困惑、问题、智慧经验等。研究者将从服务对象的访谈中提取主题词，深入阐释育儿社会支持的不同维度概念并整理相关典型案例。

三、问卷调查法

1. 预调查。形成完整的整体问卷(包括一般个人信息、母亲角色适应、社会支持、家人育儿支持、社会服务需求)，选取30名新任妈妈作为预调查对象，分析调查结果，调适、完善整体问卷的内容和调查方案。2. 正式调查。采取上海市儿童医院通过微信公众号在线招募参与新任妈妈育儿社会支持服务项目的方式，在线问卷调查系统采集了共计509名新任妈妈的问卷调查数据，问卷内容包括一般家庭资料(新任妈妈的年龄、职业、文化程度、家庭月收入、婴儿性别、月龄、健康状况、孩子数量)、日常育儿方式(喂养方式、照护类型等)、育儿社会支持及参与服务的意愿等。

育儿社会支持量表属于研究者自编的量表工具，根据育儿社会支持的四个维度——情感支持、物质支持、信息支持和评价支持，编制了每个维度 3 题总计 12 题的《新任妈妈育儿社会支持量表》(Maternal Social Support Scale, MSSS)(5 点计分的李克特量表，参见表 3.1)，该量表主要测量新任妈妈自产后获得的来自周围人(其实主要就是家人)的支持与帮助的情况，具体分为情感、信息、评价和物质支持四个维度，例如情感支持的题目有"我感到周围人很支持我"，物质支持的题目有"我获得了充分的经济资助"，评价支持的题目有"我经常得到别人对我育儿方式的肯定"，信息支持的题目有"我获得了很多产后母亲自我护理的知识"，评分选项从 1(非常不同意)到 5(非常同意)，得分越高表示该新任妈妈自产后获得的育儿社会支持程度越高，反之则越低。该量表的总体信度(克伦巴赫系数)是 0.87，情感支持维度的信度是 0.90，物质支持维度的信度是 0.77，评价支持维度的信度是 0.79，信息支持维度的信度是 0.85。四个分维度两两相关系数在 0.30—0.58 之间，维度与总分相关在 0.70—0.80 之间，这表明各子维度既有独立贡献，又与育儿社会支持总体概念保持一致。

表 3.1　新编制的新任妈妈育儿社会支持量表

1. 我感到周围人很支持我
2. 周围人经常给予我鼓励
3. 周围人对我很关心
4. 我获得了充分的经济资助
5. 周围人在家务活方面对我帮助很大
6. 周围人在物质方面充分满足我的要求
7. 大家都认为我是一个好妈妈
8. 我经常得到别人对我育儿方式的肯定
9. 大家都认为我是一个好妻子
10. 我获得了很多需要的育儿知识
11. 我获得了很多产后母亲自我护理的知识
12. 我获得了很多婴幼儿喂养和照料的知识

分为两个子样本进行信效度检测。通过对在线获得的问卷数据进行筛选和确认，最终一共有461份新任妈妈样本用于MSSS的信效度检验。该样本被随机分为两个样本量相当的子样本，这两个子样本在以下一般人口学信息方面没有出现差异：婴儿性别（$\chi^2=0.03$，$df=1$，$p=0.88$），父亲受教育程度（$\chi^2=5.61$，$df=4$，$p=0.23$），母亲受教育程度（$\chi^2=1.81$，$df=4$，$p=0.77$），母亲职业（$\chi^2=2.00$，$df=2$，$p=0.37$），父亲职业（$\chi^2=5.24$，$df=2$，$p=0.07$），家庭月收入（$\chi^2=5.70$，$df=5$，$p=0.34$），婴儿照护方式（$\chi^2=6.70$，$df=6$，$p=0.35$），婴儿喂养方式（$\chi^2=0.54$，$df=2$，$p=0.76$），母亲年龄（$t=0.40$，$p=0.69$），婴儿月龄（$t=-0.43$，$p=0.66$），孩子数量（$t=-0.12$，$p=0.91$）。对其中一个子样本（Sample A = 225人）开展探索性因素分析（exploratory factor analysis，EFA），对另一个子样本（Sample B = 236人）开展验证性因素分析（confirmatory factor analysis，CFA）。

子样本信度检测。样本A中总体样本内部一致性分析的克伦巴赫系数是0.85，四个子维度的信度依次是0.86（情感社会支持）、0.71（物质社会支持）、0.80（评价社会支持）和0.82（信息社会支持）；样本B中总体样本内部一致性分析的克伦巴赫系数是0.90，四个子维度的信度依次是0.93（情感社会支持）、0.82（物质社会支持）、0.78（评价社会支持）和0.88（信息社会支持）。以上所有信度分析结果都大于0.7，说明该新编的量表信度符合心理测量学要求，可以进行下一步因素分析。

子样本效度检测。对样本A进行主成分因素分析，结果发现12题的MSSS展现出足够的协方差，KMO系数是0.82（P＜0.001），保留特征值大于1的因子，碎石图显示出4个满足要求的因子，占育儿社会支持量表总方差的73.73%。对样本B采用最大似然法估计CFA模型的参数，结果显示标准化卡方指数为2.19，GFI指数为0.93，调整后的GFI指数为0.89，TLI、CFI、RMSEA值分别为0.96、0.97和0.07。当将完整的样本纳入CFA分析时，结果显示GFI指数为0.94，调整后的GFI指数为0.91，卡方值为165.43（df=48）。TLI、CFI、RMSEA值分别为0.94、0.96和0.07。总的来说，拟合优度是足够的。

综上所述，新编制的MSSS是一个信效度符合心理测量学要求的新任妈妈育儿社会支持测量工具，将可用于本研究开发的育儿社会支持干预小组的成效评估。

四、准实验法

评估在医院内开展的 8 期社工小组干预效果(约 12 人/期,每周 1 次,共计 4 次/期),非随机抽样选取干预组和对照组,对照组不参与干预活动。报名并实际参加了每期社工服务项目的家长作为干预组,微信上报名却未实际到场参加社工服务项目的家长则被看作对照组,两组成员均参加了前测问卷(即在线的项目招募问卷),也都参加了后测(即干预项目结束后邀请参加的后测问卷)和追踪测试。育儿社会支持被作为两种实验条件下干预组和对照组前后测评估指标。研究者分别在干预实施的基线、干预结束、干预后三个月对干预组和对照组进行评估指标测评,对比两种实验条件下组间和组内评估指标变化。图 3.2 是干预过程的流程图及相关样本情况。通过在线问卷调查系统总共累计采集了 509 名新任妈妈信息,其中有 223 名新任妈妈留下了手机号码,并在电话回访中表明愿意参加项目活动,在问卷中填写了一般人口学信息和婴儿照护信息及育儿社会支持量表(作为基线调查),223 人中有 112 名新任妈妈实际参与了

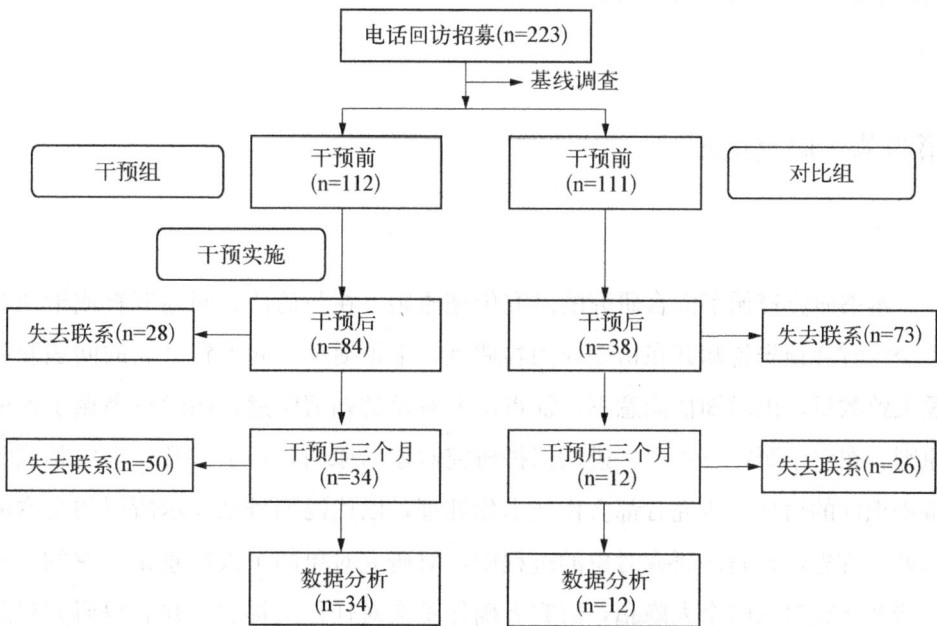

图 3.2　干预过程的流程图及样本量情况

8 期的小组干预，而 111 名最终没有到现场参加活动。根据 223 名新任妈妈留下的手机号添加其微信进一步联系并发放前后测和追踪测的评估问卷，其中干预组的新任妈妈在干预后三个月联系流失率低于对比组的妈妈，而对比组的妈妈因为只是保留微信联系却并未见面，研究者获取后续问卷调查的可能性降低，导致流失率较高。

五、参与式观察法

为评估社会工作干预项目的实施情况，提供更为客观公正的他方视角，弥补量表数据的不足或者可能存在的天花板或社会赞许性影响，研究者在干预项目开展期间引入观察员这一角色，由固定的课题组成员作为观察员进行小组活动记录，也有不固定的项目以外的专业人士（如其他医院或者社区的社工、不同高校的社工研究生等）进行观摩记录，对干预活动开展过程中的细节、活动设计优缺点、小组成员变化等方面进行详细记录形成翔实的可以相互印证的质性数据，旨在更好地了解干预项目的开展情况，形成微观式的观察数据，为干预方案的修正提供宝贵数据。

第四节　研究伦理

本书研究遵循了混合研究的研究伦理原则。在与访谈、问卷调查或干预对象交流时会预先告知其在访谈或问卷调查、干预活动期间大致会问的问题和问题大致数量，出示知情同意书，征得研究对象的知情同意，同时也遵循了保密原则。在整个研究过程中，遵循保护研究对象的原则，对于涉及个人隐私或具备辨识性的信息，研究者都会作技术化处理，以代码编号来表示所引用文本的出处。首先，在确认研究对象的过程中，对研究对象的个人信息是保密的，只要涉及研究对象的个人隐私，研究者确保不会对任何人提起，并获得研究对象的同意，签署知情同意书；其次，在采集数据过程中形成的文本或问卷资料不外传、不他用，仅供研究者研究所用，并保存于研究者的工作电脑（有密码）中；第三，对于个人信息，包括姓名、薪水数额、地址等涉嫌隐私的信息都作化名处理；最后，对所使用的文本资料、案例分析也进行了匿名化处理，充分保证研究对象的个人隐私。

此项干预研究已获得华东师范大学人类受试者保护委员会伦理审查批准函（批号：HR 204－2019）。

第五节　干预项目简介

本书研究实施的干预活动是依托于研究者与上海市儿童医院社工部合作，上海市妇联资助开展的面向新任妈妈育儿社会支持公益项目（妈咪宝贝帮项目）（项目时间是 2017 年 7 月到 2018 年 6 月），该干预项目由多学科团队联合研发并执行实践，项目团队成员包括高校社会工作专业教师（研究者，也是本书作者）和社会工作专业本科及硕士生、医院社会工作部门的专职社工、儿童保健科医生等。

一、实施地点

干预实施地点是上海市儿童医院内位于住院部的一间教室。之所以选择医院作为干预实施地点有以下几个考虑：（1）依据该医院前期开展家长学校项目经验知悉：新任妈妈及其家人更希望从儿童医院的医生处获得最权威和科学的育儿知识，以更好地解决家庭内部育儿方式不同意见可能导致的矛盾；（2）参加干预小组活动和授课的医务社工和儿童保健科医生在活动开设期间仍然可以在医院上班，医生即使在周六也有门诊的工作，在门诊工作间隙（1 小时）他们可以非常方便地来到医院指定教室为新任妈妈授课，课程结束后可以很方便地返回门诊办公室继续坐诊；（3）大多数潜在的服务对象（新任妈妈）及其家人之前都已绑定了上海市儿童医院的官方微信号以方便平时带孩子就诊，在该医院官方微信号投放项目招募通知可以更快更广地接触到潜在服务对象。

二、服务对象

本干预项目的服务对象纳入标准是 0—1 岁婴儿母亲（新任妈妈），即项目招募时间前一年内新生育孩子的年满 18 周岁及以上的女性，婴儿健康、无重大疾病。潜在的服务对象通过浏览上海市儿童医院微信公众号上的招募通知了解到妈咪宝贝帮项目的内容，并登录通知下面的问卷链接进行报名信息填报，有兴趣参加项目活动的新任妈妈可以在问卷中留下联系电话，后续会有工作人员进行电话回访确认和登记。干预项目平均每个月都会在儿童医院的官微上投放招募通知并开放招募，从 2017 年 7 月到 2018 年 6 月总共开设了 8 期项目，每期项目微信公众号招募通知的浏览量、报名人数、登记人数和最后参加活动人数参见表 3.2，平均每期约有 28 名新任妈妈报名，但实际到现场参加小组活动的人数为 11—19 名。虽然该项目是面向新任妈妈的育儿社会支持服务，但在实际活动现场我们依然会看到不少新任爸爸陪同参加，贡献来自爸爸和男性视角的观点，为小组动力增添独特的力量。实际参加活动的新任妈妈被认定为干预组成员，报名却没有实际参加活动的新任妈妈被认定为对比组成员，据事后电话和添加微信后沟通发现她们最终未能到场的原因多为非主观性的，比如活动当天需要在家看护婴儿或喂奶（家中缺乏替代人手），或者活动地址离家太远等。整个招募过程没有任何人为干预或干涉，属于自然形成的过程。

表 3.2　每一期招募的新任妈妈人数

	总数	第一期 2017年7月	第二期 2017年9月	第三期 2017年11月	第四期 2017年12月	第五期 2018年1月	第六期 2018年3月	第七期 2018年4月	第八期 2018年5月
在线报名人数	223	23	26	26	30	24	30	30	34
实际参加活动人数（干预组）	112	11	16	11	19	11	18	14	19
最终没有参加活动人数（对比组）	111	12	10	15	11	13	12	16	15

三、活动内容

干预活动以社工小组(一个半小时)＋医生讲座(一小时)的课程组合方式进行,每周六下午一次,连续四次,课程安排参见表3.3。其中有前后两次课程主题是帮助新任妈妈澄清和促进母亲角色适应及生育后重返职场的工作适应,中间两次课程的主题是帮助新任妈妈学习如何与育儿支持重要他人(老人和丈夫)有效沟通与开展育儿合作。每次课程中的社工小组由研究者作为主带,两名研究生作为助手(分别担任辅带和观察员,各司其职),在2017年7月到2018年6月期间总共开展了8期服务,每期是连续四周每周六课程组合。干预组接受社工服务和医生关于育儿知识的讲解,对比组虽然报名但未实际到场参加活动,未接受任何社工服务及相关医生课程。

表3.3 新任妈妈科学育儿社会服务项目课程列表(2018年第八期示例)

日　　期	社工小组主题 (13:00—14:30)	医生讲座主题 (14:30—15:30)
5月26日	我是妈妈,我骄傲	早期智力发育
6月2日	与老人合作大智慧	科学喂养
6月9日	妈妈与爸爸的对话	预防接种与睡眠
6月16日	重返职场,我做主	婴幼儿常见疾病

每次社工小组设计原理是采用ORID(问题、体验、诠释、行动)思维引导的主题讨论方式,帮助组员进行思维的输入和输出。首先由主带社工进行相关知识点的简要讲解(输入),然后请组员就主带给出的一个具体讨论问题进行思考并手写在彩纸上,口述分享所写内容并结合举例展示(输出)。每一次分享均经过了思考——手写——口述整个环节,有利于深度思考和有条理地表达,也有利于主带或者研究者将其作为活动素材和研究数据,彩纸会被分类、拼接、摆拍,汇集成图片后发给组员留作纪念。整个课程旨在帮助组员澄清问题、体验描绘和自我诠释,主带给予适当诠释和行动引导,做到不直接给予组员答

案，而是帮助组员寻找更适合自己的答案，秉持社工理念"助人自助"，在小组活动设计中充分尊重和相信服务对象，相信每个人都是自己问题的最好解决专家，小组开展理念是"we work with you"（与你同行）。为帮助每位组员得到来自外界的社会评价支持，小组设计了"扔糖果"游戏，当每一位新任妈妈或爸爸说出自己的想法时，如果得到其他组员的认同，会得到其他组员的直接或间接的评价支持，直接方式是口头回应和肯定，间接方式是手动赠予糖果（事先准备分给每个组员的活动道具）"点赞"，其间主带社工会提前或在分享期间进行引导和鼓励大家积极互动，积极营造倾听、尊重、和谐、友好的小组讨论氛围和环境。

四次促进育儿社会支持提升的社工小组课程的主题及相关内容安排如下。

（1）"我是妈妈，我骄傲"。该单元的核心主题是帮助组员（新任妈妈）认识女性从怀孕、生产到正式成为一名母亲的角色适应过程是怎样的，介绍母亲角色适应的理论及相关影响因素，引导组员思考和澄清自从生下宝宝以来的母亲角色认知、角色情感和角色效能为何，并在小组内进行为人母后的故事分享，促进组员之间共同学习和澄清自身的母亲角色适应，形成良好的小组互助氛围和小组动力，为后续小组工作打下基础。

（2）"与老人合作大挑战"。该单元的核心主题是帮助组员（新任妈妈及其丈夫）回顾和梳理自生育以来自身与家里老人在合作育儿过程中的挑战与经验智慧，小组动力建立之后，组员在主带社工的引导下围绕与老人育儿合作的挑战或者经验智慧进行反思、撰写、口述分享，同时在小组中得到其他组员的回应与反馈。

（3）"妈妈与爸爸的对话"。本单元的核心主题是帮助组员（新任妈妈及其丈夫）回顾和梳理自生育以来与丈夫在育儿过程中想说却未能说出的心里话，同样采用输入与输出的思维引导讨论方式，使组员在社工营造的安全舒适的小组氛围中思考和分享与丈夫在育儿路上的种种挑战、收获和期待。

（4）"重返职场，我做主"。该单元的核心主题是帮助组员（新任妈妈）梳理女性生育后重返职场的困境、挑战和应对策略，引导组员思考如何平衡家庭与工作的安排，如何应对重返职场后的挑战和机遇，同时在主带的组织下进行小组内分享与相互鼓励，让组员们获取最大的信息性与情感性支持。

第四章　新任妈妈的育儿社会支持与母亲角色适应

第一节　新任妈妈育儿社会支持的现状特点及影响因素

一、新任妈妈及其婴儿养育的基本特征

本次调查的对象是0—1岁婴儿的新任妈妈，新任妈妈浏览上海市儿童医院微信公众号发布的0—1岁婴儿家庭育儿支持服务项目招募通告，点击招募通告里的问卷链接，在线填答问卷后提交，后台产生调查数据。在2017年6月到2018年5月一年的时间内，总共有509名新任妈妈参与了问卷调查。其中新任妈妈的年龄分布是最大51岁，最小20岁，平均年龄是32.1岁（$SD=4.1$）。婴儿育龄分布如下表，婴儿性别分布中男孩有222人（57.5%），女孩有164人（42.5%），未填者有123名。以下是根据问卷中的题目统计出的描述性结果，由于部分题目的答案缺失，所以不是每道题目的统计样本数都是509。

1. 婴儿月龄分布

调查对象限于0—1岁婴儿的主要照顾者，一般是母亲，本书用"新任妈妈"来代指这个群，虽有部分二孩或者三孩妈妈，但因为目前在养育0—12个月月龄的婴儿，一个新的孩子，本研究认为仍属新任妈妈。结果表明，每个月

龄的妈妈人数分布大体较为均衡，不存在极端偏差的结果，仔细观察，比例超过10%的婴儿月龄分布在6个月以内，这也和后面提到实际参加儿童医院开展的育儿小组活动的家长情况类似，即婴儿1岁内前半年是家长尤其是新任妈妈较为焦虑和极为关注育儿服务的阶段，也和该时期(0—6个月)婴儿的生长发育特点和养育要求、家长的育儿技能与社会支持构建程度有关，后面会结合不同调查结果进行综合分析。

表4.1　婴儿月龄分布

婴 儿 月 龄	妈妈人数	百分比
1个月	35	7.2%
2个月	61	12.5%
3个月	57	11.7%
4个月	61	12.5%
5个月	33	6.8%
6个月	52	10.7%
7个月	40	8.2%
8个月	49	10.0%
9个月	29	5.9%
10个月	37	7.6%
11个月	19	3.9%
12个月	15	3.1%
总　计	488	100.0%

2. 新任妈妈婚姻状况

新任妈妈的婚姻状况可参见下表，虽然大多数是已婚状态，但仍然有少数妈妈是未婚或者重组家庭的已婚状态。这也和本次题目设计不完全规范有关，未能实际区分出已婚人群中的初婚和再婚类别。

表 4.2　新任妈妈婚姻状况

婚　姻　状　况	妈妈人数	百分比
单　身	2	0.5％
已　婚	377	97.7％
离　异	1	0.3％
再　婚	5	1.3％
其　他	1	0.3％
总　计	386	100.0％

3.家庭孩子数量

多数家庭（八成左右）属于一孩家庭，随着 2016 年我国全面二孩政策的推广和普及，这次调查的数据显示已经有 15.4％的家庭有二孩。结合本次调查口径是属于某个服务项目的招募问卷链接，所以不能完全代表所有的新任妈妈群体，后面数据分析中会谈到这个数据的解释问题。

表 4.3　家庭孩子数量

家庭孩子数量	妈妈人数	百分比
一　孩	317	84.1％
二　孩	58	15.4％
三　孩	2	0.5％
总　计	377	100.0％

4.新任父母的文化程度

从调查结果看到，通过关注医院微信公众号而浏览、获取育儿服务信息并参加此次问卷调查的 0—1 岁婴儿家庭年轻父母的文化程度偏高，一半左右的新任父母拥有本科文凭，甚至超过四分之一（约 26％）的新任父母拥有硕士及以上的文凭。这个调查结果明显偏高于普通新任父母群体。因为该微信公众号属于儿童医院的官方微信端口，日常可以通过此公众号挂号、预约并浏览医院发布的重要对外新闻，所以与进行普通窗口或者现场挂号、机器挂号的新任父母群体不同，该网络填答问卷的新任父母属于文化程度普遍偏高的群体，这在后面很多数据解释方面需要予以注意。

表 4.4　新任父母的文化程度

文 化 程 度	母　亲	百分比	父　亲	百分比
初中及以下	11	2.2%	9	1.8%
高中或中专	26	5.1%	29	5.7%
大　专	76	14.9%	71	13.9%
本　科	277	54.4%	251	49.3%
硕士及以上	119	23.4%	149	29.3%
总　计	509	100.0%	509	100.0%

5. 新任父母的工作情况

与上述文化程度分析类似，较高的文化程度可能决定了较高的工作比例，尤其是新任妈妈的工作比例。该调查显示女性产后仍然拥有 73.87% 的高比例工作参与度。

表 4.5　新任父母的工作情况

工 作 情 况	母　亲	百分比	父　亲	百分比
全　职	376	73.87%	488	95.9%
兼　职	42	8.25%	10	2%
无　业	91	17.88%	11	2.2%
总　计	509	100.0%	509	100.0%

6. 家庭每月总收入

与调查对象偏高的文化程度和较高的工作参与比例相呼应，调查对象家庭月收入的高收入比例也较高。其中家庭月收入 2 万元以上家庭的比例为 46.4%，说明近一半的调查对象家庭超过了上海市家庭月平均收入的水准（注：2017 年上海市全市职工平均工资是 85 582 元/年，即 7 132 元/月，数据来源：上海市人力资源和社会保障局）

表 4.6　家庭每月总收入

家庭每月总收入	人　数	百分比
2 000 元及以下	3	0.8%
3 001—5 000 元	7	1.8%
5 001—8 000 元	24	6.2%
8 001—12 000 元	47	12.2%
12 001—20 000 元	126	32.6%
20 000 元以上	179	46.4%
总　计	386	100.0%

7. 目前婴儿喂养方式

婴儿喂养方式以母乳喂养为主，近一半的新任妈妈选择纯母乳喂养自己的孩子，而混合和奶粉喂养占比也超过一半。如果是母乳喂养和混合喂养（即仍然需要新任妈妈的母乳喂养）加在一起，说明仍有近八成的女性在产后第一年是需要和婴儿亲密接触的，至少因为母乳喂养这件大事。这也为后面的婴儿主要照顾者会有八成是老人的结果提供了交叉对比的参考效应，即在婴儿出生后第一年里，中国特色的妈妈+老人的养育合作模式是因为母乳喂养而成为基础的。

表 4.7　目前婴儿喂养方式

喂养方式	人数	百分比
母乳喂养	233	48.2%
混合喂养	150	31.1%
奶粉喂养	100	20.7%
总　计	483	100.0%

8. 目前婴儿照料方式

目前婴儿的主要照料方式集中在老人参与的几个选项内，不管外婆还是奶奶，还是双方老人集体参与照顾婴儿的模式，集合起来至少有近八成的家庭需要老人的参与才能完成育儿的重任，在后续的质性访谈结果中也可以得到印证与找到原因，即目前中国 0—3 岁婴幼儿托育服务的不足加上女性工作的高参与比例，导致了婴儿的照料离不开最合适的家人人选——祖辈，尤其是女性祖辈。本调查样本上述结果表明，女性的高学历、高工作参与率决定了很多女性在结束产假后需要返回职场，即使在产假中也需要为未来返回职场做准备。所以结合上述结果中的新任妈妈高学历比例和高就业参与率，不难理解老人的高育儿参与率。

表 4.8　目前婴儿照料方式

照料方式	人数	百分比
妈妈全职照料	65	13.2%
主要由外婆帮忙照料	139	28.3%
主要由奶奶帮忙照料	142	28.9%
外婆和奶奶一起照料	92	18.7%
仅保姆照料	18	3.7%
老人和保姆一起照料	34	6.9%

照 料 方 式	人　数	百分比
其　他	2	0.4%
总　计	492	100.0%

9. 有了孩子之后对母亲角色的看法及对重要家人关系的影响

问卷中，研究者对新任妈妈提出了灵魂三问：有了孩子后对自己作为母亲的角色怎么看？与重要家人（配偶和婆婆）的关系受到什么影响？仅从统计数字来看，只有一定比例（13%）的新任妈妈会存在不适应母亲角色，夫妻、婆媳关系存在不良改变的情况，多数家庭处于维持正常关系的状态，一些家庭甚至往更好的家庭关系构建的方向发展。

表 4.9　有了孩子之后对母亲角色的看法及对重要家人关系的影响

是否适应母亲角色	人　数	百分比
不适应	66	13.0%
不确定	205	40.3%
适应良好	238	46.8%
对夫妻关系的影响		
夫妻关系比以前差多了	123	24.2%
没什么影响	320	62.9%
比之前更好	66	13.0%
对婆媳关系的影响		
婆媳关系比以前差多了	152	29.9%
没什么影响	285	56.0%
比之前更融洽	72	14.1%
总　计	509	100.0%

二、新任妈妈育儿社会支持的现状特点及影响因素

1. 新任妈妈育儿社会支持的现状特点

根据功能特点，育儿社会支持分为情感、物质、评价和信息四个维度的支持条目，其中情感支持和评价支持可以在理论结构上从属于情感性支持，而物质支持和信息支持在理论结构上从属于工具性支持。调查结果表明，新任妈妈的情感支持和物质支持得分略高，得分分别为 4.0 分、3.9 分，而评价支持和信息支持的得分略低。总体育儿社会支持的得分是 3.8 分，按照满分是 5 分来计算，属于中等偏上的水平。从情感支持和物质支持得分略高的情况看，该调查显示新任妈妈的这两类育儿社会支持主要来自家人，包括配偶和老人，在社会支持结构上属于强关系的类别（血亲、重要他人、非正式），传送方式主要是通过共享或者少量的交换；而评价支持和信息支持则主要来自非血亲、相似他人、正式的支持，在社会支持结构上属于弱关系，传送方式主要是通过交换或者少量的共享。育儿社会支持的总分虽然属于中等偏上的水平，但仍然有一定的上升空间（主要是评价支持和信息支持得分的提升），即可干预的空间。

表 4.10　新任妈妈育儿社会支持得分 (n＝440)

育儿社会支持条目	M	SD
我感到家人很支持我	4.1	0.8
家人经常给予我鼓励	3.8	0.9
家人对我很关心	4.0	0.8
我获得了家人给予的经济资助	3.7	1.1
家人在家务活方面对我帮助很大	4.2	0.9
家人在物质方面充分满足我的要求	3.8	1.1
大家都认为我是一个好妈妈	3.8	0.8

育儿社会支持条目	M	SD
我经常得到别人对我育儿方式的肯定	3.3	0.8
大家都认为我是一个好妻子	3.7	0.8
我获得了很多需要的育儿知识	3.6	0.8
我获得了很多产后母亲自我护理的知识	3.4	0.9
我获得了很多婴儿喂养和照料的知识	3.6	0.8
维度一：情感支持	4.0	0.8
维度二：物质支持	3.9	0.9
维度三：评价支持	3.6	0.7
维度四：信息支持	3.6	0.7
育儿社会支持总分	3.8	0.6

2. 新任妈妈育儿社会支持的影响因素

将四个育儿社会支持的子维度与婴儿月龄、母亲年龄和家庭月收入三个连续变量的家庭一般信息资料进行相关分析(数据结果参见表 4.11)，结果表明婴儿月龄与信息支持呈现显著的正相关关系，婴儿月龄越高，母亲的信息支持水平越高，说明随着婴儿不断生长，母亲也在紧跟着积累更多的养育知识，主动或被动获取了喂养信息和相关自我护理信息，母亲也会经历一个不断学习和育儿知识积累的过程。另一结果表明，母亲年龄与信息支持呈现显著的负相关关系，即母亲年龄越高，其信息支持的获取水平(无论是否属于主动)越低；母亲年龄与物质支持呈现显著的负相关，即母亲年龄越长者，其物质支持的获得越少，从现实情况来解释，因为母亲年长者，其祖辈年龄也越大，难以提供相应的家务或者婴儿看护的支持作用，这提示高龄的新任妈妈应该是需要重点关注的对象，因为她们可能存在获得的物质和信息支持不足的情况。家庭月收入与育儿社会支持子维度均不存在显著的相关关系。

表 4.11　育儿社会支持子维度与家庭一般信息资料的相关分析

	情感支持	物质支持	评价支持	信息支持
婴儿月龄	−0.02	−0.05	0.04	0.188***
母亲年龄	0.02	−0.099*	0.03	−0.111*
家庭月收入	0.01	0.08	0.04	0.04

* $p < 0.05$；*** $p < 0.001$

　　将育儿社会支持子维度与不同的分类变量进行单因素方差分析（数据结果参见表 15），结果表明有不少值得注意的地方，以下将逐一介绍。

　　（1）孩子数量。孩子数量在物质支持维度得分上出现了显著的差异，进一步做不同类别的 LSD 事后比较差异检验，结果发现三孩的家庭物质支持度显著低于一孩和二孩家庭，虽然本研究调查样本中三孩家庭数量很少，但也在一定程度上反映了多孩家庭的物质支持的需求和重要性，在未来的服务中应重点关注多孩家庭的照顾负担问题。

　　（2）婴儿性别。结果表明育儿社会支持并未因为婴儿性别的不同而存在显著差异，这说明我国目前的育儿文化已经逐渐摒弃了传统重男轻女思想的影响，而在具体育儿方式中，新任妈妈感受到的育儿社会支持并没有因为婴儿性别不同而出现差异。

　　（3）父母亲文化程度。其中只有新任妈妈文化程度与其信息支持得分存在显著的关联，而新任爸爸文化程度与新任妈妈的育儿社会支持得分不存在任何显著的关联。进一步做不同类别的 LSD 事后比较差异检验，结果发现初中及以下文化程度的新任妈妈会在信息支持得分上显著低于其他文化程度的妈妈。随着九年义务教育的普及，多数中国女性都至少完成初中的学业学习而获得初中文凭，如果是低于初中文凭者，的确会在信息获取和识读信息能力方面出现困难，更不要说新的育儿知识的学习能力了，所以未来对文化程度低于初中的新任妈妈需要予以重点关注和提供信息教育的帮助。

　　（4）父母亲的工作情况。这两个变量与育儿社会支持的子维度均不存在显著的差异，和上述结果中家庭月收入与育儿社会支持不存在显著性相关相呼应，表明家庭经济状况不足以说明或者代表育儿社会支持的水平，和普通认识中有钱人家得到的帮助更多不同，这里的调查结果表明育儿社会支持无论是工具性的还是情感性的，都不存在明显的经济影响，每一个家庭对于新出生婴儿的照顾、对于新任妈妈的支持与帮助，都可以说是全力以赴，这种全力以赴不仅包含了金钱的物质给予，更多的是时间、精力、照顾人手、家务劳动等工具性的支持，以及情感、评价等主观的情感性支持，所以为了孩子的一切，一切为了孩子，每个中国家庭都给出了自己最好的支持，也应该得到社会和国家最好的支持。

（5）婴儿养育方式。婴儿照顾方式在物质支持上存在显著差异，进一步做不同类别的 LSD 事后比较差异检验，结果发现有外婆参与照顾的选项得分显著高于其他选项。虽然调查数据表明双方老人参与的比例几乎是相当的，但仍然得出这种外婆参与的育儿支持中物质支持更高分的结果，说明在女性养育婴儿过程中，与老人合作的人选依然是自己的母亲优于婆婆，在物质支持里无论是经济支持还是家务劳动的付出，母亲（婴儿的外婆）与女儿（新任妈妈）的合作与沟通，都会在诸多方面优于婆媳之间的合作与沟通，这在后续的质性访谈结果中会得到更好的验证和阐释。

（6）婴儿喂养方式。纯奶粉喂养的婴儿母亲在信息支持上的得分显著低于纯母乳和混合喂养的婴儿母亲。奶粉喂养有诸多的考量，比如奶粉品牌选择、奶粉冲调、不同婴儿状况的奶粉调试等，无不考验着新任妈妈的知识、经验和智慧，这是他们在信息支持需求上最为突出的表现，也提示了未来对纯奶粉喂养的母亲应该提供更为充分、科学的信息支持和科普教育等。

（7）母亲角色适应。在情感、评价和信息支持方面，存在显著的差异，进一步做不同类别的 LSD 事后比较差异检验，结果发现母亲角色适应的不同程度与感知到的育儿社会支持不同维度存在显著差异，不适应母亲角色的新任妈妈的情感支持得分显著低于适应良好者；在物质支持方面不存在母亲角色适应上的显著差异；在评价支持和信息支持方面，适应良好者的评价支持得分均显著高于不确定和不适应者。该结果揭示了新任妈妈母亲角色适应的重要性，评价支持和信息支持两个方面最为突出。

（8）夫妻关系是否受到影响。在情感支持和评价支持方面，存在显著的差异，进一步做不同类别的 LSD 事后比较差异检验，结果发现"夫妻关系比以前差"的情感及评价支持均显著低于"没什么影响"和"关系更好"者，这两方面的支持均属于情感性的社会支持，说明夫妻关系与情感性的社会支持关系更为密切，未来在婚姻辅导方面应多加关注。

(9) 婆媳关系是否受到影响。在情感、物质和评价支持方面，存在显著的差异，进一步做不同类别的 LSD 事后比较差异检验，结果发现"婆媳关系比以前差"的物质及评价支持均显著低于"没什么影响"和"关系更好"者，"婆媳关系比以前差"的情感支持均显著低于"没什么影响"者。与夫妻关系不同的是，婆媳关系的好坏影响的更突出方面是物质支持和评价支持，说明老人中婆婆与新任妈妈的关系，更会影响到工具性和情感性的社会支持，对于新任妈妈的社会支持水平影响较为明显，而且如果处理不好会产生比较严重的负面影响，属于工具性和情感性的双重负面打击。

表 4.12 育儿社会支持子维度在不同影响因素变量上的方差分析

影响因素	情感支持		物质支持		评价支持		信息支持	
	F	df	F	df	F	df	F	df
孩子数量	0.698	2	3.334*	2	1.245	2	1.327	2
婴儿性别	0.164	1	0.039	1	0.267	1	0.660	1
母亲文化程度	1.246	4	1.978	4	0.918	4	4.070**	4
父亲文化程度	0.646	4	2.555	4	0.750	4	0.791	4
母亲工作	0.096	2	0.403	2	1.102	2	0.095	2
父亲工作	0.706	2	0.493	2	0.223	2	2.066	2
婴儿养育方式	1.859	6	3.543**	6	1.588	6	0.673	6
婴儿喂养方式	1.691	2	1.829	2	1.117	2	5.102**	2
母亲角色适应	4.444*	2	0.633	2	31.417***	2	19.539***	2
夫妻关系	14.991***	2	0.989	2	11.231***	2	1.069	2
婆媳关系	22.119***	2	6.316**	2	15.316***	2	2.151	2

* $p < 0.05$；** $p < 0.01$；*** $p < 0.001$

第二节　成为母亲意味着什么：新任妈妈的母亲角色适应及影响因素

一、85 后新任妈妈母亲角色适应的两大挑战：成为照顾者和家庭管理者

活动报名后台数据统计结果显示，报名和实际参加新任妈妈社工小组服务的女性平均年龄为 32 岁，以 80 后（大部分是 80 年代中期出生）为主体。上海社科院发布的上海社会发展报告（2019）显示，上海女性平均初育年龄为 29.81 岁（杨雄等，2019），即近 30 岁才生育第一胎，这和本研究中组员生育年龄相仿，均属于当前都市中普遍晚育的群体。组员的谈话内容分析可呈现以下两大突出的表现特征。

1. 从被照顾者到照顾者的角色转换

照顾者意味着"施"（付出），被照顾者意味着"受"（索取），二者角色的区别甚大。孔子云，三十而立。对于在 30 岁出头才生育孩子的都市女性而言，这才是真正人生的开始，开始需要独立照顾他人而不是被人照顾，开始真正担负起作为母亲、妻子、媳妇、女儿的社会角色。而这种从被照顾者到照顾者角色的转换，对于 30 岁出头的成年人而言不可谓不晚。这也间接凸显了城市年轻人在家庭责任方面与人生重要成长阶段的"晚熟"。在孩子出生的第一年，"年轻"（不是指年龄）的妈妈如何迅速成长为一名可以独立照顾他人、照顾家庭、有担当有作为的母亲，对于每个新任妈妈而言都是一个十分重要的人生课题。学会照顾婴儿，进而学会照顾和管理整个家庭，回归职场或社会后学会顾及他人乃至整个群体，这就是个人承担个体责任、家庭责任乃至社会责任的路径。对于女性而言，这条路径始于新生儿的出生，被动或主动进入是成为"照顾者"还是继续是"被照顾者"的抉择，这无疑是一次人生路上成长的重要契机。

做了妈妈之后，真的感觉到自己也长大了，就是整个人都完全不同的

那种感觉。有一个小生命，会完全依附着你去生存。之前，可能保胎时间比较长，家里面都是老人在照顾我，我永远是那种被照顾的角色。突然之间就感觉，我成了一个照顾别人的人，这是我的一份责任，也是我的一份荣幸。(Q7-1)

我觉得，之前在家里，我是属于被爸妈一直宠着的那种……我突然间发现生完孩子那一天以后，日子才刚刚开始。然后就突然觉得，完全不一样了。做了妈妈之后，就会感觉那个小孩是需要我来保护的。我是一个照顾者、保护者的角色。(Q7-2)

我觉得做了妈妈以后不光认识到自己是一个妈妈，同时认识到自己是一个女儿，自己是一个媳妇儿，更加认识到爸爸妈妈，不管是哪方的，他们一个个都不容易。(Q4-1)

2. 家庭育儿分工的管理者

家庭内部权力结构随着一个新生孩子的到来悄然发生变化。首先表现为家庭结构的变化，一个孩子的出生不是多一双筷子那么简单，而是在短时间内迅速聚集诸多家庭成员一起分工协作参与育儿；其次是家庭分工的变化，母亲在生育后将带养孩子的不同工作有意或无意分派给丈夫、家里长辈或者月嫂等，意味着这位新晋妈妈需要有一定的家庭管理能力来协调各方人员的育儿合作和家务分工，进而会逐渐形成家庭权力结构的重建。

从以下引用的组员妈妈谈话内容中可以看到几个提及的关键词——监督、话语权、指挥，反映出这些案例均是较为强势的家庭育儿分工管理。但并不是每一个新任妈妈都能把握好这种潜在的家庭育儿分工管理者的角色定位。这种家庭育儿内部社会性构建能力的建设，也是新任母职的重要挑战，恰当的家庭内育儿社会性构建有助于母亲角色适应。这里所指的"管理者"与前述的"照顾者"角色可以彼此独立存在，理论上两两交互可以形成四种类型的母亲：既是照顾者又是管理者，只是管理者不是照顾者，只是照顾者不是管理者，既不是照顾者也不是管理者。以下四个引用案例大体可以归为"只是管理者不是照顾者"的类型。

我们家老人还有保姆都在帮我带孩子，因为我是睡觉质量特别差的，就是一旦晚上醒了之后，就很难再入睡，所以晚上基本都是保姆在带孩子。白天，现在孩子辅食加起来了，基本上也是保姆在弄。所以我只能算合格吧，我就起一个监督的作用。(Q4-2)

家里的话，其实是爸爸带得比我多，我觉得我做得还没有爸爸多。爷爷奶奶也是。孩子经常凌晨三四点醒，喂完奶，还是情绪不好，稍微有一点闹，爷爷奶奶带，就让我们睡得好一点，所以说家里的支持还是很好的。(Q4-3)

我的话语权是比较大的，周围的人都听我的安排。其实，我自己实际操作的并不是非常多。但是我会给每一个人做一个合理的分工和安排：爷爷负责什么，爸爸负责什么(爸爸就是在这方面比较弱一点)，外婆负责什么，妈妈负责什么，几点到几点做什么事情，哪个人做。我是这样安排的。(Q7-3)

产后一开始有月嫂帮忙，后来爷爷奶奶在这里。我属于那种不太干活，但是喜欢指挥的人。就是家里的什么活你们干就好，我就坐着，有什么毛病我给你们讲一讲。家里人脾气也都很好，都听我的。(Q7-4)

以下四个案例在新任妈妈在家庭育儿管理中均属于"既是照顾者又是管理者"的类型。但事必躬亲和完全不管(既不是照顾者也不是管理者)都不利于女性在产后的母亲角色认知和效能感，如何在母职核心工作有所担当的同时适当放手和求助于其他社会支持力量，是新任妈妈需要习得和取得平衡的。

奶奶非常好，照顾我就像照顾女儿一样，照顾宝宝也非常用心。但是是非常有掌控欲的一个奶奶。所以我只要一生病，孩子就脱离了我的掌控，其实她是为了我和孩子好。(Q7-5)

宝宝出生以后，所谓的吃喝拉撒睡，全部都是我一个人来的，包括现在宝宝五个月开始加辅食，也都是我自己做，因为交给别人我不放心。老人也愿意帮忙，我是觉得育儿的理念是不一样的。有时候可能有的东西是需要母亲来做的，而不是说可以交给老人或者保姆来做。所以就是所有的事情我都是自己来，我觉得我自己是超人。(Q4-4)

孩子到现在，有他爸爸，有爷爷奶奶一起带，可能我也跟其他宝妈一样，好像什么事情都要我自己来，就是说他们做我都不放心。哪怕早上起来消毒一个奶瓶，我都觉得我要亲自去做。他爸爸做，我会说你有没有洗，有没有先用奶瓶清洗剂洗一下再去消毒，我就是各种担心、各种不放心，一定要早上起来什么都自己去做。我现在是全职带宝宝，我觉得他爸爸是多余的。他不管做什么，我都觉得他是多余的。孩子的爷爷奶奶也在这里帮我一起带，我有时候觉得他们也是多余的。（Q4-5）

我觉得我是不是不应该做得这么多，我应该把一些事情分出去，让老公，或者让爸妈分担一下。我妈也说我管得太多了，我当时坐月子的时候，月嫂说没看到过你这样坐月子的，就是一刻也不停，家里面什么事情都要管，宝宝所有事情都要管，月嫂说你既然请我来，就是让我帮你做。（Q4-6）

二、新任妈妈母亲角色适应的三个突出特征：高要求、高喜悦与高焦虑

通过对 8 期小组总共 112 位新任妈妈在小组过程中的文字撰写材料进行文本词频分析(见表 4.13)，结果发现在母亲角色认知方面提及频次最高的词是"责任"，其次是"学习""保护"和"成长"。在如此强大的责任意识和学习意识下，妈妈们也体验着生育前难以体验、无法比拟的角色情感，母亲角色情感的词频分析结果中提及频次最高的是"开心"和"焦虑"，其次是"幸福"和"享受"。

表 4.13　母亲角色适应自我澄清的词频分类

	类别	提及的关键词语或短句	频次
母亲角色适应	角色认知	**责任**：责任重大；对宝宝成长负责	75
		学习：需要不断学习提升自己；引导宝宝的心智发展；教育宝宝；宝宝最重要的老师；榜样；更好地提升自己；施教；引导	19
		保护：宝宝的保护伞、港湾；给宝宝提供安全感；母亲是大树，为孩子遮风挡雨；宝宝的避风港、保护者	14
		成长：自我成长；一起成长；帮助宝宝成长；陪伴成长；成长	13

	类别	提及的关键词语或短句	频次
母亲角色适应	角色情感	**开心**：开心；快乐；big smile；被宝宝需要很开心；因为宝宝的开心而开心；欣喜；惊喜；喜悦；愉悦；痛并快乐着；时而高兴时而焦虑；辛苦并快乐着；让我欢喜让我忧；宝宝笑时心情好；苦中作乐；喜忧参半	41
		焦虑：焦虑；担忧；不知所措；无力；失落；自责；愤怒；神经质；心累；时而高兴时而焦虑；担心；害怕；焦虑并享受着；忧虑；压力；恐慌大海中的平静小岛；烦躁；隐忧；忧愁；紧张；患得患失；纠结	41
		幸福：幸福；被需要的幸福感	16
		享受：享受；主动享受温柔的爱；焦虑并享受着	13
	角色效能	90 分以上：我能很好地照顾宝宝，我觉得自己就是超人，无所不能	10
		80—90 分：能独自照顾，但有时会缺乏耐心	17
		70—80 分：还算顺利，但有一些小问题	24
		60—70 分： 我尽力照顾宝宝，但感觉还做得很不够 能力尚可，忽略宝爸，脾气变差，偶尔会力不从心	14
		60 分以下 不太懂宝宝的诉求 从出生到现在全部是外婆带，从现在开始慢慢学习带	12

通过对母亲角色效能的词频分析发现 70—80 分是提及频次最高的自评分值范围，其次为 80—90 分和 60—70 分，可以看出新任妈妈对于自己担任妈妈的能力仍存在需要很大提升空间的自我认识。责任与快乐并存，学习与焦虑相伴，对新担任母亲的自我高要求、高喜悦与高焦虑，成为当前都市新任妈妈角色适应特点的"三高"写照。

三、超前的母亲角色认知：压力与责任、学习与成长

1."何为母亲"——压力与责任

"责任"是新任妈妈提及频次最高的词汇，从组员口述的关于母亲角色认

知中的"责任"为何意的内容可以发现，责任源自压力，那么压力来自哪里？从下面引用的具有典型性的组员谈话可以看到，提及的压力是指如何将这个新生的孩子"在上海"更好地抚育成人。众所周知，上海是一个生活成本较高的大城市，在这样一个国际大都市养育孩子的家庭成本也是较高的。作为新任妈妈，有这样提前的压力感知，进而表现出一定会为孩子负责的认知，体现了都市女性的母职担当和母职焦虑提前化，她们将能在都市职场生存下来的一贯的积极且高自我要求的行动作风带入母职初实践。这种压力的感知大多来自所处的社会环境(竞争压力、生活和工作的氛围)、外界的比较、社会的评价，母职压力和伴随而来的高强度责任意识在某种程度上是带有社会建构属性的，这在当前城市新任妈妈群体中表现得尤其突出。强烈的母职责任意识，体现了本研究中新任妈妈迅速到位的母亲角色认知。

我觉得作为母亲责任很重大，有时候觉得压力很大，包括精神上的还有经济上的，前面也说了在上海生宝宝，今后在教育还有衣食住行各方面，在经济上压力很大，最关键的是精神上。要把他从小带大，注意他的各方面，还要考虑他今后的事情，比如工作，他的生活，他的人生，可能会考虑很多很多，就会觉得这方面的压力特别大。(Q4-6)

做父母最重要的可能是责任，既然把孩子带到这个社会来了，就一定要把他带好，不说成为一个有用的人，起码价值观、人生观、心理观和感情观一定是正确的，我得先把他培养成这样的人。(Q8-1)

我觉得首先就是责任吧，因为孕育了一个小生命将近 10 个月，然后把他生下来。刚开始他是没有一点能力的，不会吃，也不会动。全部都靠你去帮助他，包括他以后的成长、读书、学习、做人，觉得作为一个妈妈真的压力好大，肩膀上的责任好重。再就是对宝宝的关怀，各个方面，心理上、身体上，要给他足够的爱，给他足够的包容。(Q8-2)

我写的是做妈妈相当于做女超人，因为超人的任务是守护世界，我的宝宝就是我的世界，所以我觉得应该就是做一个女超人。我写的是幸福跟责任重大，因为这个宝宝是我们全家期待已久的，所以我觉得很幸福。责任重大也是因为我期待得太久了，我就会觉得我应该给他最好的。(Q8-3)

2."做好母亲"——学习与成长

这里的"学习"是指妈妈应不断学习新的育儿知识和技能，而"成长"则是指孩子和妈妈的共同成长。新任妈妈对于孩子的成长和自己作为母亲的要求都颇高，表现出了强大而超前的育儿学习动力，她们认为孩子的到来给予了自己一个成长的机会，伴随孩子成长的同时，自己需要不断学习新的知识和技能，才能成为一名合格甚至优秀的母亲，为孩子将来在同辈群体中成为有较高竞争力的人而做好充分的准备。从以下几段引用的谈话内容中可以看到几个提及的关键词——成长、成熟、知识更新、超前学习、知识储备，可以看出新任妈妈积极上进、不甘人后和高自我要求的强大学习动力。结合上述提到的"压力与责任"，不难理解本研究中组员妈妈们的学习渴望为何如此强烈，因为需要变得强大到足以在上海这样的国际大都市立足乃至生活得更好，必须提前学习、尽快成长。

> 我写的角色认知是陪伴孩子成长，陪伴和守护孩子的成长。我觉得大人和孩子都是独立的个体，没有必要为了孩子牺牲很多，就是互相陪伴，互相成长。我觉得孩子会在很大程度上促进自己的成熟。(Q7-6)

> 我的知识永远好像滞后于孩子发育的过程，通过这次讲座的学习，我希望以后的知识能够超前学习。比如说我的宝宝现在快7个月了，我能学到他7个月到8个月大的知识，那么我在他8个月大的时候，就能够有所准备。而不是每次都是在他6个月大的时候，再去学习6个月大孩子的知识。(Q6-1)

> 我是二宝妈，大宝已经7岁了。其实星期六也挺忙的，一直在上培训班。今天排除万难，让家里人把他送去上培训班，我自己来参加活动。我来这里主要是因为大宝跟二宝之间年龄相差蛮大的，而且知识更新得很快，以前学的也忘得差不多了，而且很多养育大宝的经验用在老二身上，不一定正确。在培养大宝的时候，也碰到了很多困惑。其实我觉得如何做父母都是需要学习的，我们在这个方面还是蛮薄弱的，就是怎么去学做父母。(Q6-2)

四、复杂的母亲角色情感：幸福与焦虑

1. 幸福是被人需要和依赖，幸福是全家人在一起笑

成为一名母亲，与一个新生命建立了联系，无疑是开心和幸福的。从组员阐释的谈话内容分析中可提炼出"幸福"的意涵：（1）幸福是被人需要和依赖。主要是指婴儿在生长发育过程中不断通过身体姿态、面部表情、声音来表达对主要照顾者（妈妈）的情感，这种神奇而甜蜜的非语言情感沟通释放出的信号是：妈妈是孩子重要的照顾者，是孩子的依靠和需要满足者，这种满足感和成就感能够带给新任妈妈极大的幸福感，而幸福的妈妈会更愿意倾尽所有去照顾眼前的婴儿，带给他（她）更多的照顾和需求关注，形成一个幸福积蓄的正向闭环。（2）幸福是全家人在一起笑。主要是指新任妈妈不仅得到孩子的情感回报，还会得到更多的家庭成员乃至社会成员的关心和支持，以孩子为纽带连接更多的社会关系网，形成更强有力的情感甚至其他社会资源（如物质、信息）传递的社会网络，以获得更多育儿社会支持，有助于社会网络构建，幸福源泉来自于此。

> 当妈妈之后，其实还是觉得很幸福的，就是被需要的幸福。（Q7-5）
>
> 情感方面，我写的是被依赖和被爱，我觉得爱真的是互相的，慢慢地，宝宝越来越大，能够感受到他对我很多的爱。比如说我下班回来，宝宝正在玩玩具，听到开门声，他就会抬起头来看看我，很多时候都会很开心地笑，被爱、被依赖的感觉，真的特别幸福。（Q8-2）
>
> 我觉得我非常喜欢母亲这个角色，因为我觉得做了母亲之后，我好像得到了更多家人的关心，特别是父母、丈夫和公婆，同时觉得在社会层面也得到了更多的认可，而且会有更多的朋友去交流，有更多共同的话题去谈。最后，我觉得比较重要的一点是，我得到的最多的是孩子的认可……我孩子现在7个月了，他可能表达不出来妈妈，我爱你或者什么，但是他对你的需要，他回头看看你，就是他对你的爱，我觉得做妈妈之后，我在情感上还是很满足的。（Q4-1）

我觉得到目前为止,真的是只要孩子笑,就代表全家人的欢乐。以前家人在一起,可能有的时候都自己看手机或者怎么样。有了孩子,家里每天都是笑声。(Q8-1)

以前回家跟家里人的沟通不多,有了小孩之后,说的话会多一点,家里的氛围也会好一点。(Q6-3)

2. 母职焦虑提前化是比较出来的

母职焦虑自孩子出生起就开始了,因为新任妈妈面临信息筛选等诸多挑战,在当前信息化、商品化社会中要选择出正确、科学并且适用于自身情况的信息是不易的,而育儿知识也在不断更新,信息传递渠道更加多元,于是焦虑来自比较。具体可分为:(1)家庭内比较。我国大部分家庭是祖辈参与育儿工作,无法避免的是现代育儿观念与祖辈的传统育儿理念的碰撞和融合,导致更多母亲在育儿抉择上的困难。我们在组员谈话中发现了诸多关于穿衣、喂养乃至婴儿疾病处理方面的家庭不一致意见,家庭内部比较导致了新任妈妈的焦虑。(2)家庭外比较。社会评价和社会比较会给新任妈妈带来不确定感,这种不确定感会导致更多的焦虑,促使新任妈妈查询更多信息以缓解焦虑。但如前所述,信息的持续注入不一定能缓解不确定感,反而会引发更多的抉择困难,形成负向循环。所以身处当前信息爆炸的社会环境,对于新任妈妈而言出现焦虑是难以避免的,家庭外比较带来的焦虑更甚于家庭内。母职焦虑提前化始于这样需要不断比较而筛选适用信息的焦虑。

6个月开始加辅食,孩子不肯吃,因为他好像有一点恋奶,就是一定要喝奶,而且要妈妈亲自喂。而我婆婆的理念是要塞,就是拽着他这样塞。之后一个月很痛苦,孩子一斤没长。我觉得这个方法是不对的,但是一开始的时候,我也没有别的办法,只能按照婆婆的方法来。(Q7-7)

纠结是因为现在信息量太大了,一个大数据的时代。你会听到周围的父母,还有一些过来人,包括官方的、非官方的,学术派的、民间派的,各种信息,而且方法之间也存在相互的冲突。其实有一段时间,我想说就随便养养吧。但是周围的人好像都很精心，就会觉得很焦虑。大家都这么关注，这么精细，我是不是太随便了？所以就是处于这种很纠结的状态，纠结于到底应该怎么样去抚养，以怎么样的心态来对待一个小孩子。（Q7－3）

我在带孩子的过程当中，十分焦虑，担心他可能会出现这样那样的问题，我就会东问问，西问问。问问别人家小孩怎样了，会跟别人比较。（Q6－4）

我不知道是不是我的宝宝太乖了，反而会让我焦虑。他不是很喜欢哭，哪怕我们邻居也说，你们家小孩从生下来我都没有听到过哭声。然后我就很焦虑，觉得是不是小孩有问题，他为什么一直不哭。（Q4－5）

五、难以协调的母亲角色效能：滞后于母亲角色认知的差异化效能分布

育儿活动可分为两大类：日常照料活动（如对孩子的生活照料和看护）和教育互动活动（对孩子进行教育和陪孩子外出活动）（韩中等，2019）。母亲角色效能是一名新任妈妈对于自身在两大类育儿活动能力上的主观评价，从前面的词频分析结果可见其是母亲角色适应三维度中组员差异最大、分数呈现正态分布、能够有较大提升空间的维度。从组员谈话内容分析中可知，自评分数不高者多是将日常照料活动托付给其他家庭成员，而出于强烈的母职责任感多是保留了教育互动活动的理论准备工作（因为孩子正处于婴儿期，实际可做的教育互动有限，多是停留于理论学习和规划），于是给自己的母亲角色效能评分自然不会太高。相反，如果是能够深度参与婴儿日常照料活动，成为一名真正的"照顾者"，其育儿效能自评分数是较高的。

相对于母亲角色认知中"责任感"的强烈和迅速到位，反差较大的是母亲角色效能中低分数区间的差异化分布和滞后的表现，认知和能力的落差说明新任妈妈作为照顾者角色转型的确立仍然处于刚开始的阶段，未来仍然有较大的成长空间。其中值得注意的是育儿社会支持的影响，家人过多的育儿支持反而不利于新任妈妈母亲角色效能的提升，因为过于依赖的代价就是自身能

力的下降，从而失去新任妈妈转型为照顾者角色的成长机会；反过来，不充分的育儿支持也会加重新任妈妈的育儿负担，不利于其身心恢复而更好地投入育儿。

结合母亲角色认知和效能的分析结果，不难看出新任妈妈在育儿第一年的角色适应表现可谓"思想的巨人"和"行动的矮子"，如何帮助新任妈妈更好更快地适应母亲角色，提升育儿效能感，不是仅仅帮助甚至代替新任妈妈承担所有的育儿工作这么简单，而是要从帮助新任妈妈转型为合格的照顾者入手，做到调整认知、内外兼修，适度平衡育儿支持，帮助其成长为一名真正的母亲。

> 虽然宝宝现在带得很好，但是我远远谈不上骄傲。因为我对宝宝的付出，比起我的父母真的太少太少了。孩子现在成长得比较好，归功于我的父母。自从上班以后，我基本上早上跟孩子玩一下，晚上回来玩一下，他8点多就睡了，我对他的陪伴太少了。(Q8-4)

> 我觉得我现在只能给自己打一个及格分，我个人因为时间关系，在带孩子这方面只能做到周末尽量去陪他，所以我对自己的分数打得也不高。(Q8-1)

> 我因为乳腺炎住过一次医院，所以家里人比较照顾我。白天宝宝是送到奶奶家去，我只是去那边做辅助的工作。爸爸是陪睡的，因为我们宝宝算是高需求宝宝。现在我只是做喂奶的工作，所以说现在只能给自己打到50分。(Q7-1)

> 角色效能这部分我打了60分，是因为其实现在照顾我宝宝的，最主要的人是我的妈妈，白天几乎都是她在照顾。然后我宝宝也是挺认人的，也就是认我妈。晚上的话，主要是我老公在照顾。我家比较小，宝宝出生以后我买了一个上下铺的床。我睡在上铺，我老公睡在下铺，我只有在宝宝饿的时候，才会下来喂他。(Q7-2)

> 90分。我觉得无论是吃喝、洗澡，我都能一个人全部搞定。后来经常自己弄，就开窍了。总的来说，我觉得我还是能够把宝宝照顾得挺好的。但是我有一点困惑，除了这种生活基本需求，在教育方面，虽然现在报了

一个早教班，但是好像报了之后还是不能很好地适应，我困惑于到底应该怎么教宝宝，让宝宝在学习方面能够更好地发展。(Q6-5)

六、小结

当前我国家庭面临诸多儿童照料风险，包括家庭责任过大、男性角色缺失与国家福利不足等(李向梅等，2019)，不同来源的数据表明，我国0—5岁儿童家庭照料具有以母亲为主要照料者、大量依靠代际支持来弥补父亲照料者角色的缺位、儿童照料社会化程度偏低等突出特点(吴帆等，2017)。本研究提示，在新生育政策下，都市新任妈妈表现出更为积极却高自我要求的母亲角色适应过程，都市中产85后新任妈妈是其中的突出代表，呈现出三"高"(高要求、高喜悦、高焦虑)的母亲角色适应特点。所谓地位越高，责任越大，母亲的角色责任在某种程度上体现了我国都市女性家庭地位和社会地位的提升。母亲角色认知高度集中于"责任"与"学习"，母亲角色情感体现了幸福与焦虑并存的特征；值得注意的是，母亲角色效能明显滞后于角色认知，且呈现差异化分布。以下提出几点思考。

母职焦虑提前化。母职焦虑已经提前到了孩子出生的第一年。本研究的调查对象是来自上海中产家庭的新任妈妈，他们有较高的文化程度和家庭经济水平，所以不难理解调查结果中反映的母职焦虑提前与育儿效能自我评价不高的现状。在重视基础教育的时代，"让孩子赢在起跑线上"已经不仅仅是一句口号，而是当前我国大都市家庭正辛苦参与的一场社会行动。"赢在起跑线上"不仅是孩子一人的功课，新任妈妈更可能成为这场竞赛中的第一棒接力者。

母职集约化。集约化是一个经济学概念，特指将各种可利用的资源集合起来，用于提升某个生产领域的工作效率。本研究的数据分析结果反映了我国都市新任妈妈母职集约化的特点：集合自己的全部资源，包括母亲个体资源(时间、精力、财力、人脉资源)和家庭资源(长辈帮助、雇用月嫂或育儿嫂、充分调动配偶的父职参与等)用于照顾婴儿，不仅是为了满足孩子的基本需求(安全、喂养和生长发育等)，更是为了孩子的长远发展。父母们充分考虑将来孩子面临的激烈升学竞争与就业压力，为之做出最大的努力。这是当前我国都市家庭面临的育儿挑战与困境，同时也体现了育儿脆弱性。

母亲角色适应的社会建构。成为一名合格的母亲会受到社会环境的影响，同时也需要诸多社会资源的扶持与注入，但有趣的是并非社会支持越多就越有效或越有益。以往很多研究表明了社会支持是母亲角色适应的重要影响因素，从本研究的数据分析中可看出母亲角色适应的三个维度（角色认知、角色情感和角色效能）都充分体现了社会建构的特点。在群体生活和所处的社会环境中获取有用的育儿信息、得到育儿评价和反馈，在社会关系中得到育儿帮助和育儿资源，这些虽然能帮助母亲度过充满未知和挑战的初级育儿过程，却也能在某种程度上削弱母亲的育儿效能感甚至实际育儿能力。未来如何在育儿社会化中取得有益的平衡，最大限度提升新任妈妈的育儿自信和能力是一个重要的研究议题。

结合本研究调查所得，研究者提出当前都市新任妈妈需要得到不同层面的关注和支持。

1. 在个体层面，新任妈妈可以从母亲角色认知、角色情感和角色效能三个维度进行自我澄清和修正完善。角色认知和情感没有对错之分，却有强弱之别。建议新任妈妈有更充分的自我认识和母亲角色澄清，认清作为母亲应该要成长为一名合格的照顾者，不应过多受到外界因素的影响而矫枉过正，或过于强化母亲角色，也不应过于依赖他人而没有成长。新任妈妈要及时调整家庭角色和社会角色的冲突，更好地适应新角色与其他社会角色（如妻子、女儿、媳妇、员工等）的融合与平衡。成为母亲之后需要学习的知识和技能很多，包括科学育儿和产妇保健知识。生育后面临的母亲角色适应包括处理家庭重要人际关系，学习和摸索出更适合自己的、适用于孩子不同阶段生长发育特点的亲子相处之道，而这些都是巨大的挑战，光靠自学是难以充分完成的。

2. 在家庭层面，新任妈妈的母亲角色达成需要家庭成员的集体关怀与合力相助。本研究提示适度的家庭育儿社会支持有助于母亲角色适应，但过度的支持会削弱母亲角色效能，不利于新任妈妈的成长。从家庭层面看，有需要的家庭可以夫妻一同接受社会工作小组服务或个别咨询，提升男性作为新任爸爸的责任感，规划男性参与育儿工作的具体路径，促进男性作为新任爸爸的角色认识和角色实践。这也有利于促进产后的夫妻关系。我国大部分家庭采取祖辈介入婴幼儿养育的方式，这虽然在一定程度上缓解了社会福利不足和社会照料供给有限的压力，但也带来了异地养老风险、家庭矛盾的产生及居住空间的挤压等诸多挑战。代际支持需要更多社会力量的帮助，比如在社区中开展祖辈育儿的集体性学习交流活动，某种程度上可以缓解祖辈育儿工作的压力和保障代际育儿支持质量。

3. 在政策和社会服务层面，需要着力提升育儿社会服务和营造生育友好社区环境。当前育儿支持政策大部分集中于产前服务和产后生育保险的经济支持，但女性产后第一年的社会心理服务却有着巨大的社会需求。比如结合都市新任妈妈责任意识和学习意识强的特点，可在医院或社区开展常规的新任爸妈课程服务，开设正规权威的官方育儿信息提供平台，给予年轻父母正规和可靠的信息来源，缓解育儿信息筛选的焦虑。未来应给予时间前置和空间广置的家庭育儿社会服务，重点帮助新任妈妈提高育儿胜任力，促进母亲角色达成。

第三节　与老人育儿合作的体验：代际育儿社会支持的效用评价及其应对

一、认知评价：代际育儿支持供给与需求不能完全匹配但知恩感恩

通过对组员在活动过程中撰写的文字材料进行词频分析，结果发现新任妈妈提及最多的主题依次是育儿观念的差异、感恩与理解老人、情感与情绪问题、育儿学习和沟通交流（见表 4.14）。其中育儿观念差异具体会表现在婴儿照顾的诸多细节中，如喂养、睡眠、穿衣保暖、洗澡、外出、疾病处理、哭闹应对、外出安排等方面，体现出当前都市年轻父母对于婴儿精细化照顾的程度已经远超以往祖辈照顾婴儿的标准，也间接反映出祖辈提供的照料支持已经远不能满足当下都市新任妈妈的高标准需求。与之相对应的是对祖辈辛苦付出的感恩与肯定，感恩亲情成为中国家庭式照顾得以代际传递的根基，也是作为儿女

回报父母的一种重要情感源头，祖辈托育之所以成为我国主要的婴儿照顾模式，除了经济利益方面的考量，或许还有家庭成员中互相支持的代际传承文化发挥着无声而有力的影响。

表 4.14　新任妈妈对祖辈育儿支持效用评价书写文本的词频分类

类　别	类 别 含 义	提及的关键词语或短句	频次
育儿观念及行为存在差异	婴儿照顾方式存在差异，如对婴儿是否饿、冷、病、哭闹的判断及处理，吃（喝水、喂奶频次）、穿衣、拉、睡、立规矩、抱、洗澡、户外时间的安排。	有一种冷叫外婆觉得你冷 抱起晃悠，一哭就抱，不抱就哭 一哭就喂，一病就去医院 喝奶（米汤、普通奶、夜奶） 要不要喝水，摇晃哄宝宝	24
感谢、理解和尊重老人	感谢老人牺牲个人时间来照顾孙辈，照顾整个家庭，辛苦，真心对孙辈好。	父母做得太多太辛苦 养儿方知父母恩 感谢父母生养自己且放弃退休生活帮助带孩子 老人辛苦，没有个人生活	22
情绪情感问题	育儿问题上年轻父母与老人相处，或老人和老人之间相处出现情绪失控，从而容易引发家庭矛盾。	强势婆婆，任何事都必须言听计从 婆媳关系，老公很难做 童年阴影再现，夹在母亲和丈夫中间 我们和老人单独相处很和谐，但双方老人在一起很容易吵架 焦虑感、相爱相杀 纠结、心里矛盾但又离不开 情商大作战	18
育儿学习与再教育	作为婴儿的主要照顾者，祖辈和年轻父母们对于育儿知识与技能需要再学习，彼此之间需要再磨合。	教育观念冲突 老人比较宠孩子、依着孩子 在老家还是在上海上幼儿园 老人的经验主义和我的教条主义对撞 老人不愿学习、强势 育儿信息渠道不同、知识面与经验的不对称	15
沟通交流	在育儿合作过程中的沟通交流是必不可少的，即使是亲人也需要耐心沟通，细致入微地彼此体察与理解。	多沟通 沟通，理解 沟通不流畅 对老人的情感需求照顾得不够	14

二、情绪评价：祖辈育儿支持给多方带来的正负面情绪效应

1. 以祖辈提供有形的照顾性支持为主，给新任妈妈以"轻松""放心"的欣慰感

一个新生儿的诞生会伴随婴儿照顾者不断加入（祖辈、育儿嫂）小家庭的现象，进而带来明显增量的家务工作要求，育儿活动除了日常照料活动（如对婴儿的生活照料和看护）和教育互动活动（婴儿教育和看护外出活动）之外，还包含了家庭人口数量增加后略显繁重的家务后勤保障工作。据此，新任妈妈，尤其是在生育前并不擅长家务工作的女性或需要产后返回职场的女性会非常需要有形的照顾性支持的帮助，这类有形的工具性支持需求非常大，成为都市家庭婴儿出生后照料工作中非常实际的刚性需求。

通过对小组成员的谈话分析可知，祖辈在进入小家庭后纷纷提供了全面而周到的照顾性支持，不仅对婴儿进行生活照料和看护，也顺带包揽了家里的其他家务工作（如负责一日三餐饮食准备、洗衣清洁等家政工作），为年轻父母节省出了更多充裕的时间和精力，用以投放在婴儿教育或自己的工作上。

> 我妈妈真的能干，我们家没有请保姆，也没有请过月嫂、育婴嫂。她一个人不仅负责宝宝的生活起居，还负责我们几个大人的生活起居，包括买菜、做菜、洗衣服、洗菜。（Q6-6）
>
> 她（老人）在家里基本上就是烧饭、洗衣服、带孩子全包的，所以现在我基本上就是以她的想法为主的。（Q7-4）

新任妈妈在获得祖辈提供的强有力的照顾支持后会产生"轻松""放心"的欣慰感，这与国内外大量研究证据表明女性产后获得的社会支持与其精神健康存在显著关联的结论是一致的。从小组成员的分享中可以看出祖辈提供的照料性支持带给新任妈妈的情绪影响有正面的作用，"轻松""放心""依靠"是较为突出的积极感受。

我觉得很幸运的是我妈妈一直把我照顾得很好,也把我家宝宝照顾得很好。而且她的科学育儿知识也很前卫,所以我现在上班也很放心,反正只要妈妈在,我就觉得什么都有依靠了。(Q6-4)

我的体会是我自己轻松了很多,因为我们家宝宝现在白天是送去奶奶家带的,是从宝宝两个半月大开始的,两个半月之前那段日子是自己在家里面带,婆婆过来帮忙。(Q7-1)

2. 育儿观念存在代际甚至祖辈之间的冲突,为彼此带来情绪困扰

在当前都市女性产后履行母职出现的高要求和高焦虑背景下,育儿过程中婴儿照顾者需要对诸多带养细节(如婴儿的喂养、睡眠、穿衣、洗浴、哭闹与疾病处理等)做出精准决策以满足高质量育儿的需求。通过分析组员谈话资料可知,祖辈与新任妈妈合作育儿过程中会受到精细育儿理念的影响,出现祖辈比新任妈妈寻求更高育儿要求的现象,育儿观念的代际冲突,甚至持有不同育儿观念的祖辈之间的冲突会出现,进而给多方带来为保证育儿工作的统一性而需要协调矛盾的情绪困扰。

我们跟老人相处得还蛮和谐的,最大的问题是,两个老人之间不太和谐。就是我妈妈跟我婆婆很容易争吵起来。经常对于非常非常小的事情,两个老人之间会有一些不同的意见,她们都觉得自己有比较多的育儿经验,都觉得自己是对的。(Q4-5)

育儿理念冲突会伴随着祖辈提供育儿支持的增加而增加,甚至给新任妈妈和祖辈都带来"不高兴"的情绪困扰,这从侧面验证了社会支持对支持获得者精神健康的影响并不总是正面的研究结论。社会支持是一个复杂的概念,当出现支持供给与支持需求不匹配(提供的支持不是被支持者想要的)、获得无效支持(提供的支持无法解决被支持者的实际问题)时,社会支持的作用可能是负面的。在本研究中出现了祖辈育儿社会支持可能给精神健康带来负面效应的情况,即当祖辈的育儿经验和育儿理念无法与新任妈妈的育儿要

求一致时，影响的不仅是新任妈妈的情绪，也会给支持提供者（祖辈）带来情绪困扰。

> 老人可能觉得：你们之前就是我们这么带大的。而我们可能觉得自己对于现在的那种科学育儿理念接触得多一些，跟老人讲吧，没有亲身经历，可能他们也不会觉得我们就是对的。所以有时候会有一些摩擦，当然，我自己的脾气也比较暴躁，就是稍微有点"不爽"。（Q4-1）

> 我有时候说话太急，可能不太中听，婆婆可能就有点不高兴，我能够看出来，但不高兴也没办法。（Q5-2）

三、行动策略：进行秩序的重塑与支持的反嵌，以有效应对支持供给与需求的不匹配

育儿其实是一项既简单快乐又繁重枯燥的工作，尤其是对产后第一年内的新任妈妈而言，婴儿的出生带来的不仅是家中多一口人如此简单，而是要面对纷乱复杂的家务和照料工作的分工与协调。我们的社会潜隐的社会文化要求女性产后尽快成长为一名合格的家庭照顾者和管理者，重整家庭秩序，并在获得外界社会支持的同时学会掌握给予反向支持的能力，维系家庭关系的能力，即秩序的重塑与支持的反嵌，属于一种家庭内部社会关系的再生产和家庭功能的重要重构。

育儿社会支持的传递并不是一个单向的过程，当支持获得者在主观评价所得支持的效用有所降低或有适得其反的负面效应时，是否会发挥能动性而有进一步的动作和应对？通过对组员谈话的内容分析，本研究发现有些新任妈妈会采取积极行动以应对祖辈育儿支持效用不符合需求的现状，具体行动策略包括以下三方面：合理分工、正向沟通和持续学习。

1. 重视育儿工作的家庭管理并合理分工

祖辈在提供"全包"式工具性支持的同时，会不自觉地跨越家务工作分工

的边界，无形中形成一种大包大揽的"垄断"格局，导致新任父母履行各自父职母职的能力弱化与角色边缘化。本研究中有部分新任妈妈已经敏锐地觉察到这种祖辈支持供给出现过度化带来的不适和需要调整的契机，及时采取实际行动以对育儿工作进行合理分工，既保证祖辈支持的适度化，也能巩固自身家庭管理者(家里女主人)的地位，重塑家庭秩序。

> 父母轮流帮我们带，我觉得带的过程中大家的目的都是把小孩带好，会有分工协作的地方。我主要负责小孩智力开发方面，比如说给他看看书，给他听听音乐。我父母主要负责生理方面，比如孩子哭闹时抱抱、安抚。我是总的分配人，我来定分工。(Q6-3)

> 我会给每一个人做合理的分工和安排：爷爷负责什么，爸爸负责什么(爸爸在这方面比较弱一点)，外婆负责什么，妈妈负责什么，几点到几点做什么事情，哪个人做。我是这样子安排的。我甚至去学过时间管理课程，就是把今日待完成的事项、本周待完成的事项、今日完毕的事项，还有时间节点等列出来。希望在这方面有更大的进步吧。(Q7-3)

2. 有技巧地与老人正向沟通

与老人沟通其实是一门学问，在育儿过程中，祖辈提供了强有力的支持，即使仍不能满足新任妈妈的支持需求，新任妈妈在表达实际感受时也需要讲究技巧和艺术性。中国人深受儒家文化影响，讲究尊卑有序，家庭成员之间的沟通向来不是直来直去的模式，而会更多地从侧面或以让对方有台阶下的方式来进行沟通，给对方"面子"和尊重之感。在组员的分享中，可以看到几种与老人在育儿合作过程中有技巧的正向沟通的案例，里面体现的两点值得借鉴：其一是新任妈妈要直接表达自己的想法，获得祖辈支持是好事，但给予支持评价的正面反馈同样也是必要的，有助于增进彼此的沟通交流和相互理解；其二是要有技巧地正向沟通，比如用宝宝的口吻来间接表达新任妈妈的心意和想法，请老人多分享照顾孩子的日常趣闻，增强老人的参与感和价值感，尊重其自主性，让老人可以以一种受尊重的方式来获悉新任妈妈的真实感受。

> 我觉得跟自己的父母在一起的优势就是我可以畅所欲言，我有什么要求可以直接表达。（Q6-13）

> 你可以从侧面经常对她（老人）进行赞美。有的时候可能说不出口，你可以说宝宝你看，奶奶帮你弄得好干净，给你买新衣服，你穿得很漂亮，她真的会很开心。我们其实也不需要直接交流，现在都不太这样沟通了。用宝宝的方式来交流也蛮好的！（Q6-3）

> 妈妈有时候说我没有顾及她的感受，我就会以宝宝的口吻跟她讲，外婆怎么怎么心疼妈妈，妈妈又怎么怎么心疼宝宝。讲这个，妈妈就会开心地笑一下，都是为了孩子。（Q6-8）

> 我的妈妈性格比我强势，她也愿意做主。我在有些事情上可能求大同存小异吧。让她去做主，然后尽可能多给她赞美，相当于给她"糖"吃。（Q6-9）

3. 活到老，学到老，鼓励并促进老人学习新的育儿知识

育儿工作边界的清晰和沟通途径的畅达能保证代际育儿合作的有效开展。为了进一步拓展育儿合作的空间，增进祖辈支持效用，一些新任妈妈更是将祖辈拉上了育儿继续教育的轨道，紧跟时代步伐，形成了与时俱进的祖辈充电模式。在组员分享过程中，我们发现老人学习新的育儿知识的模式有两种：一种是自主学习模式，老人学习意识较强，主动寻求育儿学习新资源和补充新知识；一种是报班学习模式，新任妈妈为老人引入教学资源、育儿资讯甚至智能化学习渠道，为促进老人学习新知识提供了必要条件。

（1）祖辈自主学习模式

> 从我怀孕的时候开始，我妈妈就看很厚的一本书，松田道雄的《育儿百科》。我妈妈看得比我多，她知道每个小孩到什么阶段是什么状态。（Q6-10）

每次我听完这个讲座回去，我婆婆都会问，今天老师讲什么了，育儿医院的医生又怎么说。她也很愿意去接受这个知识，所以说我真的做得很轻松。（Q6-11）

　　我们家老人学习能力特别强，刚过来的时候现在的智能手机、微信都不会用，现在用得特别好。平时在照顾孩子方面，我们说什么他们都会听，他们觉得现在都要科学育儿。（Q7-5）

（2）为祖辈报班学习模式

　　我妈妈在我怀孕7个多月的时候已经过来了，那个时候她过来没有什么事情做，我说我给你报一个护理班吧，就上了两三个礼拜课，每天都去上课，在上课过程中，我妈妈也交到了朋友，适应了上海的环境，对于周边、我们家附近也有了一些了解。她在这个班上学了很多东西，抚触、被动操、洗澡等，小孩出生以后，在洗澡方面，我和我老公两个人洗得很少，基本上都是靠我妈妈。（Q5-8）

　　本研究以支持获得者(新任妈妈)为评价主体，探究新任妈妈对祖辈育儿支持的效用评价及其应对实践，试图考察在婴儿出生第一年内代际育儿社会支持的传递效用与发生发展机制。和以往研究发现一致，本研究提示新任妈妈视角下的祖辈育儿支持能有效缓解女性产后平衡家庭与工作的焦虑感，祖辈提供的有形的照料性工具支持大大解放并释放了都市年轻女性的劳动力，也给双方精神健康带来一定程度的裨益，但伴随而来的支持供给与支持需求的不匹配也会给支持互动双方带来情绪困扰，过度的支持、错位的支持会呈现负面的支持效应，导致家庭冲突与矛盾，影响家庭和谐，甚至不利于婴儿照料。同时，本研究的新发现还在于新任妈妈应对祖辈支持效用不佳的行动策略，可归纳为秩序的重塑与支持的反嵌两个方面，具体包括三方面的做法：重视育儿工作的家庭管理并合理分工、有技巧地与老人正向沟通、鼓励并促进老人学习新的育儿知识。未来新任妈妈可以通过及时觉察此类育儿支持错位的情况，采取积极行动策略以正面应对。

新任妈妈在育儿中获得的支持越多越好？本研究给出的答案是否定的。社会支持的获得的确能在一定程度上减轻和缓冲新任母亲的育儿压力和负担，但结合以往和本次研究结果提示，获得支持越多反映了两种可能的情况：一是被支持者的需求过大，所以支持提供方会不断给予支持供给；二是获得的支持与需要的支持无法精准匹配，难以形成"有效支持"，进而出现获得支持越多烦恼也越多的"熵增"效应。对于第一种情况，需警惕当前都市新任妈妈母职履行能力早期（婴幼儿期）弱化而后期（学龄期）被动强化的局面，祖辈在提供育儿支持时需谨防过度供给或错位供给，因为这将弱化新任父母履行应尽父职母职的能力而不利于其成长，需要给予新任父母一定的学习和试错的空间；对于第二种支持供给与支持需求不匹配的"低效或无效支持"情况，本书提出一个"有效育儿社会支持"的概念。

四、小结

1. 祖辈育儿支持主要体现为工具性照料支持

无论从新任妈妈实际的支持需求还是从社会支持理论框架出发，育儿社会支持都包含工具性和情感性支持两大功能。祖辈作为育儿支持提供主体，给新任妈妈提供的主要是有形的照料性支持（属于工具性支持），极大满足了新任妈妈的刚性照料性支持需求，尤其在当前都市 85 后女性家务能力和担任照顾者角色转变能力并不十分充分的情况下更是如此。因此，祖辈的工具性育儿支持是非常值得肯定的，祖辈为此也付出了巨大体力投入和从劳动力市场撤退的牺牲，甚至是情感方面的消耗。

2. 祖辈育儿支持的过度与错位可能带来负面效应

社会支持的效用评价属于社会支持的重要维度，因为并非所有的支持都是有效的，有研究表明过度或错位的支持将导致被支持者的社会隔离与退缩，以及拒绝沟通等负面结果，而祖辈倾囊相助地提供育儿支持，若得不到新任妈妈的认可，将形成一种巨大的支持浪费，具体表现为新旧育儿观念的冲突与家庭矛盾，导致支持互动双方的情绪困扰和互相不理解，这将无助于繁重的育儿工作的顺利开展。

3. 秩序的重塑与支持的反嵌将有助于缓解不良的支持效应

从育儿支持效用评价现象的解析可知，家庭秩序的重塑和新任妈妈支持的反嵌入将能有效缓解上述错位支持供给的负面效应。通过重新梳理育儿工作，合理分工，根据各自所长来安排育儿工作（例如祖辈负责生活起居照料、父辈负责婴儿教育和家务管理工作等），疏通家庭成员的沟通渠道，搭建良好的学习平台和引入适当的育儿学习资源，鼓励和促进祖辈持续学习新的育儿知识，接受新的育儿观念，将是一种不错的解决办法。

综上所述，研究者提出以下两方面对策建议以有效促进新任妈妈与祖辈开展育儿合作，促进家庭和谐和高质量的婴儿照料，并促进积极老龄化。

（1）正确认识有效社会支持概念

社会支持是一个复杂而多维的概念，所有家庭成员都可通过培养对社会支持效用觉察的能力以正确评估支持效应的正反两面，进而采取有效的行动策略。社会支持效用评价是必不可少的支持传递环节，新任父母及祖辈可通过专业帮助（例如在社会工作者的指引下）或自学的方式来正确理解社会支持概念的含义，并了解如何自我觉察育儿支持效应的方法。准确而及时的支持效用评价将有助于家庭成员更好地沟通并获得有效支持。

（2）创新社会服务支持祖辈托育

拓展老年人学习渠道、破除老年人"智能鸿沟"、提升老年人信息化素养、改善老年人持续学习的条件，是帮助祖辈提供有效育儿支持的重要路径。拓展新的学习渠道以创造性地促进社会支持的有效传递，可以避免育儿资源的无效内卷和能量内耗。随着当前我国信息化技术的普及、广大民众使用智能手机获取信息和开展网络社交的日益普遍，提升老年人的信息化素养，破除老年人"智能鸿沟"，增强其获取育儿知识及信息的能力，是帮助祖辈提供有效育儿支持的重要路径。

第四节　来自新任爸爸育儿社会支持的特点

一、新任妈妈眼中的新任爸爸育儿特征

在小组开展活动过程中，有一个环节是主带社工要求在座的家长写下对于配偶参与育儿工作的评价，包含了"吐槽、感谢和期待"，研究者收集了这些图片并对图片上的文字进行了汇总整理，以下是不同主题下归类整理的原文。

1. 未充分进入父职角色的新任爸爸

在"吐槽"篇和"期待"篇的内容汇总中，我们可以看到二者是相互对应的，从表4.15里的"吐槽"原文可以看到在新任妈妈心目中新任爸爸平时的育儿工作存在比较明显的不足，其中出现词频最多的是"懒""不细心""少交流""少玩游戏""树立榜样"，似乎不合格的新任爸爸形象真是如出一辙。一个孩子气十足的男性站在了我们的面前，他还没有准备好就进入了父职角色，没有积极学习跟上父职角色的要求就仓促上马，形成了这样一个负面的新任爸爸形象。

表4.15　新任妈妈"吐槽"的新任爸爸育儿参与特征

不要偷懒
完全撒手、责任心、父爱
提出要求能满足，但不管做得好坏与否
总是纠结业余时间：我不看育儿知识方面的书，真的看不进去，你指导我不行吗？在养育孩子的问题上要稍微多点耐心，容忍别人犯错，不要不符合自己的要求就发火
不要再那么懒，多安慰，少建议，少玩游戏，多学习，对孩子负责
老公，你可不可以在孩子面前该认真严肃的时候认真严肃一点？孩子有时分不清哪些话是开玩笑，哪些话是真的，请不要在孩子面前与妈妈争吵

有时抱怨只是求安慰，你对我讲道理只会适得其反，不要试图改变我，告诉我需要注意什么，我会改
在我抱怨婆婆的时候，你能更理性一点，不要一点就着
不细心不耐心，有些马马虎虎
认同不哄孩子，不要多抱；更多交流；手机，口头禅
重新拾回照顾宝宝的自信，你不知道的其实我也不知道；放下手机让我来；工作少一点，回家多一点；不要在宝宝面前太随意地说话
吃饭时不要剩饭粒，不要看手机，要给宝宝树立好榜样
再勤快一点，家务多干点，别没事就躺着看手机（虽然你已经干得够多了）
照顾0—1岁宝宝是技术活，不是纯理论
不要再玩你的平板电脑，多帮忙做家务，多和孩子玩，他非常喜欢和你玩，孩子不仅需要爷爷、奶奶、外公、外婆，更需要爸爸
苦恼于宝宝会没有耐心，出差少一点吧
少玩游戏，多睡觉
少玩游戏，多陪伴
孩子气严重

2. 期待新任爸爸尽快成长、携手育儿

在表4.16里的"期待"原文中，出现得最多的词是"主动""耐心""理解""沟通""多陪伴""学习""成长"。作为一名合格的父亲，需要学习与自我成长，承担更多责任和增加对婴儿、妻子、家庭的照顾和投入，这种投入包含最重要的时间、金钱和情感的投入，其中按照前面的理论分析框架分为工具性的和情感性的需求回应。工具性支持包括补充学习育儿知识、给予时间陪伴、多点时间做家务等，情感性支持包括多和妻子交流育儿工作、给予更多关心和对育儿工作的肯定。对于担任父母职责，男性比女性要更晚才能进入角色，因为没有亲身经历怀孕和生产、哺乳等孕育的过程，男性要在较晚的时间，通过与婴儿不断互动才进入父职角色，自我意识到"我是一名父亲"，"作

为父亲意味着什么，我要做什么"，所以作为育儿社会支持的重要一分子，新任爸爸其实有着非常重要的责任和使命。

表 4.16　新任妈妈"期待"的新任爸爸育儿参与特征

多搭把手，主动点
有待提高，和宝宝交流少，不太在语言上和宝宝互动
忍让、理解、安抚情绪、耐心
有正确的科学育儿知识；夫妻沟通；积极主动
交流沟通
爱孩子、尊重老人和妻子、有奉献精神
沟通协调
亲和力
陪女儿玩，教导女儿学习，完美学习型父亲
多照顾和陪伴
多陪伴、多做家务
多花时间陪孩子
多陪女儿，出去玩
希望多陪伴，爱不是给钱就好，爱是花时间陪伴
也要考虑我的意见
继续保持亲密，一起努力
放下手机，早点睡觉
照顾好自己，多做点家务，讲话温柔点儿
陪宝宝成长，和宝宝一起成长
遵守分工约定，不随意失约，不打折
学习育儿知识，主动承担家务（简单），多与孩子互动，陪玩由被动向主动转变
学习育儿知识，主动承担

希望你能多花时间看看育儿知识，特别是儿童早期智力开发、如何更有效地陪伴孩子等，也希望你平时多关心我开不开心，有什么不高兴的事情，以及你能做些什么
希望育儿理念协调，更主动一点，少看手机
希望你能对宝宝和我一直有耐心
希望能多呵护我
希望带孩子时能温柔细致一点，小孩很娇弱
哄睡；多点时间陪玩
多点耐心，多花时间陪宝宝
回到家远离手机游戏！
多抽时间陪伴我和宝宝
多些时间陪伴孩子和我
期望爸爸多陪陪宝宝和我
多用心，多学，多关心
一起为我们的小家和大家努力吧！加油吧！
爸爸更多耐心、更多陪伴
多表达，争取更多话语权！继续努力！
期待真正从孩子成长为父亲；陪伴＋成长
更加有耐心，更加有担当
正视责任，不把事情丢给老人
多沟通，不要硬扛，学会释放压力，改善家庭氛围
时刻提醒我是个好妈妈
期望减肥、健康
与孩子一起成长
希望不断更新技能，更好地陪伴宝宝成长
希望改善说话的方式
健康第一，照顾好自己，我们爱你

3. 无可替代的新任爸爸的育儿力量

从表 4.17 的"感谢"原文中能看到很多正能量，有不少新任爸爸在照顾婴儿的过程中展现了自己独特而重要的作用。词频较高的有"安保""买买买""赋权""照顾""挣钱养家""理解""陪伴"等，可以看到作为一名合格的新任爸爸，在物质的提供、照顾人手的支持、安全保障、情感交流方面的确有着难以替代的重要作用，而这些作用是代际育儿支持即祖辈无法提供的，甚至育儿嫂等照顾人员也不能相比。

表 4.17　新任妈妈"感谢"的新任爸爸育儿参与特征

嘴甜、协调、安保
愿意学习如何照顾孩子(尽管笨手笨脚)，抽出部分工作、娱乐时间陪伴孩子
给宝宝买教育保险，规划宝宝将来的学习生活，提供较充足的资金支持
服从"命令"听"指挥"，随叫随到
陪玩、买玩具、遛娃
照顾宝宝(换尿布、洗澡、洗衣服等)
奠定我的家庭地位，给我充分的"权力"，"传声筒"的功能发挥得不错
生了二宝之后，感觉你比以前更有责任心了，育儿理念有分歧也不再是通过争吵解决，而是试着理解我；回家少看手机，累了就歇着
欣慰：成长、担当、帮助、理解
谢谢老公在我住院期间的照顾，希望以后多陪宝宝
谢谢你在月子里照顾我和宝宝
从宝宝还在我肚子里的时候，你就天天担心，终于在 10 个月后，我们的宝宝健康地出生了，可你有时候还担心一些问题，我知道有些困扰是我带给你的，比如说有时宝宝生病了，我会慌张无措，确实给你造成了困扰。最后我要说：亲爱的，辛苦了！我爱你！
你是很合格的爸爸
生产后全程照顾；日常家务打理；生产前照顾，买早饭，洗脚；向爸爸示爱
你真的是很棒的老公，对我和孩子都很好，努力工作，挣钱养家，也在自己方便的时候做带孩子的好后盾，谢谢你！

细心，周到，疼爱
感谢你一直给我端茶倒水
感谢付出和父爱，信任赞美，一起改变，了解需求
感谢
惊奇，因为没有宝宝之前认为他没有家庭责任感，日子过得像单身汉，有了孩子以后他变得更有责任感
表现不错
你辛苦了，经常睡不好觉
很庆幸我们之间交流沟通无障碍
感谢老公平时经常抱小孩，周末在家陪小孩，也分担些家务
下班回家先辅导大宝的学习；晚上再和我一起照顾小宝；谢谢你的付出！
保持好状态继续加油
感谢你一直为我们着想
宝宝七个月了，七个月里爸爸辛苦了！希望今后爸爸能给予妈妈更多精神上的支持！
老公辛苦了，共同成长，一起丰富自己的人生
很多育儿理念很对
更意识到生命的轮回，更并肩作战
有点心疼，有点担心，更多的是感动，好爸爸好老公
感谢付出，鼓励
感谢，可以独立照顾两个宝宝，为我分担很多
主动和老人聊天；回家全心全意陪孩子；学习和孩子的相处方式
希望宝宝爸爸能注意自己的身体，也能多关心老人，多和他们沟通，在关爱宝宝的同时，体会其他照料者的心情
一路的陪伴
爸爸已经做得很好了

二、沟通与理解：新任爸爸对于新任妈妈育儿工作的评价

为了不因一面之词而偏向性地判定新任爸爸的育儿工作成绩，干预小组中的社工给予在场的新任爸爸机会，让他们评价新任妈妈们的育儿工作做得如何。表4.18很好地呈现了爸爸们的"心声"，提到最多的几个关键词是"沟通""肯定""鼓励""放松"，侧面反映了新任妈妈的辛苦和其在新任爸爸眼中的形象，也反映了新任爸爸和新任妈妈一样有获得情感性支持的需求，即希望得到对方的肯定、鼓励和多一些的沟通，但在繁重的育儿工作和相对于两人世界更多元复杂的家庭人际关系中，属于夫妻二人的沟通时间或许需要特意去寻求，继而产生了社会工作服务设计的基础，即给生育了新生儿的夫妇创造一个宝贵的机会，让彼此重新审视自己和对方的需求与真实想法，坦诚沟通，达成新的理解。

表 4.18　新任爸爸"感谢""吐槽""期待"的新任妈妈育儿工作

期望	多给我支持与肯定，树立父亲的威信，更多沟通，共商对策
	孩子他妈，宝宝看到你的时候很开心，白天你带娃很成功，晚上宝宝哭的时候多一点耐心，少吃巧克力
	不要着急
	体谅彼此，回到原点
	工作中更轻松，体谅长辈带小孩的辛苦
	互相理解，多沟通，多出去玩
	要去拔草的地方都快成草地了，啥时候可以安排起来了
	健康开心
	期望能更好地进行育儿分工，尽量不错过孩子成长的每个瞬间
感谢	做女人很不容易，你做得很好，谢谢你！我会全力支持你！托起你和娃儿！
	你辛苦啦
	谢谢你给了我做爸爸的资格；谢谢你给了我一个如此棒的宝宝
	感谢，辛苦

感谢	感谢老婆的付出、对孩子的无微不至的照顾、对我的包容
	感谢、改变、未来、挑战
	老婆辛苦了，合作愉快，发明新菜品，共同努力
	劳苦功高、厥功至伟、感谢
	从宝宝出生到现在，给你打 80 分吧，虽然工作很忙很累，也能尽力照顾宝宝和我，我很开心！
	感恩妈妈为这个家带来如此可爱的小天使，虽然能力不足，但一起努力把宝宝带好
	老婆辛苦了
	对我的照顾；宝宝；家人关系处理
吐槽	不要老是指责，应多鼓励；不要只动嘴，也应动手；不能以孩子名义无节制花钱；不要和家人吵架；控制自己的情绪，不要失控；在孩子面前提高爸爸威信；垃圾（处理）问题；看书问题
	宝宝哭的时候不要焦虑，他只是在锻炼肺活量
	老婆大人：以后孩子讲故事能不能给点自由发挥空间？放心，我有分寸！
	要学会偷懒，不要老抱着，多让儿子放飞自我，让自己轻松点
	对两个宝宝真的不用太关注

第五节　新任妈妈育儿社会支持的理论模型构建

一、祖辈与丈夫：新任妈妈育儿社会支持供给的两大强关系主体

1."育儿与家务全包"：主要提供工具性支持的祖辈

根据文献和访谈的资料，祖辈通常以"帮忙者"的角色进入子女家庭，在孙辈照料和家庭照料上出力(肖索未，2014)。育儿活动可分为四类：儿童生活照料(比如喂食、穿衣、睡眠、洗澡等)、安全看护(留意孩子的人身安全，保

证不遭受意外伤害)、对孩子的教育(一起阅读、学习、安排教育活动等)、陪孩子外出活动(韩中等,2019)。访谈数据显示,祖辈支持新任妈妈育儿的工作以工具性支持功能较为突出,表现为提供时间、体力和精力进行家务劳动和婴儿生活照料、看护等。

> 我觉得很幸运的是,我妈妈一直把我照顾得很好,也把我家宝宝照顾得很好,反正只要妈妈在,我就觉得什么都有依靠了。(Q6-4)

2. 彼此渴望交流:丈夫是新任妈妈育儿情感性支持潜在而理想的提供者

(1)新任妈妈对于新任爸爸育儿工作的评价:增进交流与有所担当

在小组活动中,有一个环节是社工引导在座的妈妈写下对于丈夫参与育儿工作的评价,包含了"吐槽、感谢和期待",研究者收集了这些图片,并将图片上的文字进行汇总整理和摘录。

在"吐槽"篇和"期待"篇的内容汇总中(见表4.19中评价主体是新任母亲的评价内容),可以看到在新任妈妈心目中,新任爸爸平时的育儿工作存在明显的不足,其中出现频次最多的是"多交流""多陪伴""少玩游戏""少看手机",凸显出新任妈妈对新任爸爸的期待是增进交流与有所担当。

(2)新任爸爸对于新任妈妈育儿工作的评价:渴望交流与获得认同

很多家庭是夫妻双方共同参与了小组活动,活动中,社工给予在场的新任爸爸机会,让他们评价新任妈妈的育儿工作做得如何。表4.19中新任爸爸的评价内容很好地呈现了其"心声",提到最多的几个关键词是"沟通""肯定""鼓励",从侧面反映了新任爸爸和新任妈妈一样有着获得情感性支持的需求,即希望得到对方的肯定、鼓励和多一些的情感交流与沟通。

表 4.19 新任妈妈和新任爸爸对彼此育儿工作的评价

评价主体	评价内容
新任妈妈	不要再那么懒,多安慰,建议少玩游戏、多学习,对孩子负责
	认同、肯定,不哄孩子,不要多抱;更多交流;手机,口头禅

评价主体	评 价 内 容
新任爸爸	多给我支持与肯定，树立父亲的威信，更多沟通，共商对策
	互相理解，多沟通，多出去玩

二、社工、医生与同辈群体：母亲育儿社会支持可行而有为的弱关系力量

小组活动中的社工、医生和新任妈妈同辈群体，三方属于与参与活动的新任妈妈关系并不紧密、异质性较强的弱关系成员。以下将简要论述这三类弱关系力量提供的育儿支持功能和传递模式。

1. 社工：育儿社会支持平台的搭建者与社会福利资源的精准传送者

社工服务的本质是社会福利政策的服务转化与传递，本研究依托的服务项目购买方是妇联，所以该社会服务项目具有正式社会支持的属性。项目中的社工有不同的职责分工（包括需求调查、课程设计、宣传推广、物资准备、活动实施与项目评价等），从家长们的反馈中可以看出该社工服务项目实现了育儿支持资源（信息与情感性支持）的精准传送，参与者有非常强烈的获得感与满意感。

> 通过妈妈们的互相分享，我获得了宝贵的经验，感受到了团体支持的温暖。（Q1－9）

2. 医生：新任妈妈科学育儿指导的权威信息支持者

不同于面向人数众多的大课堂授课，本研究依托的服务项目设置的是10—15人的医生小课堂，社工会事先收集好本次小组中新任妈妈的提问，汇总后给予医生反馈，讲课医生会有针对性地给予课上指导。从受访者的反馈文本中可以看出，通过医生与家长们深入和有针对性的课堂互动，授课效果良好，新任妈妈们学习收获体验感极佳。

医生的育儿主题也涵盖了最主要的婴儿相关护理知识，为新任妈妈建立信心解决难题。（Q8-4）

3. 同辈群体：兼具育儿信息与情感支持资源的优秀提供者

同辈群体隶属于弱关系类别的支持来源，在社工带领下，组员之间建立起了信任，并形成良好的小组动力和互助互惠的小组氛围，推动彼此的情感互助与信息分享，有效促进了组员间社会交换的互动过程，最终达到了很好的育儿社会支持效果。

（1）育儿信息支持

社工搭建的小组平台构成了即时连接的弱关系网络，由于小组成员同质性不强，极易提高信息的传递效率。除了医生提供的科学育儿信息，家长们在小组中贡献的育儿经验可以成为宝贵的育儿资源，使得新任妈妈们短时间内在经验分享中实现信息量最大化。

感谢活动及诸位组织者，在"为人母"角色转变中，给我提供了许多经验；在诸多关系处理问题上，给我很多实用的建议。（Q5-5）

（2）情感支持

情感性支持主要体现在四个方面：促进压力释放、获得情感慰藉、产生共鸣与归属感、重塑自信与育儿效能感。

① 促进压力释放

上半场宝妈交流和互动可以缓解宝妈的压力，释放紧张情绪，使宝妈有找到组织的感觉。（Q1-5）

② 获得情感慰藉

通过宝妈之间互动交流，不难发现，我遇到的难题其他宝妈也都遇到

过。大家互相安慰，出谋划策，其实跳出问题本身就会发现，我们只是被自己的情绪左右了。(Q1-10)

③ 产生共鸣与归属感

通过跟大家的各种分享，得到共鸣，原来大家的宝宝都有相似的情况，让我调整了焦虑和担忧的心态。(Q3-4)

④ 重塑自信与育儿效能感

这样的分享让我得到专业的知识和精神支持，让我更有信心带好宝宝。(Q5-2)

三、新任妈妈育儿社会支持理论模型的构建

社会支持是一种非常重要的社会资源，无论是工具性还是情感性社会支持均可对个体健康产生影响，其中中国人的家庭家属关系(父母、配偶、成年子女)是最为关键的支持性资源(赵凤，2018)。结合对母亲育儿社会支持的概念解析、文献梳理与实证数据分析，本研究修正了前面提出的理论模型构想，构建出一个体现新任妈妈育儿社会支持主体、功能和传递模式的理论模型(图4.1)，模型横轴两端代表强关系和弱关系的支持主体，纵轴两端代表情感性和工具性支持功能。

1. 即时与延时交换：不同支持主体的育儿社会支持传递形式

交换是人类社会化过程中最原始、最纯粹的社会互动形式(西美尔，2002)，社会支持是人与人之间的社会交换(Kahn，1979)。由于强关系是建立信任的主要来源，由强关系提供的社会支持传递可以带有"延时性"特征，而弱关系对于信任建立更为迫切，因此交换行为更追求"即时性"。上述新任妈妈育儿社

情感性育儿社会支持
（包含理解、尊重、安慰、关心、认可等）

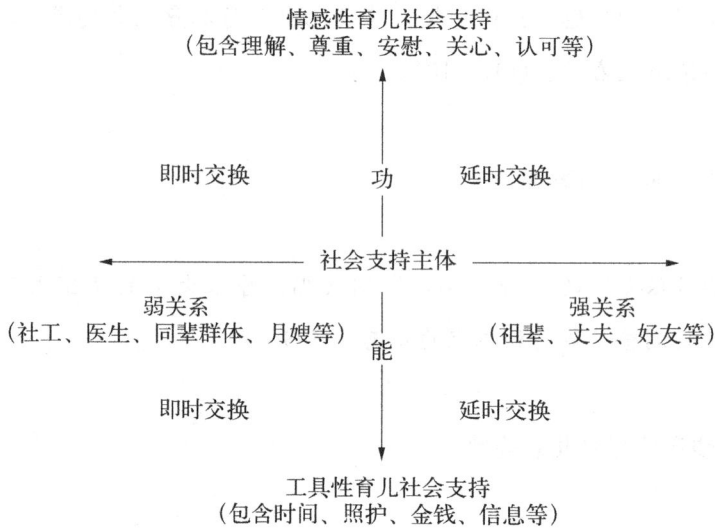

图 4.1　新任妈妈育儿社会支持理论模型的构建

会支持理论模型中的不同象限反映了四种支持主体与支持功能的组合，每种组合会折射出相应的社会支持传递形式，其中右边的一、四象限属于强关系提供的育儿社会支持，均可体现"延时性"的交换特征，而左边的二、三象限属于弱关系提供的支持，均可体现"即时性"的交换特征。例如，月嫂属于典型的弱关系通过"交换"的形式传递工具性育儿社会支持，但研究表明月嫂会进行一定程度的"慈善"劳动以打破工作边界，实现工作关系亲人化转向，形成模糊的兼具即时与延时交换的社会互动关系（梅笑，2020）。

　　据此，本研究提出两种育儿社会支持传递方式：即时交换和延时交换。根据不同支持主体与功能搭配的组合形成四大象限，进而提出四种育儿社会支持传递模式假设：第一象限，强关系延时交换提供的情感性育儿支持，强关系主要体现为关系情感强度高，在情感支持方面会更多地体现交换的延时性，不求即时回报的一种情感支持，如丈夫给予妻子产后强有力的情感支持；第四象限，强关系延时交换提供的工具性育儿支持，如祖辈提供隔代育儿抚养和家务劳动，虽然不求即时的经济回报，但仍希望得到情感认可，换来成年子女未来的养老回报（汪永涛，2020；笑冬，2020），如幼儿抚育时儿媳与婆婆的关系会影响未来的养老秩序（海莉娟，2021）；第二象限，弱关系即时交换提供的情感性育儿社会支持，弱关系成员给予情感交换建立在彼此信任的前提下，据此提供时效性强的情感支持会形成一定热度，如在特定的小组动力下，组内其他成员给予了集中而强烈的情感支持；第三象限，弱关系即时交换提供的工具性育儿社会支持，弱关系成员给予的信息支持及照料支持具有即时性，需要立即反馈一定的回报，如社工组办活动、医生开设讲座、月嫂照料婴儿均是受薪的。

2. 交换以信任为前提：弱关系供给的育儿社会支持是存在、可行和有效的

普遍意义的信任是超越血缘信任，更为理性而持久，从而形成社会交换的前提（笑冬，2020）。新任妈妈育儿社会支持普遍倚重家庭内部人际网络支持，这种支持存在一定的单一性和脆弱性。从上述育儿支持模型看，是可以从寻求弱关系支持源（如社会工作介入）拓展至左边的二、三象限。本研究从某个面向新任妈妈开展的社会服务项目中采集数据，在社会实验情境下观察弱关系育儿社会支持的传递模式。从访谈数据分析中可以看出，弱关系网络中的社工、医生、同辈群体可以为新任妈妈提供短时内的大量有效信息支持，包括育儿相关的健康维护与医疗信息、人际交往信息等，同时也可以很好地搭建情感交流平台，形成一种高效、充分体现集约化社会福利递送的弱关系社会支持供给模式。信任是社会交换的重要条件（西美尔，2002），其发挥作用的机制是在建立社会信任的前提下促使社会交换和社会支持传递的发生，小组氛围与动力在社工的专业引导下推高到一定程度后，可以在短时间内充分建立起组内人际信任，促使并调动小组成员的分享热情与情感投入，在情感性支持中表现得尤其突出。从活动反馈中我们看到，最多的是组员提到的不同程度的情感支持获取。这些工具性支持和情感性支持大部分无法从强关系渠道（一、四象限）获取，该服务项目作为一种社会实验展示了以社工服务实践为契机建立社会信任后弱关系供给的育儿社会支持的存在、可行与有效；同时也具有时效短、难持续的局限，无法代替传统的以家庭网络成员为强关系供给的育儿社会支持，可作为一种重要而有益的补充。

小结

本研究构建的理论模型有助于理解城市新任妈妈育儿社会支持形成的实践逻辑与运行机制,结论如下。

第一,强关系为新任妈妈提供育儿社会支持具有不可替代性和交换延时性。新任妈妈在新生儿诞生后面临诸多照料挑战,丈夫和两边老人是新任妈妈获得工具性和情感性育儿社会支持的重要支持主体。依据本研究理论模型,来自强关系提供的工具性育儿社会支持具有延时交换的传递属性,提示新任妈妈及其家人可以从社会支持传递机制来理解所获得的来自家人的育儿支持的不易,需要从家庭内部重新整理儿童照料的分工与秩序,彼此给予更多的理解与沟通,促进社会支持获取的良性循环。

第二,弱关系为新任妈妈提供育儿社会支持需要一定条件和外部资源注入,且具有即时交换的传递特点。本研究提示,通过专业社工服务建立社会信任后,新任妈妈从弱关系成员(社工、医生、同辈群体)获取的育儿社会支持,无论在功能方面还是时效性方面都表现得非常突出,但同时即时交换的传递属性也属于左边象限的共同特点,与人际信任关系的建立时效短有关。社会工作专业力量的介入对于新任妈妈拓展育儿社会支持具有不可小觑的作用。

第五章　加强新任妈妈育儿社会支持的医院内小组干预

第一节　医院干预活动的设计依据和整体方案

一、明确干预目标并获取干预设计依据

通过文献梳理和招募过程中的问卷调查，本研究的干预目标设定为通过与合作医院的共同课程建设和项目实施，提升新任妈妈育儿社会支持水平。在干预方案确定的过程中，为了确保干预方案的可行性和服务受众的接受度，研究团队从政策、理论、经验、文献、实证依据五个方面进行了干预设计依据的收集和确定，基于下列五类干预设计来源资料的采集与汇总，本课题可以有充分的科学依据，以证据为本地开展接下来的干预方案设计与筹备工作。

1. 政策依据

自 2016 年我国推行全面两孩新生育政策以来，政府陆续推行了多个重要的政策纲领文件，比如《"健康中国 2030"规划纲要》提出："全民健康是建设健康中国的根本目的。立足全人群和全生命周期两个着力点，提供：公平可及、系统连续的健康服务，实现更高水平的全民健康……突出解决好妇女儿童、老年人、残疾人、低收入人群等重点人群的健康问题。"《"健康上海 2030"规划

纲要》中提到"拓展健康教育新渠道，发挥医疗机构、学术团体在健康科普中的重要作用"，"开展多种形式的妇幼健康教育活动，促进妇女儿童健康的全面发展"。《国务院办公厅关于促进 3 岁以下婴幼儿照护服务发展的指导意见》中提到"家庭为主，托育补充"：发展婴幼儿照护服务的重点是为家庭提供科学养育指导，并为确有照护困难的家庭或婴幼儿提供必要的服务。《健康中国行动——儿童青少年心理健康行动方案(2019—2022 年)》的行动目标提出，为促进儿童青少年心理健康和全面素质发展，到 2022 年底基本建成有利于儿童青少年心理健康的社会环境，形成学校、社区、家庭、媒体、医疗卫生机构等联动的心理健康服务模式。上述侧重于妇女、儿童、家庭及国民健康发展的政策文件中都有提到 3 岁以下婴幼儿的照护问题，大力倡导开展促进生育意愿和建成有利于儿童青少年、妇女健康的社会服务。

2. 理论依据

本课题采用育儿社会支持理论，将育儿社会支持的四维度(情感性社会支持、信息性社会支持、物质性社会支持、评价性社会支持)作为指导分析框架、问卷调查工具和活动设计维度。通过文献梳理、新编育儿社会支持量表的信效度测试，本研究将采取新编的 MSSS 量表作为测量干预有效性的评价工具，服务方案也将依据育儿社会支持的四维度来进行设计和执行。

3. 经验依据

课题组合作单位是上海市儿童医院，该医院为回应儿童家长的健康教育需求，曾定期举办每月一次的家长学校医生大讲堂活动。该活动属于公益性质，每次活动由该医院社工部负责邀请相关儿童健康或疾病治疗领域的权威医生开课，面向社会家长开放，报名人数众多，社会效益良好，非常受家长们的欢迎，一直是该医院社工部的品牌公益服务项目。经一段时间发展，社工部负责人发现听医生讲课的家长中有不少是带着焦虑的情绪而来，而且来听课的目的不仅仅是学习医学知识，而且希望通过与医生面对面、与同行家长接触，获取更多信息，缓解自身情绪和育儿中的困惑与烦恼。社工部负责人与本研究的课题负责人(高校教师)在督导该院社工实习生过程中交流讨论到此现象后，提出是否可以拓展更多的婴儿家长社会服务，比如在医生讲课的基础上加上社会工作服务小组的元素，通过升级公益服务内容，更好地满足婴儿家长尤其是新任妈妈们的多元社会心理服务需求。

4. 文献依据

具体参见前面的文献综述部分。通过查阅国内外关于育儿社会支持的研究文献，发现以往研究多属于护理学领域，关注的服务对象局限于产褥期（产后42天内）的初产妇或产妇，而社会科学领域的母职研究多关注 0—3 岁或幼儿期、学龄期儿童的照顾及母职危机、密集母职问题，鲜有社会科学领域研究关注 0—1 岁婴儿母亲（本课题定义为"新任妈妈"）这个重要时间窗口期的初为人母的女性育儿社会支持问题。仅从医学的角度研究女性产后 6—8 周的身心健康是远远不够的。从社会学乃至心理学的学科理解，女性产后第一年面临着诸多恢复身心健康的挑战：新任母亲角色适应、患不同程度伴随激素水平变化的产后抑郁、哺乳期（产后 8 个月—1 年）面临的乳腺炎风险、夜起频繁喂奶导致的睡眠困扰、职场回归的重新适应、家庭人际关系的再调整、其他社会人际交往的限制，等等。世界卫生组织提出的健康内涵包含躯体、心理和社会功能的完好状态。新时代背景下我国城市化进程迅速，大量人口集中于城市社区居住，像上海这样的大都市中的女性生育后以重返职场居多，祖辈成为婴幼儿带养主力军，新生儿家庭面临育儿诸多挑战。全面深入了解女性产后第一年身体和心理健康的综合健康状况，对于女性自身良性发展、儿童健康乃至家庭和谐有着至关重要的意义。故综合了文献查阅和现实情况，本研究认为很有必要开展针对产后第一年女性的母亲育儿社会支持的干预研究，设计干预活动、实施和评估干预方案，建立以证据为本的有效社会服务项目，具有更好的推广价值和政策倡导力。

5. 实证依据

共有两类实证研究证据可以较为有力地说明本课题的干预服务是有价值和符合服务对象期望的。一类实证调查证据参见前述招募参与服务的家长问卷调查，其中体现了不同月龄的家长群体，平均每个婴儿月龄的新任妈妈数量较为均衡，新任妈妈感知获得的情感支持和物质支持得分较高，平均分分别为 4.0 分、3.9 分，而评价支持和信息支持得分偏低。总体育儿社会支持的得分是 3.8 分，按照满分 5 分来计算，虽然属于中等偏上水平，但仍有一定的上升空间（主要存在于评价支持和信息支持的提升），即可干预的空间。这些证据为干预设计提供了有力的实证依据。归纳在线问卷调查，得出几点研究结果如下。

（1）家长平均年龄为 32 岁，中产家庭，受教育程度较高；

（2）宝宝月龄集中于 0—10 个月以内，少部分为 11—12 个月；

（3）大部分是头胎(84.1％)，二胎占比 15.4％；

（4）婴儿的照顾模式为 82.8％需要依靠祖辈的帮助；

（5）多数妈妈(40.3％)表示不确定是否对母亲角色适应良好；

（6）13.0％的妈妈明确自己在宝宝出生之后不适应母亲角色的转变；

（7）24.2％的妈妈表示与配偶的关系在宝宝出生之后变差；

（8）29.9％的妈妈表示婆媳关系在宝宝出生之后变差；

（9）新任妈妈的信息性和评价性社会支持是重点需干预变量。

第二类干预设计的依据是干预活动开始前第一次社工小组的"心愿分享"。研究者采集了所有参与小组的新任家长们的"初心"，即询问报名参加活动的新任妈妈(还有新任爸爸)对服务活动的期待是什么，如果用一句话来总结他们的期待，就是希望成为合格甚至优秀的新任父母，具体内容汇总如表 5.1 所示，可以看出学习育儿知识只是新任妈妈们来医院参加项目活动的众多期待中的一项而已，她们来寻求帮助的方面非常多元，主要集中在新成为一名母亲后的情绪调控、知识学习、人际相处、职业适应，甚至还有回归社会，毕竟多了一个

表 5.1 新任妈妈(爸爸)的多元服务需求

个体层面的服务需求	社会交往层面的服务需求
● 学习/更新育儿知识 ● 避免育儿误区 ● 放松个体身心 ● 缓解育儿焦虑 ● 学会沟通技巧 ● 改善家庭关系	● 交流育儿经验 ● 分享育儿心得 ● 帮助其他家长 ● 交到家长朋友 ● 获取医院资源 ● 重新回归社会

新的而且十分重要的社会角色：母亲。婴幼儿养育不仅仅是学习医学保健知识就可以达成，不单单是母亲一个人就可以完成，这是一项社会系统工程，需要众多支持主体的介入和网络的搭建，传递各类社会支持资源以形成可持续性育儿的社会生态。

二、搭建工作团队并形成整体干预方案

1. 搭建工作团队并明确不同岗位工作职责

在明确了干预目标后，课题组进行了工作任务的细化和分工，初步组建了一支工作队伍开展干预活动，包括干预设计队和干预执行及评估队（参见表 5.2）。本课题组的成员包含高校教师、研究生及上海市儿童医院的专职医务社工，分别在医务与健康社会工作实务研究、社会工作服务经验等方面有各自的经验和优势，课题组成员优势互补、人力充分、结构稳定，合作优势十分明显。

表 5.2　干预工作团队构成与任务分工

	工作人员	干预设计	干预准备	干预支持	干预实施	干预评估
高校团队	高校教师	√	√		√	√
	研究生	√	√		√	√
医院团队	医院社工		√	√		
	儿保科医生		√		√	

在前期的干预设计环节，由高校教师（即课题负责人）带领研究生进行干预课程的设计与具体细节的确定，在干预执行环节，由合作医院社工部进行组织招募、安排讲座医生和提供课程开展的场地及相关活动物资（矿泉水、投影、话筒设备等），干预过程中是高校教师（课题负责人）亲自担任社工服务小组的主带人员，其研究生担任辅带人员。辅带人员的工作职责不是一次性确定的。在不断地重复开设社工服务小组的过程中，根据出现的问题，进行迭代的优化修正，最终确定两名辅带人员，其相应职责如下。

（1）辅带助教人员1名：负责签到、活动辅带、时间提醒、拍照

活动前在签到台负责签到，活动开始后返回教室，活动过程中辅助主持人的工作，包括接待迟到家长（引座、签到、介绍活动进程）、口头或递送纸面言语提示主持人小组中的意外情况或需要注意的事项（如提醒主持人留意走神的家长），分享中的时间管理、收集信息和粘贴彩纸、拍照。活动结束回收装有笔、彩纸和问卷、知情同意书的文件袋，发送照片和典型案例给主带老师。

（2）观察记录员1名：负责现场记录、写新闻稿和观察记录表

具体工作包括在观察记录表上填写小组过程的相关数据和内容，包括参加组员人数、家庭数、准时到达人数、迟到人数、不同的迟到时间记录、小组座位、小组活动过程及评估（指出本次小组优缺点、改进空间）。活动结束回收装有笔、彩纸和问卷、知情同意书的文件袋。发送活动记录表、新闻稿、典型案例给主带老师。活动结束后和课题组成员整理和分析过程评估的问卷数据，一起回顾、复盘和整理本周、本期小组活动的各项优缺点及改进方案。

上述干预工作团队，高校团队负责干预方案的技术研发、项目指导和具体落地执行，而医院团队负责干预孵化、场地支持和招募推广，二者互相补充，相得益彰，体现了实践推动科研、科研反哺实践的良性循环。在这个循环下产生了干预服务，众多参与其中的新任妈妈及其家庭受益良多（后续评估结果部分可展示）。

2. 形成干预活动方案

基于社会支持理论回顾和育儿社会支持相关文献的梳理，本研究提出应从工具性和情感性两大类别的社会支持开展干预活动设计，鉴于以往儿童医院开展的家长学校医生大讲堂偏重工具性社会支持的内容，无法充分满足新任妈妈产后对于情感性社会支持的需求。通过对育儿社会支持四个维度的梳理，结合实际课程开展资源的情况，课题组设计出的课程方案及每节课程对应的育儿社会支持维度如表5.3所示，社会工作小组服务更多侧重于情感性社会支持的供给，包括情感支持、评价支持和信息支持，在社会工作小组服务过程中通过主带的小组动力激发与维系，让人与人之间的情感纽带建立并输送情感支持，组员们会在小组中获取情感慰藉与社会认可，同时因为属于弱关系性质，小组过

程中交流分享的很多育儿内容及家庭情况会成为组员们日常难以接触的信息，故社会工作小组也能提供良好的信息支持；医生讲座更多地侧重于工具性社会支持的功能实现，除了传统的课堂讲授的形式，我们项目中的医生讲座更偏向于小班化教学和研讨形式，事先会收集听众（即组员妈妈们）的听课需求，比如符合本次讲座主题的育儿知识困惑和问题，并由社工汇总提取共同的问题内容给到讲课医生，于是讲课医生会在实际授课中有意识地集中于组员们共同关心的育儿问题进行讲解，体现干预靶点侧重于信息支持，物质支持也会涉及是因为医生讲座会提到一些育儿过程需要注意的物质准备及条件，无形中会促使婴儿家庭在后续的婴儿照护中给予新任妈妈更多的物质支持和条件。

表 5.3　四次小组活动主题及对应的育儿社会支持维度

节次	社工小组主题 （13:00—14:30）	育儿社会支持			
		信息支持	情感支持	物质支持	评价支持
1	我是妈妈，我骄傲	√	√		√
2	与老人合作大挑战	√	√		√
3	妈妈与爸爸的对话	√	√		√
4	重返职场，我做主	√	√		√
节次	医生讲座主题 （14:30—15:30）				
1	早期智力发育	√		√	
2	科学喂养	√		√	
3	预防接种与睡眠	√		√	
4	婴幼儿常见疾病	√		√	

3. 干预项目的逻辑模型

干预工作团队搭建并确定各自工作职责后，开始进行干预方案的框架搭建和逻辑模型搭建。逻辑模型可以清楚明确地展现一个社会服务项目开展过程所需的核心要素(目标、投入、活动)、产出、中间结果以及远端结果。逻辑模型的核心特征是将可塑性中介变量定义为中间结果,改变了中间结果为顺利取得远端结果起到关键作用。逻辑模型的假设和逻辑是"目标明确+投入充分+活动适切=期待的产出和结果",基于此,本课题干预活动的干预逻辑模型如图5.1所示。

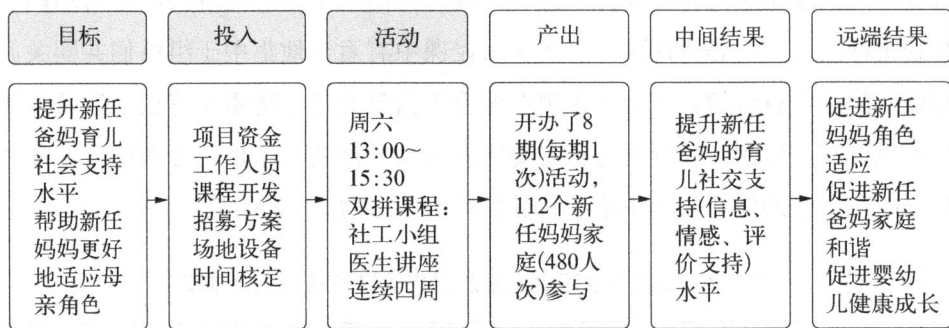

目标	投入	活动	产出	中间结果	远端结果
提升新任爸妈育儿社会支持水平 帮助新任妈妈更好地适应母亲角色	项目资金 工作人员 课程开发 招募方案 场地设备 时间核定	周六 13:00~ 15:30 双拼课程: 社工小组 医生讲座 连续四周	开办了8期(每期1次)活动,112个新任妈妈家庭(480人次)参与	提升新任爸妈的育儿社交支持(信息、情感、评价支持)水平	促进新任妈妈角色适应 促进新任爸妈家庭和谐 促进婴幼儿健康成长

图 5.1　新任妈妈育儿社会支持的干预活动逻辑模型

具体干预思路是结合该医院以前的家长学校品牌优势和条件,在医生讲座的基础上叠加社工小组服务,形成社工小组与医生讲座合并的组合式课程形式。由于专业社会工作服务仍然不为很多民众所熟悉,在刚开始招募参与家长时,曾有家长提出疑问:医生讲座是干货,社工小组是什么?对此,项目团队在招募阶段会说明社工小组的性质,并介绍社工小组的作用是帮助新任妈妈们更好地协调和应对生育后的各项重要人际关系及更好地适应母亲角色,打消家长们的疑虑。

另一个活动设计策略是安排社工小组服务在前半场,而医生讲座(不同于大课堂,而是听众人数较少的"小灶"辅导似的小班教学模式)放在后半场,每次课程总时长为2.5小时,其中社工小组是1.5小时,医生讲座是1小时。通过与家长沟通后,最终确定在周六的下午1点开始,因为大部分妈妈们需要处理好家里的事务和安顿好婴儿的喂奶及看护才能出门。提供医学知识讲座的医生一般是周末在门诊大楼坐诊,等到讲座快开始前10分钟到达活动教室并开始后半场的医生讲座(活动场所为该医院住院部的一间会议室,与医生坐诊的门诊大楼同属一栋楼,医生坐电梯即可直达活动现场,非常方便)。

以往的家长学校活动之所以受欢迎,是因为满足了新生儿家长对于养育孩子的各种问题解答的需求，潜在逻辑是宝宝好了，妈妈才好，通过学习各种婴幼儿常见疾病护理与健康促进的方法与技能，满足婴儿生长发育需求，促进婴儿身心健康、母子依恋关系建立和家庭和谐。而加入社工服务小组的互动元素，是为了满足新任妈妈更多元化的服务需求，比如适应新任妈妈的母亲角色、更好地开展新角色后的各项社会交往、重新融入和回归社会、适应新的家庭成员加入的社会环境等，潜在逻辑是妈妈好，宝宝才好，只有当婴儿的主要照顾者——新任妈妈身心健康、情绪稳定、知识充沛、信心满满时，她才能更好地照顾自己的孩子，建立良好的母子依恋关系，也才能更好地促进家庭和谐。

实证调查获得的证据表明新任妈妈参加本课题的干预活动所内含的潜在服务需求是获取权威育儿知识、更新育儿理念、丰富人际交流、渴望回归社会，所以很难用单一的活动形式来满足，据此，本课题采用双拼课程进行干预。

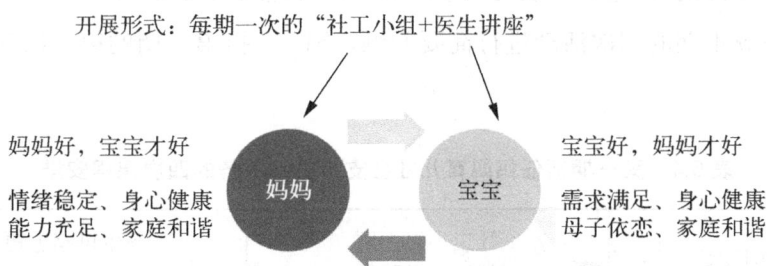

开展形式：每期一次的"社工小组+医生讲座"

妈妈好，宝宝才好

情绪稳定、身心健康
能力充足、家庭和谐

妈妈

宝宝

宝宝好，妈妈才好

需求满足、身心健康
母子依恋、家庭和谐

图 5.2　新任妈妈母亲角色适应的干预方案设计理念

第二节　在重复中进化：小组干预实施的迭代修正与改进完善

一、第一期干预实施过程及反思（2017 年 7 月 1—22 日，11 个家庭）

医院社工部通过儿童医院官方微信公众号推送活动招募通知，第一期公众号招募帖子前后共推送了两次，因为第一次浏览量不高（226 人次），故选择另外一个合适的时间（比如潜在服务对象较为有空的 20∶00—22∶00）进行第二次推送，第二次浏览量较高(5 410人次)，总共5 636人次浏览。后台显示有71名家长留下联系号码。随后学生助教使用儿童医院的座机电话回访了这71名报名家长，我们根据电话回访的标准化问答模板向报名家长介绍了活动性质、时间地点及课程安排，最终确认加入活动的有23名妈妈，学生助教征询她们同意添加微信后将其拉入活动微信群，以保持后续活动信息的通知发放和沟通联络。

在微信群里，研究者发布了具体活动安排表并阐明了活动须知(如活动性质、课程时间、地点和相关内容、交通安排等)，让报名入群的家长充分知晓信息。第一期第一次小组活动是在2017年7月1日(周六)14:00举行，是干预项目的首场活动，不能确定最终有多少家长能到现场。担任研究者同时也是干预实施者的笔者对第一次小组干预活动记忆尤为深刻，实际到达现场的有微信群里的11名新任妈妈，可以算作实际到场11个家庭(有些是夫妻双方来到现场参与小组活动)，这是开展社工小组活动较为理想的人数。

以下就本期的四次活动进行简要回顾，S1-1指第一期的第一次活动，以此类推。

表5.4　第一期新任妈妈育儿社会支持小组服务的四次课程安排

2017年	社工小组主题 (14:00—15:00)	医生讲座主题 (15:00—16:00)
7月1日	我是妈妈，我骄傲	科学喂养
7月8日	与老人合作大挑战	婴幼儿常见疾病
7月15日	妈妈与爸爸的对话	预防接种与睡眠
7月22日	舞动体验，放松身心	早期智力发育

S1-1　**主题：我是妈妈，我骄傲。** 小组活动分为以下几个部分：项目及团队成员介绍；母亲角色适应小知识；社工带领妈妈们围绕母亲角色适应三维度进行澄清、思考、写作与口述分享；儿童保健科医生育儿知识讲座。活动过程记录如下：

2017年7月1日14:00，"妈咪宝贝帮"项目第一期第一次小组活动在上海市儿童医院住院部502会议室正式开始！本次活动作为"妈咪宝贝帮"项目的首场活动，得到了儿童医院社工部的大力支持，经过前期的线上活动宣传和介绍，本次活动中共有13名婴幼儿家长参与其中，共同致力于孩子的科学养育、健康成长。值得一提的是，本次活动不仅得到了温柔细致的妈妈们的积极响应，还有一位认真的爸爸前来学习，并且有两对夫妻加入。

炎热的天气并没有影响大家参与活动的热情，很多家长早早就来到等候区等候活动开始，这也让社工感到要把接下来的活动设置得更好，让各位爸爸妈妈在婴幼儿养育角色方面获得成长和收获。

活动一开始，由儿童医院社工部主任钮俊对整个项目的缘起，及项目初衷和目的进行介绍，宣布项目服务开始正式运转。接下来由本次小组的设计者和带领组长（华东师范大学社会工作系教师）何姗姗对小组服务的具体内容进行介绍，让在座的各位爸爸妈妈知晓活动的具体环节，及整体服务内容设置。

紧接着，本次小组活动正式开始，由社工描述前期调研结果，让大家了解新任妈妈养育孩子的现状及面临的困难。之后，社工引导组员一起订立本次小组活动契约，尊重、接纳、非评判、保密等原则被每位家长所接受和认可，安全信任的小组氛围开始逐渐形成，组员的小组融入度提升，"我的小组"意识出现，这对接下来的活动开展起到了重要的促进作用。

社工带领组员通过树叶贴纸、期望墙等活动形式，探索妈妈或爸爸的角色内涵，邀请在座组员分享自己对妈妈或爸爸这个养育者角色的认识和期望，以及在扮演父母角色的过程中所面临的情感、效能等方面的情况，大家彼此分享，彼此支持，在不断获得新的角色认知的同时，充分感受来自组内其他成员的鼓励和支持。

活动最后，社工对本次小组活动进行服务总结和后期服务内容介绍。社工充分肯定本次活动中组员的努力和付出，鼓励大家在接下来的活动中主动地去表达自己的感受和看法，给每位组员充分的机会去展现自己，感受来自家庭之外的同辈的支持和鼓励，以更好地扮演爸爸和妈妈的角色，助力母婴健康成长。

S1-2　**主题：与老人合作大挑战**。小组活动分为以下几个部分：热身游戏；上期活动回顾；分享亲子合影；扔糖果游戏和智慧加油站；社工带领妈妈们围绕如何与老人合作育儿进行思维引导，引发各自思考并写作记录下来，口述分享；儿童保健科医生育儿知识讲座。活动过程记录如下：

7月8日14:00，"妈咪宝贝帮"项目第一期第二次小组活动如期在上海市儿童医院住院部502会议室举行。家长们顶着36度的高温来到了活动现场，在签到、领取活动材料后，有序地进入会议室准备开始第二次的小组活动。在本次小组活动中，参加了上周第一次活动的家长全部到齐，除了妈妈们外，还有一对夫妻档加入，两位宝爸接力宝妈参与其中。本次小组的主题是"与老人合作大挑战"，小组活动的设计和主带工作由华东师范大学社会工作系教师何姗姗完成，辅带工作由儿童医院社工李艳红，华东师范大学社会工作系研究生陈珍、刘浪、方琪完成。

活动开始之际，带领社工通过热身游戏的方式，讲述乌龟与乌鸦的故事，邀请在场的所有组员参与其中，也包括两名工作人员，通过组员之间的互动，活跃了整个小组的氛围，起到小组破冰的良好效果。

紧接着，社工带领组员一同回顾了上一次的小组活动内容，其中提到了心愿卡、小组契约以及家庭作业（分享一张妈妈与宝宝的亲子合影）完成的概况。在本环节中，社工重点向组员介绍了上次家庭作业的情况，并结合自己的实例进行适当的自我坦露，适时引导组员进行分享并给予回应。随后，社工引出本次小组活动的主题：新任妈妈重要的社会支持之一——老人。通过游戏和分享互动的形式带领组员对如何与老人合作共同育儿展开讨论。

在扔糖果游戏环节，组员首先以文字或图画的形式表达出在现实生活中与老人合作存在的诸多挑战，并依次进行了逐个的分享。游戏规则是在某个组员分享的过程中，其他组员若经历过同样的挑战，则送出一颗糖果给对方。小组活动气氛热烈，组员之间有着诸多共鸣，能够进行良好的互动。部分组员在分享自己与老人合作过程中的挑战的同时提出了很多实用的建议，组员踊跃分享、相互回应，彼此以送糖果的形式给予支持，活动期间充满了欢声笑语、温馨感人的画面。互赠糖果的形式增强了组员彼此之间的支持。小组动力慢慢显现，组员之间的支持、互助相较于第一次小组活动时的表现更为明显。每个组员发言过后，社工能够适时地总结与回应，引导小组的气氛朝正向发展。

小组活动的第二阶段是儿童保健科的医生讲座。医生正式开始讲座之际，回应了上一阶段社工小组活动的主题，结合临床案例给在场的组员分析了老人带孩子的利弊，强调了父母在孩子3岁前给予充分照顾和陪伴的重要性。在接下来的时间里向组员介绍了婴幼儿常见疾病与预防的相关内容，组员认真聆听，并在讲座结束后就自己感到疑惑的问题进行了咨询。

最后，社工对本次活动进行了总结，并对下期的活动进行了预告。社工充分尊重组员表达需求，充当引导者的角色，鼓励组员相互分享、彼此支持，帮助每一位宝妈增强自我效能感，朝一名合格的宝妈迈进。

S1-3　主题：妈妈与爸爸的对话。小组活动分为以下几个部分：上期活动回顾；分享父子合影；案例分析和分享；社工带领新手爸爸进行父职经验分享，引发各自思考并写作记录下来，口述分享；儿童保健科医生育儿知识讲座。活动过程记录如下：

7月15日14:00，"妈咪宝贝帮"项目第一期第三次小组活动如期在上海市儿童医院住院部502会议室举行。虽然赤日炎炎，但是很多家长都按时来到了活动现场，在签到、领取活动材料后，有序地进入会议室准备开始第三次的小组活动。在本次小组活动中，有一位宝妈因家里有事临时缺席，其余10个家庭全部到齐，除了妈妈们外，一位宝爸连续三次接力宝妈参与其中，两对夫妻档加入。

本次活动的主题是"妈妈与爸爸的对话"，小组活动的设计和主带工作由华东师范大学社会工作系教师何姗姗、吴同完成，辅带工作由儿童医院社工李艳红，华东师范大学社会工作系研究生陈珍、刘浪、方琪完成。

活动开始之际，何姗姗老师带领组员回顾了上次小组活动的相关内容，其中提到如何和老人合作、应对挑战以及家庭作业完成情况。在本环节中，社工重点向组员介绍了上次家庭作业的情况，并邀请组员就爸爸和宝宝的合影依次进行了分享，其间充满了欢声笑语，小组气氛十分温馨。

接下来，吴同老师通过案例的分析与分享，从多个角度分析女性产后生理、心理方面发生的一系列变化，认为家人的内在支持更加重要，呼吁外界给予新手妈妈更多理解与支持，尤其是丈夫。组员在聆听的过程中，积极回应社工抛出来的问题，其中有组员提到了宝宝的爸爸不太负责任、夫妻之间沟通不畅等问题，引起了其他组员的共鸣。

在父职经验分享环节，在场的每一位组员在黄、红两色的卡纸上写上了爸爸在育儿过程中做得好的与做得不足的地方，组员的参与度达到了高峰。社工老师吴同以自我为例，适当地自我坦露，进行个人分享，并邀请组员进行主题分享。组员分享过程中的诸多共鸣，使得组员之间能够进行良好的互动。通过相互倾诉，组员增强了彼此之间的联结。每个组员发言过后，社工能够适时地总结与回应，引导小组的气氛向正向发展。社工在此环节中更多的是充当引导者的角色，鼓励组员相互分享，彼此支持。

在父职经验分享后，社工简单地向大家介绍了家庭结构理论，增进了大家对自我家庭的察觉和感知。家庭是一个系统，其中有很多的子系统，例如夫妻子系统、亲子子系统等，各个系统之间应该有清晰的界限，社工除简单介绍了一些基本概念之外，还介绍了非常态家庭的几种模式。组员在这个过程中认真听讲并进行思考。

除了社工小组之外，课程还安排了医生讲座。在接下来的时间里，儿童保健科专家陈菲医生向组员介绍了睡眠问题与预防接种的相关内容，组员认真聆听，并在讲座结束后就自己疑惑的问题向医生进行了咨询。

最后，社工对本次活动进行了总结，并对下期的活动进行了预告。社工充分尊重组员表达需求，充当引导者的角色，为组员提供一个相互学习、彼此支持的平台，使组员感受来自家庭之外的同辈之间的支持与鼓励，以更好地扮演新任爸爸妈妈的角色，助力母婴健康成长。

S1-4　**主题：舞动体验，放松身心**。小组活动分为以下几个部分：回顾前三次小组活动内容；舞动治疗师带领组员们进行肢体舞动；儿童保健科医生育儿知识讲座。活动过程记录如下：

7月22日14：00，"妈咪宝贝帮"项目第一期第四次小组活动如期在上海市儿童医院住院部502会议室举行。40度的高温也挡不住宝爸宝妈们的热情，很多家长都按时来到了活动现场，在签到后，有序地进入会议室准备开始第四次的小组活动。在本次小组活动中，有两位宝妈因家里有事临时缺席，其他的9位家长全部到齐。除了妈妈们外，一位宝爸接力宝妈参与其中，另一位宝爸代替宝妈全程参与活动，两对夫妻档倾情加入。

本次活动的主题是"舞动体验，放松身心"，小组活动的设计和主带工作由华东师范大学社会工作系教师何姗姗和舞动治疗师谢尹安完成，辅带工作由儿童医院社工李艳红，华东师范大学社会工作系研究生陈珍、刘浪、方琪完成。

活动开始之际，社工老师何姗姗带领组员回顾了前三次"新任妈妈角色适应系列专题活动"的相关内容，再次强调项目目标是促进沟通、提供社会支持以及挖掘潜力。其中也提到了在第一次小组活动中组员们对小组活动的期待包括学习、放松、分享以及交友。接着依次向组员回顾了第一次小组活动的主题——我是妈妈，我骄傲，帮助妈妈们内化母亲角色；第二次小组活动的主题——与老人合作大挑战，增进妈妈与老人合作育儿的理解与包容；第三次小组活动的主题——妈妈与爸爸的对话，加强妈妈与爸爸在育儿过程中的沟通与互动。最后，何老师介绍了本次活动的主题"舞动体验，放松身心"，组员认真聆听社工对前三次小组活动的回顾并引起了共鸣，对接下来的活动充满了期待。

在接下来的"舞动体验，放松身心"环节，组员积极参与，全身心投入，在舞动治疗师谢尹安的带领下，尝试各种呼吸疗法（体察自己的腹部、胸部、颈部呼吸节奏），在一呼一吸转化之间感受身体的变化，组员们在此过程中得到了极大的放松。通过身心调节，组员们增强了自我察觉，摒弃了杂念，收获了更多的宁静与平和，学会了如何"我（意识）和我（身体）在一起"。社工老师在整个过程中一直陪伴着组员，进行全程参与和示范，在结束之际，进行适时的总结与回应，点出了"妈妈们平时辛苦了，但也需要多多关爱自己"的主题，鼓励组员在照顾家人与孩子的同时，要多多爱护自己，从而引起了在场妈妈们的共鸣，并将小组的气氛推向正向发展。最后，社工对本次活动进行了总结并与全体组员合影留念。

除了社工小组活动之外，课程还安排了医生专题讲座。上海市儿童医院儿童保健科医生向组员介绍了早期教育与智力开发的相关内容，组员认真聆听，并在讲座结束后就自己疑惑的问题进行了咨询。

最后，社工对本期四次小组活动进行了总结，社工充分尊重组员的表达需求，充当支持者和陪伴者的角色，为组员提供相互学习、彼此支持的平台。社工在肯定宝妈们为家庭、孩子辛勤付出的同时，鼓励组员平时要多关心自己，更好地扮演新任爸爸妈妈的角色，促进宝宝健康快乐成长。

四次小组活动结束后，组员纷纷表示希望以后能继续参加类似的活动，可以针对不同年龄阶段的宝妈开展相应的社工小组活动与医生讲座；有组员表示自己参与其中，收获很多，回家尝试与丈夫沟通后，丈夫表示要亲自给宝宝买礼物，并且在活动之余向其他组员咨询哪些礼物安全又合适；也有组员表示自己认识了很多新朋友，平常可以通过微信上互相鼓励与支持，这种感觉很好……组员有所察觉，有所收获，这也是我们最想看到的一幕！

第一期四次活动全部结束后，研究者即小组的主带社工对整个活动进行复盘，及时通过笔录记下活动感想，反思整个活动过程，得出以下几个突出的问题并提出相应改进措施。

出 现 的 问 题	改 进 措 施
1. 迟到现象比较严重，全部成员到齐需要晚半小时左右。 2. 出现爸爸代替妈妈或者夫妻双方一起来参加活动的现象，新任爸爸的加入需要增加适合其参与的话题和任务。 3. 原定1小时的社工小组活动时间完全不够用。 4. 舞动活动环节效果虽好，但家长们更希望延续原来的故事分享与讨论环节，希望在活动中达到学习、交流、分享、改善家庭关系的目的。	1. 每次开场前播放视频或图片分享以等待迟到家长。 2. 增加适合新任爸爸的讨论内容，比如让其写下新任爸爸角色适应的感想并进行口述分享。 3. 延长上半场小组时间到1.5小时。 4. 第四次活动主题更改为探讨新任妈妈重返职场与未来生活计划。

二、第二期干预实施过程及反思(2017年9月23日—10月28日,16个家庭)

第二期公众号招募帖子前后共推送了两次,因为第一次浏览量中等(1 393人次),故选择另外一个时间进行第二次推送,第二次浏览量较高(5 459人次),总共6 852人次浏览。后台显示有50名家长留下联系手机号码。随后学生助教使用儿童医院的座机电话回访了这50名报名家长,我们根据电话回访的标准化问答模板向报名家长介绍了活动性质、时间地点及课程安排,最终确认加入活动的有26名妈妈,学生助教征询她们同意添加微信后将其拉入活动微信群,以保持后续活动信息的通知发放和沟通联络,最终有16个报名的妈妈(可以算作16个家庭)实际到场参加活动。

以下就本期的四次活动进行简要回顾,S2-1指第二期的第一次活动,以此类推。

表5.5 第二期新任妈妈育儿社会支持小组服务的四次课程安排

2017年	社工小组主题 (13:00—14:30)	医生讲座主题 (14:30—15:30)
9月23日	我是妈妈,我骄傲	预防接种与睡眠
10月14日	与老人合作大挑战	早期智力发育
10月21日	妈妈与爸爸的对话	科学喂养
10月28日	妈妈的工作畅想	婴幼儿常见疾病

S2-1 **主题:我是妈妈,我骄傲**。小组活动分为以下几个部分:项目及团队成员介绍;母亲角色适应小知识;社工带领妈妈们围绕母亲角色适应三维度进行澄清、思考、写作与口述分享;儿童保健科医生育儿知识讲座。活动过程记录如下:

2017年9月23日13:00,"妈咪宝贝帮"项目第二期第一次小组活动如期在上海市儿童医院住院部502会议室举行。本次活动共有16个家庭

20位宝爸宝妈积极参与，其中共有4对夫妻档加入。虽然细雨绵绵，有碍出行，但是很多家长都按时来到了活动现场，在签到、领取活动材料后，有序地进入教室。

本次活动的主题是"我是妈妈，我骄傲"，小组活动的设计和主带工作由华东师范大学社会工作系教师何姗姗完成，辅带工作由儿童医院社工李艳红，华东师范大学社会工作系研究生陈珍、刘浪、方琪、汪庭娟，本科生冯源溪完成。

活动开始之际，上海市儿童医院社工部主任钮俊老师首先对到场的组员表示衷心的感谢与欢迎，并对活动成功举办予以诚挚的祝福，期望在场的新手爸妈通过本次的活动有所收获，向合格的新手爸妈迈进。与此同时，社工老师何姗姗向组员介绍目前项目运行以及团队的相关情况，使在场的新手爸妈对本次的小组活动有更全面的了解。

接着，活动以"新任妈妈角色适应"的主题小讲座形式正式开始。在此过程中，组员认真聆听并予以记录。在自我介绍环节，组员纷纷表达了对本次小组活动的期待，多次提到了希望能学到科学的喂养知识、积累更多的育儿经验、得到专业老师与医生的指导以及结交更多志趣相投的朋友等期待。社工老师认真聆听并及时予以正面的回应与支持，同时与组员一起共同澄清小组目标。通过此环节，组员对项目活动以及小组成员有了更进一步的认识。紧接着，社工老师引导组员制定小组规则，增强小组的归属感与责任感，以此为组员提供一个相对安全的环境。

在"新任妈妈角色适应"的分享环节，在场的每一位组员在黄、粉、红三种颜色的卡纸上写上了自己在育儿过程中母亲角色适应的状态，组员的参与度达到了高峰。社工老师邀请具有代表性的组员展开了主题分享，组员在分享的过程中有诸多共鸣，不同组员之间能够进行良好的互动。社工在此环节中更多的是充当引导者的角色，鼓励组员自我分享，彼此支持。

除了社工小组之外，课程还安排了医生讲座。在接下来的时间里，儿童保健科专家陈菲医生向组员介绍了儿童睡眠的相关内容。组员认真聆听，并在讲座结束后就自己疑惑的问题进行了咨询。

最后，社工对本次活动进行了总结，并对下期的活动进行了预告。社工充分尊重组员表达需求，充当引导者的角色，为组员提供一个相互学习、彼此支持的平台，感受家庭之外同辈之间的支持与鼓励，以更好地扮演新手妈妈的角色，助力母婴健康成长。

S2-2 **主题：与老人合作大挑战。** 小组活动分为以下几个部分：热身游戏；上期活动回顾；分享亲子合影；扔糖果游戏和智慧加油站（由于本次组员人数较多，我们第一次尝试了在两个教室分别开展两个平行小组的活动）；社工带领妈妈们围绕如何与老人合作育儿进行思维引导，引发各自思考并写作记录下来，口述分享；儿童保健科医生的育儿知识讲座。活动过程记录如下：

10月14日13:00，"妈咪宝贝帮"项目第二期第二次小组活动在上海市儿童医院住院部502室如期举行。在门口签到之后，家长们有序进入会议室坐好，拿起自己座位上的活动材料边看边等待活动的开展。参加此次活动的共有16个家庭（18名家长），其中有一个爸爸代替妈妈来参与了此次活动，还有2对夫妻档加入其中。本次小组的主题是"与老人合作大挑战"，首次采取了平行社工小组的方式进行，华东师范大学社会工作系教师何姗姗博士和儿童医院社工李艳红各带一组组员，在华东师范大学7位社会工作系本科生和研究生的共同参与下，顺利完成了此次活动。

活动开始之初，主导社工通过开展热身游戏"乌鸦和乌龟的故事"，让到场的每一个新手爸妈都参与其中，充分互动，使他们的身心得到了放松，营造了一个轻松愉悦的开场氛围。

热身游戏之后，何姗姗老师通过总结家长在上次活动中给出的反馈，对家长们来参与此次活动的目的和心愿进行了澄清，家长们普遍希望在活动中能够达到学习、交流、分享、改善家庭关系的目的。紧接着，社工就小组契约再次进行了强调，并带领家长们对母亲角色认知、角色情感、角色效能进行了回顾。同时还请提供了亲子照片的妈妈们进行照片的讲述分享。在此环节中，每位妈妈都带着爱和喜悦和大家分享照片背后的故事，同时，妈妈们也普遍提到自己平时忽视了与孩子进行合照，翻找照片的时候才发现与孩子的合照很少这个问题。何姗姗老师最后进行了小结并引出了此次主题：妈妈为孩子的成长付出了很多，但老人是同样重要的孩子照顾者，新任妈妈如何和老人共同合作也是一个重要的话题。由此展开了"与老人合作大挑战"的讨论。

在接下来的环节中，为更好地达到活动目的，分为两个小组（每组7—10人）进行活动。何姗姗老师带领一组，儿童医院社工李艳红带领一组。活动在两个相邻的活动室同时进行，采用同样的活动主导设计流程，以确保活动过程的标准化和效果的最大化。

为更好地了解妈妈们在生活中与老人合作时遇到的挑战，此次活动设计了"扔糖果"环节，即由每位妈妈或者爸爸在纸片上写出在与老人合作带孩子过程中遇到的挑战，并进行分享，如果其他的家庭也有类似的情况，就要把自己手中的糖果送给对方一颗。在该环节中，组员参与互动程度极高，不断在分享中找到共鸣，穿衣习惯、卫生习惯、喂养矛盾、习惯培养、孩子对比等多方面育儿观念的不同，成为参与组员普遍认同的与老人合作带孩子过程中遇到的挑战。此外，还有组员表示，因与老人价值观不同而导致的沟通困难问题也着实让他们感到无奈。但新任爸爸妈妈也同样认识到，老人是没有义务帮自己带孩子的，因此遇到矛盾应该采取良好的沟通方式，互相理解，扮演好自己的多重角色。此环节，在主导社工的引领下，组员首先依次分享，共同探讨，并且从自己的生活经验中不断给对方提出建议，共同努力扮演好宝妈宝爸的角色；其次，在分享中，社工也使组员认识到，爸爸是处理好老人与新任妈妈之间关系的核心人物，是两者协调沟通的桥梁，由此引出下周第三次活动的主题，即妈妈与爸爸的对话。

伴随着欢声笑语，此次小组活动进入了尾声，社工主持人对此次小组活动作了总结，为组员布置了此次活动后的家庭作业，并对下次活动主题作了预告，组员也认真地填写了对此次小组活动的满意度自评表。

最后，此次活动请到了儿童医院保健科专家进行了育儿知识讲座，专家就一岁之内婴儿早期智力培养进行了讲解，组员不断与专家互动，提出自己的疑问，学习科学的育儿知识。

S2-3 **主题：妈妈与爸爸的对话。**小组活动分为以下几个部分：上期活动回顾；分享父子合影；案例分析和分享；社工带领新手爸爸进行父职经验分享，引发各自思考并写作记录下来，口述分享；儿童保健科医生育儿知识讲座。活动过程记录如下：

10月21日13:00，"妈咪宝贝帮"项目第二期第三次小组活动在上海市儿童医院住院部502室如期举行。在现场签到、领取材料后，各家长有序进入活动室等待活动的开展。共有13个家庭16个家长参与了此次活动，其中有3对以夫妻档的形式加入其中，还有一个爸爸代替妈妈参与了此次活动。

本次活动的主题是"妈妈与爸爸的对话"，小组活动的设计和主带工作由华东师范大学社会工作系教师何姗姗、吴同完成，辅带工作由儿童医院社工李艳红，华东师范大学社会工作系研究生汪庭娟、许蒙蒙，本科生冯源溪、梁洁共同完成。

活动正式开始前，何姗姗老师带领到场的组员对上次活动进行了简单的总结和回顾，提到了在与老人合作过程中宝爸宝妈可能会遇到的各种挑战，并提出在与老人合作科学育儿的过程中，要学会包容、尊重和理解。

接下来的环节由吴同老师主持，吴同老师提到与老人相处是一个冲突和碰撞的过程，但是在这个过程中，如果对家庭关系进行切割，是很不利于家庭和睦的，由此引出夫妻关系的重要性。然后请到场的各位爸爸妈妈对他们提交的家庭作业，即爸爸与宝宝的一张合影照片进行分享。从家长的分享中得知，每一张照片都有一段美好的回忆，如爸爸第一次用背带带娃、爸爸第一次推车带孩子一起散步、爸爸第一次给孩子喂奶等。在这个过程中，何老师与吴老师也积极与分享者互动，气氛极其融洽。

亲子照片分享结束，吴同老师作为二胎爸爸，就自己的个人经历进行了分享。吴同老师提到"女人生来会当妈，男人未必会当爸"，在他初为人父的时候，因为孩子多是老人和月嫂在带，自己与孩子相处的时间极少，所以并不知道怎么做一名父亲，在孩子0—1岁时自己都处于迷茫期，但随着孩子逐渐长大，自己与孩子的互动逐渐增多，所以在孩子2—3岁时自己已经进入适应期了，父职的承担也越来越好。吴同老师最后提到，妈妈应该多给予爸爸与孩子相处的时间和空间，多给予一些实践锻炼的机会，充分给予爸爸信任。

吴同老师个人分享结束后，进行了"妈妈与爸爸的对话"环节，让各位组员写出一直想对配偶说却没有说出的话，然后进行分享。在此环节中，有3对夫妻分别进行了较为深入的个人分享。妈妈们普遍希望爸爸们多学习育儿知识、注重孩子早教问题，并且能多关心妈妈们的感受，也有妈妈希望孩子爸爸少把手机带到孩子面前，并且自己晚上早点睡觉，注意身体；爸爸们则希望妈妈们能够容忍自己犯错误，多给自己实习锻炼的机会，并且对妈妈们在家庭中的付出表达感谢，也提到以后会尽可能多关注妻子的感受。通过对话，爸爸和妈妈们也意识到了自己平时做得不够好的地方，并决定以后改正。

除了此次的小组活动，我们还邀请到了儿童医院保健科的专家进行了有关婴幼儿科学喂养的专题讲座。此次讲座主要分为两个方面，即0—6月龄喂养特点和6—8月龄喂养特点，专家结合婴幼儿成长发育特点，就不同月龄宝宝的科学喂养知识与大家进行了分享，其中包括何时为宝宝添加辅食以及添加多少、什么样的辅食有利于宝宝吸收、什么样的食物容易导致宝宝过敏等，组员认真聆听专家的讲解，并就自己不懂的地方向专家咨询，整个过程中组员的参与度极高。

最后，何姗姗老师对本次活动进行了总结，并对下期的活动进行了预告，本次没有机会分享的爸爸妈妈将在下次活动中进行分享。在整个活动过程中，社工充当引导者的角色，让组员充分表达自己的想法，保证了活动的顺利进行。

S2-4 **主题：妈妈的工作畅想。**小组活动分为以下几个部分：分享亲子合影；回顾前三次小组活动内容；在社工引导下对"妈妈的工作畅想"进行思考、写作和口述分享；针对最后一次小组活动留下祝福与活动感言；儿童保健科医生育儿知识讲座。活动过程记录如下：

10 月 28 日，上海蓝天白云，晴空万里，伴着这样美好的天气，"妈咪宝贝帮"项目第二期第四次小组活动在上海市儿童医院住院部 502 会议室如期举行，这是本期项目最后一次活动。13：00，小组成员们陆续来到活动现场，在签到、领取活动材料后，有序地进入会议室准备开始社工小组活动。在本次活动中，共有 16 位新手爸妈们参加，其中有 3 位爸爸和 2 对夫妻档(1 位爸爸代替妈妈参加)。本次小组活动的主题是妈妈的工作畅想。小组活动的设计和主带工作由华东师范大学社会工作系教师何姗姗完成，辅带工作由儿童医院社工李艳红、华东师范大学社会工作系两位研究生和四位本科生完成。

活动开始时，何姗姗老师首先向组员介绍本次活动流程，并着重强调了时间问题。之后社工邀请组员对上次活动的家庭作业，即亲子合影背后的故事进行分享，组员都积极参与，面带笑容、充满喜悦地分享全家福背后的故事。其中一位妈妈着重分享了自己的宝宝不爱穿袜子的事情，社工指出这其实也是宝宝探索世界的一种方式。经过之前的三次活动，组员彼此之间都比较熟悉，小组气氛能够很快轻松活跃起来。由于是本期的最后一次活动，社工也带领组员对前三次的活动进行了整体、系统的回顾，包括第一次活动中的心愿卡、母亲角色认知，第二次活动与老人的合作以及第三次活动爸爸与妈妈的对话等，目的是强化和巩固小组活动的效果，帮助组员总结自己的成长和收获。

紧接着，社工邀请在上次活动中由于时间问题而没有机会进行分享的组员进行分享，说出自己想对另一半说的话。在此阶段，每位妈妈都积极参与，向爸爸们提出了自己的满意之处和期待改进之处。其中满意之处大多为爸爸们都在慢慢进步，慢慢学习。期待改进之处则为希望爸爸们能够主动一些、勤快一点，不再那么懒惰；能够少玩手机，多学习育儿知识，为孩子做一个好榜样；能够有更多的时间陪伴宝宝等。同样地，组员中的两位爸爸也对此作出了回应，表示希望妈妈们能够对爸爸们多一些鼓励，能够帮助爸爸们创造一些和宝宝相处的机会等。其余组员积极聆听，有共鸣之处也都积极交流，互相提出建议，小组氛围轻松愉快，尤其是其中一位妈妈对"新娘"一词的独特理解更是引得小组内欢声笑语一片。

之后就进入了本次小组活动的主题——妈妈的工作畅想。在此环节中，社工邀请妈妈们（或丈夫对妻子）将自己对职业、事业、工作的一些想法写在彩纸上，并进行分享讨论。有的妈妈表示想要继续工作，但在思考是否要学习一种新的知识或技能、换一份工作或者成为一名自由职业者，因为想要更好地平衡工作和家庭，想要有更多的时间陪伴宝宝，但是又会担心换了工作之后的家庭经济问题。也有妈妈表示自己会选择做个全职妈妈，因为想好好地陪伴孩子，不想错过宝宝的成长，等到宝宝大一点再选择继续工作。总体来说，大部分妈妈对于工作这个问题都很纠结，并表示希望能有设施健全的幼托机构帮助解决这些问题。基本上每位组员都能表达自己的真实想法，并积极互动交流，中间讨论话题有偏离主题的倾向，社工及时将话题引导了回来。

在轻松愉快的分享中，小组活动进入了尾声。由于是最后一次活动，社工邀请组员在彩色卡片上写下对这期活动、对自己的家庭、对小组成员的祝福话语以及感言和建议等。每位组员都认真地写下了祝福感言，填写了此次小组活动的满意度自评表，表达了对小组工作人员的感谢和不舍，并表示希望接下来社工能够组织针对1—3周岁宝宝的小组活动，可以为他们提供再次参加的机会。

随后，本次小组活动进入了第二个阶段，即儿童保健科的专家讲座，本次讲座的主要内容是婴幼儿常见疾病的防护措施以及婴幼儿成长过程中的营养补充问题。医生在讲座中多次强调了防晒、防螨虫等防护措施的重要性，并对宝宝每天需要补充的钙、维生素等营养物质的量作了详细的介绍。每位组员都仔细聆听，认真记录，并针对自家宝宝的情况向医生进行详细的咨询。

15:40，本次小组活动结束，这也代表着第二期"妈咪宝贝帮"项目小组活动的圆满结束。我们衷心地感谢每一位组员对本期活动的参与和支持，也祝福他们今后的生活愉快幸福！

2017年10月28日，第二期小组活动顺利完成。研究者通过观察和反思记录下以下突出的问题和改进措施。

出 现 的 问 题	改 进 措 施
1. 迟到现象依然比较严重。 2. 时间控制成为很大挑战。 3. 依然有较多新任爸爸参与小组。 4. 活动材料,如彩纸和笔用色搭配效果不好。	1. 每次开场前进行前情回顾以等待迟到家长。 2. 将小组活动维持在 1.5 小时,设置时间管理岗位,请工作人员提示时间。 3. 增加适合新任爸爸的讨论内容,关注新任爸爸,欢迎其加入讨论。 4. 改进活动材料的选取方式,统一用方形彩纸和黑色马克笔。 5. 引入外部观察员观摩和反馈小组情况,根据反馈进行调整。 6. 开始进行典型案例记录(关注个案出现情况)。

三、第三期干预实施过程及反思(2017 年 11 月 11 日—12 月 2 日,11 个家庭)

第三期公众号招募帖子前后共推送了两次,因为第一次浏览量中等(1 573 人次),故选择另外一个时间进行第二次推送,第二次浏览量较高(4 905 人次),总共 6 478 人次浏览。后台显示有 54 名家长留下联系手机号码。随后学生助教使用儿童医院的座机电话回访了这 54 名报名家长,我们根据电话回访的标准化问答模板向报名家长介绍了活动性质、时间地点及课程安排,最终确认加入活动的有 26 名妈妈,学生助教征询她们同意添加微信后将其拉入活动微信群,以保持后续活动信息的通知发放和沟通联络,最终有 11 个报名的妈妈(可以算作 11 个家庭)实际到场参加活动。

以下就本期的四次活动进行简要回顾,S3-1 指第三期的第一次活动。

表 5.6 第三期新任妈妈育儿社会支持小组服务的四次课程安排

2017 年	社工小组主题 (13:00—14:30)	医生讲座主题 (14:30—15:30)
11 月 11 日	我是妈妈,我骄傲	预防接种与睡眠
11 月 18 日	与老人合作大挑战	早期智力发育
11 月 25 日	妈妈与爸爸的对话	婴幼儿常见疾病
12 月 2 日	妈妈的未来畅想	科学喂养

S3-1　**主题：我是妈妈，我骄傲**。小组活动分为以下几个部分：项目及团队成员介绍；母亲角色适应小知识；社工带领妈妈们围绕母亲角色适应三维度进行澄清、思考、写作与口述分享；儿童保健科医生育儿知识讲座。活动过程记录如下：

2017年11月11日13:00，"妈咪宝贝帮"项目第三期第一次小组活动如期在上海市儿童医院住院部502会议室举行。本次活动共有11个家庭16位宝爸宝妈积极参与，其中有五对夫妻加入。在"双十一"这样一个全民狂欢购物的特殊日子，组员们陆陆续续来到了活动现场，签到、领取活动材料后，有序地进入会议室。

本次活动的主题是"我是妈妈，我骄傲"，小组活动的设计和主带工作由华东师范大学社会工作系教师何姗姗完成，辅带工作由儿童医院社工李艳红，华东师范大学社会工作系研究生汪庭娟、许蒙蒙、杜晓灏和本科生冯源溪完成。

活动伊始，社工何姗姗老师自我介绍后，对"妈咪宝贝帮"项目的整体运行状况、团队成员、活动设计思路、四次专题活动以及母亲角色适应相关理论知识等进行了简单介绍。组员对活动有了初步了解后，"新手妈妈角色适应"的主题活动正式开始。

首先，社工引导到场的组员在卡片上写下自己对小组的期望，并让组员轮流进行分享和自我介绍，很多组员都提到了希望在这个小组中学到育儿的经验，其中一位妈妈还有趣地说道："在这个小组可以和'活生生的爸妈'交流，而不是像平时一样在网络上交流。"虽然是第一次活动，组员彼此之间都不熟悉，但是其他组员分享时都愿意倾听，社工也对大家的期待作出积极的回应和支持，并和组员一起订立了小组的契约，包括"保密""尊重"等，强调了活动中手机使用的问题，为后期活动的开展作了一个很好的铺垫。

接着是"新任妈妈角色适应"的填写和分享环节，社工引导在座的每一位新任爸爸妈妈在不同颜色的三张彩纸上写下自己在角色认知、角色情感和角色效能三方面的情况，组员们将自己认真思考后的结果写了下来，并由社工根据卡片的内容邀请相应的组员进行了分享。其中两位爸爸都提到了对孩子的责任问题，有一位爸爸风趣地说道："给孩子更好的生活就在今天，要买买买。"组员在分享过程中不仅增进了对彼此的认识，而且产生了诸多共鸣。在这个过程中，社工不仅扮演倾听者的角色，而且很好地引导每个家庭都有一个代表来进行分享，带动了小组的气氛。在分享环节结束后，社工对今天的活动进行了一个总结，并预告了下一次活动的主题。

最后，由儿童保健科专家陈菲医生向组员介绍了儿童睡眠的相关内容，包括宝宝睡姿对头部的影响等，组员认真聆听，从中获得了如何让宝宝有一个好睡眠的经验，并在讲座结束后就自己疑惑的问题进行了咨询。

S3-2　**主题：与老人合作大挑战**。小组活动分为以下几个部分：热身游戏；上期活动回顾；分享亲子合影；扔糖果游戏和智慧加油站；社工带领妈妈们围绕如何与老人合作育儿进行思维引导，引发各自思考并写作记录下来，口述分享；儿童保健科医生育儿知识讲座。活动过程记录如下：

11月18日13:00，"妈咪宝贝帮"项目第三期第二次小组活动在上海市儿童医院住院部502会议室如期举行。尽管寒风凛冽，家长们还是陆续赶来。在门口签到之后，大家有序进入会议室坐好，拿起自己座位上的活动材料边看边等待活动的开展。参加此次活动的共有11个家庭（13名家长），活动主题是"与老人合作大挑战"。华东师范大学社会工作系教师何姗姗负责主带工作，儿童医院社工李艳红、华东师范大学4位社会工作系本科生和研究生协助此次活动。

活动伊始，社工通过开展热身游戏"乌鸦和乌龟的故事"，让到场的每一位组员都参与其中，欢声笑语不断，使他们的身心得到了放松，营造了轻松愉悦的开场氛围。

热身游戏之后，社工带领组员对三期活动中组员对小组的期待和母亲角色认知、角色情感、角色效能进行了回顾，不仅总结了共同之处，而且指出了现在的组员与以往的组员的不同，例如第三期组员对自身角色的认识，除了"责任""一起成长"，还有"独立照顾""重新定位"等新想法的出现。在整个环节中，组员都认真倾听，还有用心的妈妈做了笔记。

接着，社工请组员进行照片的分享。在此环节中，组员都带着爱和喜悦同大家分享照片背后的故事，同时，妈妈们也普遍提到自己平时忽视了与孩子拍合照，翻找照片的时候才发现与孩子的合照很少这个问题。

在总结完亲子合影分享环节后，社工巧妙引出了本次活动的主题：与老人合作大挑战。这个环节主要是通过扔糖果的趣味游戏展开的。首先，按照扔糖果的游戏规则，每位妈妈或者爸爸在纸片上写出在与老人合作带孩子过程中遇到的挑战。然后，社工邀请组员进行分享，如果其他的家庭也有类似的情况，就要把自己手中的糖果送给对方一颗。其中，有两位组员提到"老人嗓门大影响宝宝睡眠"的问题，幽默风趣的分享使整个小组欢笑声不断；还有一位爸爸很新颖地提到了在与老人合作的过程中，"不仅是新手爸妈和老人会发生矛盾，老人之间也会有矛盾"的问题，这是以往组员很少提到的；还有特殊组员"孕妈妈"也就未来孩子生下来之后可能会遇到的问题进行了分享。总的来讲，卫生习惯、喂养矛盾、习惯培养等多方面育儿观念的不同，成为组员普遍认同的与老人合作带孩子过程中遇到的挑战。此外，组员对一些能引起共鸣的话题，如"孩子抱睡问题"也会展开一些小规模的讨论，整个活动气氛被很好地调动起来。

在组员的积极分享后，社工对此次小组活动作了总结，为组员布置了家庭作业，并对下次活动主题作了预告，组员也认真地填写了此次小组活动的满意度自评表。

最后，此次活动请到了儿童医院保健科专家郑小斐医生开展关于早期教育与智力开发的讲座，郑医生介绍了早期教育的重要性、不同年龄段如何进行早教的小技巧等，并对组员提问进行答疑，组员不断与专家互动，提出自己的疑问，学习科学的育儿知识。

S3-3　**主题：妈妈与爸爸的对话。**小组活动分为以下几个部分：上期活动回顾；分享父子合影；案例分析和分享；社工带领新任爸爸进行父职经验分享，引发各自思考并写作记录下来，口述分享，儿童保健科医生育儿知识讲座。活动过程记录如下：

　　11月25日13:00,"妈咪宝贝帮"第三期第三次小组活动在上海市儿童医院住院部502会议室如期举行。在现场签到、领取材料后，各家长有序进入活动室等待活动的开展，共有10个家庭15位家长参与了此次活动。本次活动的主题是"妈妈与爸爸的对话"，小组活动的设计和主带工作由华东师范大学社会工作系教师何姗姗、吴同完成，辅带工作由儿童医院社工李艳红，华东师范大学社会工作系研究生杜晓灏、许蒙蒙，本科生冯源溪共同完成。

　　活动正式开始前，何姗姗老师带领到场的组员对目前已经开展的两期和正在进行的第三期活动作了简单的总结和回顾，提出了一个新的关注点——老人的健康以及与老人的沟通问题，并提出如何应对与老人育儿合作挑战的相关建议，例如爱惜和关爱老人的健康等。

　　接下来的环节由吴同老师主持，吴老师请到场的各位爸爸妈妈对他们提交的家庭作业，即爸爸与宝宝的一张合影照片进行分享。从组员幽默风趣的分享中我们得知，每一张照片背后都有一段美好的回忆，如爸爸第一次用背带带娃、爸爸第一次推车带孩子一起散步、爸爸第一次给孩子喂奶等等。

　　亲子照片分享结束，吴同老师作为二胎爸爸，就自己的个人经历进行了分享。吴同老师提到"女人生来会当妈，男人未必会当爸"，在他初为人父的时候，因为孩子多是老人和月嫂在带，自己与孩子相处的时间极少，所以并不知道怎么做一名父亲，在孩子0—1岁时自己都处于迷茫期，但随着孩子逐渐长大，自己与孩子的互动逐渐增多，所以在孩子2—3岁时自己已经进入适应期了，父职的承担也越来越好。吴同老师最后提到，妈妈应该多给予爸爸与孩子相处的时间和空间，多给予一些实践锻炼的机会，充分给予爸爸信任。

　　吴同老师个人分享结束后，进行了"妈妈与爸爸的对话"环节，让各位宝爸宝妈写出一直想对配偶说却没有说出的话，然后进行分享。在此环节中，有 5 对夫妻分别进行了幽默风趣的个人分享。其中，一对夫妻就给孩子讲故事的话题进行了讨论，妈妈认为讲十字军东征的故事太无趣，而爸爸则反驳"讲小公鸡和小鸭子的故事孩子也是一样的反应"，使在座的组员开怀大笑；还有一个妈妈风趣地对爸爸说道："放开那手机，让我来。"整个活动环节气氛相当好，组员纷纷递糖果，互动不断。通过对话，组员也意识到了自己平时做得不够好的地方，并决定以后改正。

在组员的积极分享后，社工对此次小组活动作了总结，为组员布置了家庭作业，并对下次活动主题作了预告，组员也认真地填写了此次小组活动的满意度自评表。

最后，此次活动请到了儿童医院保健科专家开展关于婴幼儿常见疾病如湿疹、佝偻病、缺钙、防晒等的防护措施，并对组员提问进行答疑，组员不断与专家互动，提出自己的疑问，学习科学的育儿知识。

S3-4 **主题：妈妈的未来畅想**。小组活动分为以下几个部分：分享亲子合影；回顾前三次小组活动内容；在社工引导下对"妈妈对未来工作和二胎的计划"进行思考、写作和口述分享（因为是小组最后一次活动，所以大家留下了祝福与活动感言）；儿童保健科医生育儿知识讲座。活动过程记录如下：

12 月 2 日，"妈咪宝贝帮"项目第三期第四次小组活动在上海市儿童医院住院部 502 会议室如期举行，这是本期最后一次活动。下午 1 点，组员陆续来到活动现场，在签到、领取活动材料后，有序地进入会议室准备参加小组活动。在本次活动中，共有 13 位家长（10 个家庭）参加。本次小组活动的主题是：妈妈对未来工作和二胎的计划。小组活动的设计和主带工作由华东师范大学社会工作系教师何姗姗完成，辅带工作由儿童医院社工李艳红、华东师范大学社会工作系 1 位研究生和 1 位本科生完成。

活动开始后，社工首先带领组员对前三次的活动进行了整体、系统的回顾，包括第一次活动中的心愿卡、母亲角色认知，第二次活动与老人的合作以及第三次活动爸爸与妈妈的对话等，目的是强化和巩固小组活动的效果，帮助组员总结自己的成长和收获。

接着，社工邀请组员对上次活动的家庭作业，即亲子合影背后的故事进行分享，组员都积极参与。经过之前的三次活动，组员彼此之间都比较熟悉，小组气氛能够很快轻松活跃起来。

分享完亲子合影后，社工邀请在上次活动中由于时间关系而没有机会分享的组员进行分享，说出自己对另一半想说的话。在此阶段，每位妈妈都积极参与，向爸爸们提出了自己的满意之处和期待改进之处。其中满意之处大多为爸爸们都在慢慢进步，慢慢学习。期待改进之处则为希望爸爸们能够主动一些、勤快一点，不再那么懒惰；能够少玩手机，多学习育儿知识，为孩子做一个好榜样；能够有更多的时间陪伴宝宝等。此外，社工总结了促进新手爸妈之间良好沟通的三点建议，包括男女在育儿思路上有不同、在分工上考虑能力的差异、要不忘初心和彼此多感恩。

之后就进入了本次小组活动的主题环节：妈妈对未来工作和二胎的计划。在此环节中，社工邀请妈妈们（或丈夫对妻子）将自己对工作和是否生二胎的一些想法写在彩纸上，并进行分享讨论。其中，有些妈妈表示想要继续工作，同时想要更好地平衡工作和家庭；也有些妈妈表示自己会选择做个全职妈妈，因为不想错过宝宝的成长；还有一位很有经验、表达欲望较强的爸爸提到"要把宝宝看作一个项目，妈妈应该工作，建立社会对其的认同感"……基本上每位组员都能对自己的真实想法进行表达，并积极互动交流。

在轻松愉快的分享中，小组活动进入了尾声，由于是最后一次活动，社工邀请组员在彩色卡片上写下对这期活动、对自己的家庭、对小组成员的祝福话语以及感言和建议等，每位组员都认真地写下祝福感言，填写此次小组活动的满意度自评表，表达了对小组工作人员的感谢和不舍。

最后，儿童医院保健科的专家进行了有关婴幼儿科学喂养的专题讲座。此次讲座主要分为两个方面，即0—6月龄婴幼儿喂养特点和6—8月龄婴幼儿喂养特点。专家结合婴幼儿成长发育特点，就不同月龄宝宝的科学喂养知识与大家进行了分享，其中包括何时为宝宝添加辅食以及添加多少、什么样的辅食有利于宝宝吸收、什么样的食物容易导致宝宝过敏等。

组员认真聆听专家的讲解，并就自己不懂的地方向专家咨询。整个过程中，大家参与度极高。

2017 年 12 月 2 日，第三期小组活动顺利完成。研究者通过观察和反思记录下以下问题和改进措施。

出 现 的 问 题	改 进 措 施
1. 迟到现象依然存在。 2. 时间控制依然是挑战。 3. 社工记不住组员谈话，难以回应和总结。 4. 工作人员过多，经费支出不够。 5. 谈话和讨论数据没有记录。 6. 招募率偏低。 7. 思考：社工小组与医生讲座的关联在哪里？	1. 每次活动前，在群里提醒家长不迟到。 2. 每次开场前进行前情回顾以等待迟到家长。 3. 主带老师准备纸笔进行现场记录。 4. 工作人员精简到 1 名主带搭配 2 名辅带。 5. 准备录音笔进行现场录音。 6. 猜测招募率低是因为报名链接中需填写的问卷过长，在后续第四期实验中缩短了报名问卷长度，但招募率没有改变，损失了重要数据。 7. 需要事先收集组员对医生讲座的提问，并汇总反馈给医生。 8. 回收材料(填写好的卡片、笔、反馈问卷)的方式有所改进。

四、第四期干预实施过程及反思(2017 年 12 月 9—30 日，19 个家庭)

第四期公众号招募帖子前后共推送了两次，因为第一次浏览量中等(1 405 人次)，故选择另外一个时间进行第二次推送，第二次浏览量较高(5 702 人次)，总共 7 107 人次浏览。后台显示有 69 名家长留下联系手机号码。随后学生助教使用儿童医院的座机电话回访了这 69 名报名家长，我们根据电话回访的标准化问答模板向报名家长介绍了活动性质、时间地点及课程安排，最终确认加入活动的有 30 名妈妈，学生助教征询她们同意添加微信后将其拉入活动微信群，以保持后续活动信息的通知发放和沟通联络，最终有 19 个报名的妈妈(可以算作 19 个家庭)实际到场参加活动。

以下就本期的四次活动进行简要回顾，S4-1 指第四期的第一次活动，以此类推。

表 5.7　第四期新任妈妈育儿社会支持小组服务的四次课程安排

2017 年	社工小组主题 （13:00—14:30）	医生讲座主题 （14:30—15:30）
12 月 9 日	我是妈妈，我骄傲	早期智力发育
12 月 16 日	与老人合作大挑战	婴幼儿常见疾病
12 月 23 日	妈妈与爸爸的对话	预防接种与睡眠
12 月 30 日	重返职场，我做主	科学喂养 彩蛋：婴幼儿急救知识

S4-1　主题：我是妈妈，我骄傲。小组活动分为以下几个部分：项目及团队成员介绍；母亲角色适应小知识；社工带领妈妈们围绕母亲角色适应三维度进行澄清、思考、写作与口述分享；儿童保健科医生育儿知识讲座。活动过程记录如下：

12 月 9 日 13:00，"妈咪宝贝帮"项目第四期第一次小组活动在上海市儿童医院住院部 502 会议室如期举行。共有 19 个家庭 26 位宝爸宝妈参与，其中 7 对是以夫妻档的形式加入的。各位家长在门口签到后，有序地进入活动室，一边观看座位上的活动说明，一边等待活动开始。

本次活动的主题是"我是妈妈，我骄傲"，小组活动的设计和带领工作由华东师范大学社会工作系教师何姗姗完成，辅带工作由儿童医院社工李艳红，华东师范大学社会工作系研究生许蒙蒙、杜晓灏完成。

活动伊始，社工何姗姗老师对大家的到来表示了欢迎，接着进行了自我介绍，并对团队成员、小组活动情况、本次活动主题、小组性质及规则进行了说明，重点强调了角色适应以及影响角色适应的因素，使大家对活动有了初步的了解。

首先，社工引导到场的组员在卡片上写下自己对小组的期望，并让组员轮流进行分享和自我介绍。相比较以往组员较多提到的希望学习更多育儿知识、防护知识和疾病预防相关知识，此次他们又多了一个新期望：希望能借助于这个活动放松自己。一些妈妈提到，有了孩子以后，生活的重心几乎都在孩子身上，留给自己的时间很少，自己也有一些心理压力，希望能通过参加这个活动，和更多妈妈进行交流，放松自己。家长们介绍结束，何姗姗老师带领大家共同制定了小组契约，包括守时、尊重、保密等，为活动更好地开展作了前期铺垫。

接着是"新任妈妈角色适应"的填写和分享环节，社工引导在座的每一位新手爸妈在不同颜色的三张彩纸上写下自己在角色认知、角色情感和角色效能三方面的情况，并就所写内容与大家分享。其中三位组员都提到了情绪控制的问题，他们肯定了孩子的出生给家庭带来了很多欢乐，但是在孩子哭闹不止或者作息不规律的时候，自己就容易产生情绪问题，并且难以控制，这些宝爸宝妈也认识到自己在这方面做得不好，以后要努力改正。其中一位爸爸也提出了自己的困惑：自己是在父亲的棍棒教育下长大的，当看到自己的女儿降生，不知道应该如何对待自己的孩子，成为一个好父亲。这个环节中，大家畅所欲言，充分表达了自己的观点和想法。

最后一个环节，由儿童保健科专家向组员介绍了儿童早期智力开发的相关内容，包括影响儿童早期智力发展的因素、陪伴对孩子成长的重要性、如何促进宝宝运动和感觉发育等，组员认真聆听，并在讲座结束后就自己疑惑的问题向医生进行了咨询。

S4-2 主题：与老人合作大挑战。小组活动分为以下几个部分：热身游戏；上期活动回顾；分享亲子合影；扔糖果游戏和智慧加油站；社工带领妈妈们围绕如何与老人合作育儿进行思维引导，引发各自思考并写作记录下来，口述分享；儿童保健科医生育儿知识讲座。活动过程记录如下：

12月16日13:00，"妈咪宝贝帮"项目第四期第二次小组活动在上海市儿童医院住院部502会议室如期举行。虽然天气寒冷，但家长们还是带着火热的心陆续赶来。在门口签到之后，大家有序进入会议室，热情地和其他组员打招呼、沟通交谈，等待活动的开始。参加此次活动的共有15个家庭(18位家长)，其中有3对夫妻档。此次活动的主题是"与老人合作大挑战"，华东师范大学社会工作系教师何姗姗负责主带工作，儿童医院社工李艳红、华东师范大学两位社会工作系研究生协助此次活动。

活动伊始，社工通过开展热身游戏"乌鸦和乌龟的故事"，让到场的每一个新任爸爸妈妈都参与其中，欢声笑语不断，成员的身心得到了放松，营造了轻松愉悦的开场氛围。

热身游戏之后，社工带领组员对前三期活动中组员对小组活动的期待和母亲角色认知、角色情感、角色效能等方面进行了回顾，不仅总结了共同之处，而且指出了现在组员与以往组员的不同之处，给出相应的建议，让组员对过去小组活动的经验有了整体的认识和把握。在整个环节中，组员们都认真倾听，不时点头表示认同。

接着，社工邀请组员们对上次的家庭作业——亲子合影进行分享。在此环节中，组员们都带着喜悦，充满爱心地和大家分享照片背后的故事，同时，妈妈们也普遍提到自己平时大多都是给宝宝拍照片，忽视了与宝宝进行合照，翻找照片的时候才发现与孩子的合照很少。社工抓住机会鼓励成员多与宝宝合照，留下美好瞬间，不留遗憾，巧妙地帮助成员理解此次家庭作业背后的意义。

亲子合影分享环节之后，社工再次重申小组活动的契约，并引出本次活动的主题：与老人合作大挑战。这个环节主要是通过扔糖果的游戏展开，即每位成员在彩纸上写出（或者画出）在和老人合作带孩子过程中遇到的挑战，然后社工邀请组员进行分享，如果其他的组员也有类似的情况，就要把自己手中的糖果送给对方一颗，也就是所谓的"手动点赞"。在分享过程中，多数妈妈表示自己与老人的育儿观念不同并且沟通无果，例如在喂养、穿衣、玩耍等多方面都与老人产生过分歧，其中有位妈妈风趣地表示这简直就是"妈妈群"和"奶奶群"之间的博弈。几位爸爸则表示自己在家里就是一块"夹心板"，既要听老人的，又要听老婆的，很是无奈。有位爸爸针对"夹心板"状况表示：其实和老人的关系大多数时候都取决于我们的理解角度，老人也是为下一代着想，我们要多理解他们，帮助他们寻找属于自己的生活，做好家庭的"夹心板""沟通桥梁"，就没有那么多问题存在了。他的分享也得到了组员的一致认可。此外，还有组员表示和老人生活在一起之后，私人空间就变小了，这让自己接受不了，并希望能有自己的生活空间。社工针对组员的分享也给出了一些建议，例如强调爸爸在家庭沟通中的重要作用等。整个小组活动氛围轻松愉快，组员都很享受接送糖果的过程，活动过程充满欢声笑语。之后，社工对此次小组活动作了总结，为组员布置了家庭作业，并对下次活动主题作了预告，组员也认真地填写了此次小组活动的满意度自评表。

最后，此次活动请到了儿童医院保健科医生开展关于婴幼儿常见疾病与预防的讲座，主要对婴幼儿中常见的佝偻病、湿疹、肠绞痛等疾病进行了讲解，并对组员的问题进行了解答，小组活动至此顺利落下帷幕。

S4-3　主题：妈妈与爸爸的对话。小组活动分为以下几个部分：上期活动回顾；分享家庭合影；社工引导新任爸爸妈妈进行沟通对话，引发各自思考并写作记录下来，口述分享；儿童保健科医生育儿知识讲座。活动过程记录如下：

12月23日13：00，"妈咪宝贝帮"项目第四期第三次小组活动在上海市儿童医院住院部502会议室如期举行。在现场签到、领取材料后，各家长有序进入活动室等待活动的开展。共有16位家长参与了此次活动，其中有5对以夫妻档的形式加入其中。本次活动的主题是"妈妈与爸爸的对话"，小组活动的设计和主带工作由华东师范大学社会工作系教师何姗姗完成，辅带工作由儿童医院社工李艳红，华东师范大学社会工作系研究生汪庭娟、许蒙蒙共同完成。

本次活动正式开始前，何姗姗老师带领组员对上期活动进行了回顾，对上期活动中组员提到的在与老人合作育儿过程中遇到的问题进行总结，并对该问题进行了回应，指出问题只是表象，要关注表象背后的实质，多关注老人的心理社会特点，学会理解与尊重、妥协与取舍、长大和独立。

接下来是"亲子照片分享"环节，根据组员提供的宝宝与爸爸的合照，依次邀请到场爸爸妈妈分享照片背后的故事。在本期活动中，组员提供的多是组图的形式，每一张图片背后都有一个值得纪念的故事，有初为人父的喜悦，有第一次喂奶的小心翼翼，也有宝宝成长变化的组图对比等，令人动容。

　　亲子照片分享结束，进入"我想对你说"环节，何姗姗老师引导组员在彩色纸片上写下有了宝宝之后，自己一直想对配偶说却没说出口的话，然后进行分享。在该环节中，多数妈妈对爸爸的付出表示感谢，并指出当了爸爸之后，丈夫更有承担和责任感，但是也提出了对爸爸的期望，即希望能尽可能少玩手机。爸爸也给出了回应，除了对妻子的感谢，也希望妻子理解玩手机是自己的一种减压方式，以后也会尽可能减少玩手机的时间。除了积极地分享，也有一位妈妈分享了丈夫的不负责任以及不良的夫妻关系，在场组员通过递送糖果和鼓励性语言对这位妈妈进行支持，并提出一些建议。在该环节中，组员参与度极高，分享欲也很强，活动氛围积极热烈。

　　除了此次的小组活动，我们还邀请到了儿童医院保健科的专家进行了有关宝宝睡眠的专题讲座。讲座开始前，医生就之前收集到的组员比较关注的问题进行了回复，之后就宝宝良好睡眠的重要性、如何促进宝宝良好睡眠等问题向组员进行了讲解。组员认真聆听专家的讲解，并就自己不懂的地方向专家咨询，整个过程中，大家参与度极高。

　　讲座结束后，何老师对此次活动进行了总结，为组员布置了家庭作业，并对下次活动进行了预告，整个活动过程进行顺利。

S4-4　**主题：重返职场，我做主**。小组活动分为以下几个部分：分享亲子合影；回顾前三次小组活动内容；在社工引导下对"妈妈的职场挑战和二孩计划"进行思考、写作和口述分享（因为是小组最后一次活动，大家留下祝福与活动感言）；儿童保健科医生育儿知识讲座。活动过程记录如下：

　　12月30日13:00，"妈咪宝贝帮"项目第四期第四次小组活动在上海市儿童医院住院部502会议室如期举行。在现场签到、领取材料后，各家长有序进入活动室等待活动的开展。共有21位家长参与了此次活动，其中6对以夫妻档的形式加入。

　　本次活动的主题是"重返职场，我做主"，小组活动的设计和主带工作由华东师范大学社会工作系教师何姗姗完成，辅带工作由儿童医院社工李艳红，华东师范大学社会工作系研究生许蒙蒙、杜晓灏共同完成。

本次活动正式开始前，何姗姗老师带领组员对前三期活动主题和内容进行了回顾，并明确了组员初心：成为合格父母。紧接着对项目的目标进行了澄清，即：厘清思路，促进沟通，获得支持，挖掘潜力。

接下来是"亲子照片分享"环节，根据组员提供的爸爸妈妈与宝宝的合照，依次邀请到场的爸爸妈妈分享照片背后的故事。通过分享发现，每一张照片背后都有一个温馨的家庭故事，有的是宝宝的百天庆祝照，有的是满月照，还有的妈妈说每天都会给宝宝拍一张照片，将来要给宝宝制作一个成长相册，满满的母爱令在场组员动容。

照片分享结束，活动再次回到妈妈的主题——妈妈的未来畅想：是继续工作，还是生育二宝？该活动围绕"原来的工作是否要继续""产假休完，舍不得离开宝宝怎么办""不想放弃工作，如何平衡家庭与工作""是否会考虑换一份适合照顾家里的工作""是否会选择成为一名全职太太"，以及"要不要二宝"等问题展开。大家各抒己见，发表自己的观点，但普遍提到女人还是要有一份自己的事业。有些妈妈认为一直待在家里会使得自己与社会脱节；有些妈妈认为当今社会丈夫都不一定靠得住，只能依靠自己，新时代的女性要有一份自己的工作；也有妈妈认为工作中的被认同感和成就感是家庭给不了的，上班使得自己更加快乐。除了妈妈们，爸爸们也发表了自己的意见，几乎一致支持妻子的决定，希望妻子能有一份自己的工作，生活得更加开心。关于二宝，每个家庭都有自己的想法，有的考虑教育孩子的成本，有的担心一个孩子会孤单。

接着，何老师抛出一个新的问题：如何应对与宝宝的长时间分离？爸爸妈妈们也积极发表意见，提出了自己的想法和意见：有的认为分离焦虑是可以通过逐渐分离自我适应的，也有的认为出于工作原因，分离不可避免，但会尽量高质量陪伴。组员分享结束，何姗姗老师也给出了一些建议。

最后，儿童医院保健科的专家进行了有关婴幼儿科学喂养的专题讲座。讲座开始前，医生就之前收集到的组员比较关注的问题进行了回复，之后就科学喂养的重要性、如何科学喂养等问题向家长进行了讲解。组员认真聆听专家的讲解，并就自己不懂的地方向专家咨询，整个过程中，大家参与度极高。最后的彩蛋环节，我们还请到了 ICU 儿科专家进行了如何预防婴幼儿意外伤害的讲座，医生自带布娃娃进行讲解以及急救方法的演示，组员听得津津有味，热情高涨。

讲座结束后，何老师请组员在彩纸上写下对自己或者其他组员的祝福语，以及参加本期活动的感言和建议。组员都很配合，表达了自己的祝福与感谢。最后，所有组员进行了合影留念，第四期小组活动圆满结束！

2017 年 12 月 30 日，第四期小组活动顺利完成。研究者通过观察和反思记录下以下问题和改进措施。

出 现 的 问 题	改进或保留措施
1. 活动结束后没有学习资料留给家长。 2. 医生和社工小组活动的连接度不明显。 3. 人数较多，开设平行小组，两个房间同时进行但效果受到影响。	1. 活动结束后给家长发放学习纪念手册。 2. 提前向家长采集对医生的提问，返回给医生做讲座准备。 3. 不设置平行小组。 4. 话筒效果很好，可继续使用。

五、第五期干预实施过程及反思(2018 年 1 月 6—27 日，11 个家庭)

第五期公众号招募帖子前后共推送了一次，总共 3 751 人次浏览。后台显示有 48 名家长留下联系手机号码。随后学生助教使用儿童医院的座机电话回访了这 48 名报名家长，我们根据电话回访的标准化问答模板向报名家长介绍了活动性质、时间地点及课程安排，最终确认加入活动的有 24 名妈妈，学生助教征询她们同意添加微信后将其拉入活动微信群，以保持后续活动信息的通知发放和沟通联络，最终有 11 个报名的妈妈(可以算作 11 个家庭)实际到场参加活动。

以下就本期的四次活动进行简要回顾，S5-1 指第五期的第一次活动，以此类推。

表 5.8　第五期新任妈妈育儿社会支持小组服务的四次课程安排

2018 年	社工小组主题 （13:00—14:30）	医生讲座主题 （14:30—15:30）
1 月 6 日	我是妈妈，我骄傲	早期智力发育
1 月 13 日	与老人合作大挑战	科学喂养
1 月 20 日	妈妈与爸爸的对话	婴幼儿常见疾病
1 月 27 日	重返职场，我做主	预防接种与睡眠

S5-1　**主题：我是妈妈，我骄傲**。小组活动分为以下几个部分：项目及团队成员介绍；母亲角色适应小知识；社工带领妈妈们围绕母亲角色适应三维度进行澄清、思考、写作与口述分享；儿童保健科医生育儿知识讲座。活动过程记录如下：

　　2018 年 1 月 6 日 13:00 点，"妈咪宝贝帮"项目第五期第一次小组活动如期在上海市儿童医院住院部 502 会议室举行。本次活动共有 11 个家庭的 14 位宝爸宝妈积极参与，其中有 3 对夫妻加入。在 1 月寒冷的天气中，组员们陆陆续续来到了活动现场，在签到、领取活动材料后，有序地进入会议室。

　　本次活动的主题是"我是妈妈，我骄傲"，小组活动的设计和主带工作由华东师范大学社会工作系教师何姗姗完成，辅带工作由儿童医院社工李艳红、华东师范大学社会工作系研究生汪庭娟和本科生冯源溪完成。

　　活动伊始，社工何姗姗老师自我介绍后，对整个项目的运行状况、团队成员、活动设计思路、四次专题活动以及母亲角色适应相关理论知识等进行了简单介绍。组员对活动有了初步了解后，本次主题活动正式开始。

　　首先，社工引导到场的组员在卡片上写下自己对小组的期望，并让组员根据自己宝宝的月龄大小排序，依次进行分享和自我介绍。很多组员都提到了希望在这个小组中学到育儿的经验，其中三位妈妈幽默地提到希望在座的宝妈和宝爸能"传授育儿的十八般武艺"。虽然是第一次活动，但组员并不是很拘谨，在其他组员分享时都愿意倾听，社工也对大家的期待给出一些积极的回应和支持，和组员一起订立了小组的契约，包括"保密""尊重"等，并强调了活动中手机使用的问题，为后期活动的开展作了很好的铺垫。

接着是"新任妈妈角色适应"的填写和分享环节，社工引导在座的每一位新手爸妈在不同颜色的三张彩纸上写下自己在角色认知、角色情感和角色效能三方面的情况，组员们将自己认真思考后的结果写了下来，并由社工根据卡片的内容邀请相应的组员进行了分享。其中几位组员都提到了对孩子的责任问题，有一位护士妈妈分享了自己是一个"高标准严要求"的人，希望来这里参加活动学会获得社会支持的方法，不要把自己绷得很紧。组员们在分享中不仅增进了对彼此的认识，而且产生了诸多共鸣。在分享环节结束后，社工对今天的活动进行了总结，并预告了下一次活动的主题。

最后，此次活动请到了儿童医院保健科专家郑小斐医生开展关于早期教育与智力开发的讲座。郑医生介绍了早期教育的重要性、不同年龄段如何进行早教的小技巧等，并对组员提问进行答疑。组员不断与专家互动，提出自己的疑问，学习科学的育儿知识。

S5-2 **主题：与老人合作大挑战**。小组活动分为以下几个部分：热身游戏；上期活动回顾；分享亲子合影；扔糖果游戏和智慧加油站；社工带领妈妈们围绕如何与老人合作育儿进行思维引导，引发各自思考并写作记录下来，口述分享；儿童保健科医生育儿知识讲座。活动过程记录如下：

2018年1月13日13:00，"妈咪宝贝帮"项目第五期第二次小组活动在上海市儿童医院住院部502会议室如期举行。临近农历新年，虽然家长们工作、生活都比较忙碌，但大家依旧准时出现在有爱的502，在完成签到之后，期待着小组活动的开始。参加此次活动的共有9个家庭(11位家长)，其中有2对夫妻档。此次小组活动的主题是"与老人合作大挑战"，华东师范大学社会工作系教师何姗姗负责主带工作，儿童医院社工李艳红、华东师范大学2位社会工作系研究生协助开展此次活动。

活动开始后，社工通过开展破冰游戏"乌鸦和乌龟的故事"，让到场的每一位组员都参与其中，欢声笑语不断，组员的身心得到了放松，营造了轻松愉悦的开场氛围。

接着，社工带领组员对上次的活动进行回顾，包括组员对小组活动的期待，对母亲角色的认知，对角色情感、角色效能等方面的回顾，并进一步对组员存在的问题进行回应，给出一些可供参考的建议，通过自我披露对成员进行回应和安慰。在整个环节中，组员都认真倾听，不时点头表示认同。

之后，社工邀请组员对上次的家庭作业——亲子合影进行分享。在此环节中，组员都带着喜悦，充满爱心地和大家分享照片背后的故事，并主动和其他组员分享一些拍照软件，小组氛围融洽。社工也抓住机会向组员强调家庭作业的意义，鼓励组员多与孩子合影，享受宝宝成长的每一个瞬间。

亲子合影分享环节之后，社工再次重申小组活动的契约，并引出本次活动的主题：与老人合作大挑战。这个环节主要是通过扔糖果的游戏展开，即每位组员在彩纸上写出（或者画出）在和老人合作带孩子过程中遇到的挑战或者成功经验，然后进行分享，如果其他的组员也有类似的情况，就要把自己手中的糖果送给对方一颗，也就是所谓的"手动点赞"。在此次分享过程中，多数妈妈都表示自己虽然在与老人合作带宝宝的过程中遇到一些问题，但都不是很严重，自己能够理解，因为觉得老人们也很不容易，应该对他们表示感谢。还有爸爸表示其实在育儿观念上与老人存在分歧时，不一定非要采用"硬碰硬"的方式解决，可以通过参加育儿知识培训班等方式，换个人来向老人灌输科学育儿知识，改变老人的育儿观念，另外，夫妻之间也可以多多协商，多理解老人，以达到合作共赢的目的。社工针对组员的分享也给出了一些建议，不仅向组员介绍了老年人的心理特点变化，还鼓励组员不要停止成长的脚步，在照顾宝宝的同时也要学会照顾老人，多多鼓励老人。在整个分享过程中，小组氛围轻松愉快，组员也对彼此的问题给出建议和回应，互相鼓励，互相帮助。之后，社工对此次小组活动作了总结，为组员布置了家庭作业，并对下次活动主题作了预告，组员也认真地填写了此次小组活动的满意度自评表。

最后，此次活动请到了儿童医院保健科张媛媛医生开展关于0—3岁宝宝科学喂养的讲座，主要对母乳喂养、辅食添加、饮食行为和合理膳食等方面进行了讲解，并对组员的问题进行了解答。此次小组活动至此顺利落下帷幕。

S5-3　**主题：妈妈与爸爸的对话**。小组活动分为以下几个部分：上期活动回顾；分享家庭合影；社工引导新任爸爸妈妈进行沟通对话，引发各自思考并写作记录下来，口述分享；儿童保健科医生育儿知识讲座。活动过程记录如下：

1月20日13:00，"妈咪宝贝帮"项目第五期第三次小组活动在上海市儿童医院住院部502会议室如期举行。在现场签到、领取材料后，家长有序进入活动室等待活动的开展，共有7个家庭的8位家长参与了此次活动。本次活动的主题是"妈妈与爸爸的对话"，小组活动的设计和主带工作由华东师范大学社会工作系教师何姗姗完成，辅带工作由儿童医院社工李艳红和华东师范大学社会工作系本科生冯源溪共同完成。

活动正式开始前，社工带领到场的组员对目前已经开展的活动作了简单的总结和回顾，指出组员做得好的地方，如给老人报学习班、满足老人物质和精神需求等。关于与老人的合作关系则提出了几点思考：如何使人员搭配合理？是否由外婆主带，如何达成统一？如何培养高超的家庭成员管理能力？

接下来，社工请到场的各位组员对他们提交的家庭作业，即爸爸与宝宝的一张合影照片进行分享。从组员幽默风趣的分享中我们得知，每一张照片背后都有一段美好的回忆，其中一位爸爸给孩子做"飞机抱"的照片让人印象十分深刻。

亲子照片分享结束后进行了"妈妈与爸爸的对话"环节，让组员写出一直想对配偶说却没有说出来的话，然后进行分享。在此环节中，每位组员都进行了幽默风趣的个人分享。其中，两位妈妈都"吐槽"爸爸要对自己和宝宝多一点耐心；一位妈妈风趣地说自己的丈夫回家后就与手机融为一体了，抱女儿时才依依不舍地离开手机，真希望回到没有智能手机的时代；还有一位妈妈大赞自己的丈夫从上海"妈宝男"变得会照顾人……在整个活动环节中，组员纷纷递送糖果，互动不断。通过对话，组员也意识到了自己平时做得不够好的地方，并决定以后进行改正。此外，在组员的积极分享后，社工分享了新任爸爸妈妈沟通的三个锦囊，包括理解男女在育儿这件事上思路和能力的差异、不要"作"（忘形、夸张），增加彼此单独对话的机会和彼此感恩。

随后，社工对此次小组活动作了总结，为组员布置了家庭作业，并对下次活动主题作了预告，组员也认真地填写了此次小组活动的满意度自评表。

最后，此次活动请到了儿童医院保健科专家讲解关于婴幼儿常见疾病如湿疹、佝偻病、缺钙、防晒等的防护措施，并对组员提问进行答疑。组员不断与专家互动，提出自己的疑问，学习科学的育儿知识。

S5-4 主题：重返职场，我做主。小组活动分为以下几个部分：分享亲子合影；回顾前三次小组活动内容；在社工引导下大家对"妈妈的职场挑战和二孩计划"进行思考、写作和口述分享（因为是小组最后一次活动，大家留下祝福与活动感言）；儿童保健科医生育儿知识讲座。活动过程记录如下：

1月27日13:00，"妈咪宝贝帮"项目第五期第四次小组活动在上海市儿童医院住院部622室如期举行。在现场签到、领取材料后，家长有序进入活动室等待活动的开展。共有9位家长参与了此次活动，其中2对以夫妻档的形式加入其中。

本次活动的主题是"重返职场，我做主"，小组活动的设计和主带工作由华东师范大学社会工作系教师何姗姗完成，辅带工作由儿童医院社工李艳红、华东师范大学社会工作系研究生方琪共同完成。

本次活动正式开始前，何姗姗老师带领组员对前三期活动主题和内容进行了回顾，并明确了组员的初心：成为合格爸妈。紧接着对项目的目标进行了澄清，即：厘清思路，促进沟通，获得支持，挖掘潜力。

接下来是"亲子照片分享"环节，根据组员提供的爸爸妈妈与宝宝的合照，依次邀请到场爸爸妈妈分享照片背后的故事。通过分享发现，每一张照片背后都有一个温馨的家庭故事，有的是宝宝手术结束禁食的庆祝照，有的是出生照，还有的妈妈深情地感谢本次活动，分享了因为这次活动，有了第一张全家福的照片……组员的分享，凝聚了浓浓的爱意，氛围温馨，令人动容。

照片分享结束，活动再次回到妈妈的主题——妈妈的未来畅想：是继续工作，还是生育二宝？该活动围绕"原来的工作是否要继续""产假休完，舍不得离开宝宝怎么办""不想放弃工作，如何平衡家庭与工作""是否会考虑换一份适合照顾家里的工作""是否会选择成为一名全职太太"，以及"要不要二宝"等问题展开。组员各抒己见，发表自己的观点，但普遍提到女人还是要有一份自己的事业，有的妈妈认为一直待在家里会使得自己与社会脱轨，有的妈妈认为经济独立才能人格独立，新时代的女性要有一份自己的工作，也有的妈妈提到想要做全职太太，希望能给予宝宝更多的陪伴。除了妈妈们发言，爸爸们也发表了自己的意见，几乎一致支持妻子的决定，希望妻子能有一份自己的工作，生活得更加开心。关于二宝，每个家庭都有自己的想法，有的考虑教育孩子的成本，有的担心一个孩子会孤单，甚至涉及自己未来的规划。

社工对组员的分享给予及时的回应，并结合自身的情况适时地进行自我袒露，给予诸多建议。随后，社工播放音乐并邀请组员伴随着缓缓的音乐声在彩纸上写下对自己或者其他组员的祝福语，以及对参加本期活动的感言和建议，同时引导组员抽取祝福语并当场朗读。组员积极参与其中，表达了自己的祝福与感谢。社工给予总结并衷心祝福在场所有的新任爸爸妈妈心想事成。最后，全体组员合影留念，在温馨的氛围中结束了本次小组活动。

我们还邀请到了儿童医院保健科的专家进行了有关婴幼儿睡眠问题、预防接种与健康成长的专题讲座。讲座开始前，医生就之前收集到的组员比较关注的问题进行了回复，之后就婴幼儿睡眠的重要性、如何科学喂预防接种等问题向组员进行了讲解。组员认真聆听专家的讲解，并就自己不懂的地方向专家咨询，整个过程中，大家参与度极高。

讲座结束后，组员表达了对医生的感谢，第五期小组活动圆满结束！

2018年1月27日，第五期小组活动顺利完成。研究者通过观察和反思记录下以下问题和改进措施。

出　现　的　问　题	改进或保留措施
1. 前几期的小组学习内容没有积累。 2. 需要再补充有关人际互动、认识的简单有效的游戏。	1. 总结前几期学习成果，补充PPT。 2. 不断修改每次的课件，补充新的内容，将组员集体的智慧进行转化。 3. 参加人数少于10人就要提前让医生上课，思考、记录、口述、扔糖果套路太明显，有些单调无聊，需要增加新的创意。 4. 提醒组员如果同意彩纸回收用作下次小组素材，可以放入文件袋，如果不同意，可以拿出。

六、第六期干预实施过程及反思(2018 年 3 月 10—31 日，18 个家庭)

第六期公众号招募帖子前后共推送了两次，因为第一次浏览量较高(5 117人次)，第二次浏览量适中(1 798人次)，总共6 915人次浏览。后台显示有71名家长留下联系手机号码。随后学生助教使用儿童医院的座机电话回访了这71名报名家长，我们根据电话回访的标准化问答模板向报名家长介绍了活动性质、时间地点及课程安排，最终确认加入活动的有30名妈妈，学生助教征询她们同意添加微信后将其拉入活动微信群，以保持后续活动信息的通知发放和沟通联络，最终有18个报名的妈妈(可以算作18个家庭)实际到场参加活动。

以下就本期的四次活动进行简要回顾，S6-1指第六期的第一次活动，以此类推。

表 5.9　第六期新任妈妈育儿社会支持小组服务的四次课程安排

2018 年	社工小组主题 （13:00—14:30）	医生讲座主题 （14:30—15:30）
3 月 10 日	我是妈妈，我骄傲	预防接种与睡眠
3 月 17 日	与老人合作大挑战	婴幼儿常见疾病
3 月 24 日	妈妈与爸爸的对话	科学喂养
3 月 31 日	重返职场，我做主	早期智力发育

S6-1　**主题：我是妈妈，我骄傲。**小组活动分为以下几个部分：项目及团队成员介绍；母亲角色适应小知识；社工带领妈妈们围绕母亲角色适应三维度进行澄清、思考、写作与口述分享；儿童保健科医生育儿知识讲座。活动过程记录如下：

　　春风送暖，阳光明媚，转眼正月已过大半，2018 年 3 月 10 日，在这充满希望的日子里，"妈咪宝贝帮"项目第六期第一次小组活动于 13:00 在上海市儿童医院住院部 502 会议室如期举行，这也是新年过后开展的第一次小组活动。经过一个月的养精蓄锐，很多新任爸爸妈妈都积极地来参加本次活动，希望能够在新的一年里继续收获育儿知识，继续在新任爸爸妈妈的道路上成长。参加此次活动的共有 18 个家庭（共计 25 位家长），其中有 7 对夫妻档，家长们按照约定时间陆续到达现场，在门口完成签到、领取材料包等一系列事情之后进入活动现场等待活动的开始。此次小组活动的主题是"我是妈妈，我骄傲"，华东师范大学社会工作系教师何姗姗负责主带工作，儿童医院社工李艳红、华东师范大学两位社会工作系研究生协助开展此次活动。

　　活动开始前，儿童医院的工作人员李艳红代表社工部向小组成员们表示欢迎，并对项目进行简单的介绍和说明，营造了轻松愉快的小组氛围。

　　接着，社工通过具体案例，对什么是母亲角色适应及其影响因素进行说明，帮助成员树立科学的认识和正确的了解。此外，社工还邀请成员们在心形彩纸上写下自己来参加此次小组活动的期望，并且按照宝宝的月龄逐一进行分享，不仅表达了自己的期望，还达到了组员之间彼此认识的目的。在此过程中，大多数组员表示想要通过小组活动学习到更多的育儿常识、心理学知识等，希望能够缓解自己的焦虑情绪，帮助自己成为一名更好的宝妈宝爸。

之后就进入了本次活动的主题环节，即社工邀请组员围绕母亲角色认知、角色情感和角色效能三方面，在彩纸上写下自己的想法或者是对自己进行打分，让组员了解彼此的看法，正确地看待自己的角色。在此阶段，小组成员们都积极地表达自己的想法，比如有位宝爸表示宝宝就像是自己的一个伙伴、朋友和兄弟，做父母的应该有海洋一般的胸怀，去爱宝宝，呵护宝宝，如果父母很投入地去陪宝宝的话，宝宝是会感受到的。还有一位宝妈认为，在带宝宝的过程中的确会遇到很多问题，但要放正心态，要很自然地去看待这些，学会享受这一切，毕竟未来还有很多未知的事情，要多多地去体验。针对每位组员的分享，社工都认真给予了回应并且适当地给出了一些建议，组员之间的互动也使得小组的活动氛围更加融洽。

随着时间的流逝，本次小组活动的主题部分也在 14:20 进入了尾声。社工对此次小组活动进行了总结，并为小组成员布置了家庭作业，对下次活动的主题进行了预告。组员都认真聆听和记录，并填写了此次小组活动的满意度调查表。

最后，此次活动邀请了儿童医院保健科陈菲医生开展关于宝宝睡眠的讲座，主要对宝宝的睡眠时间、睡眠姿势以及夜间哺乳等方面进行了讲解，并对组员的问题进行了解答。至此，本次小组活动顺利落下帷幕。

S6-2 **主题：与老人合作大挑战。** 小组活动分为以下几个部分：热身游戏；上期活动回顾；分享亲子合影；扔糖果游戏和智慧加油站；社工带领妈妈们围绕如何与老人合作育儿进行思维引导，引发各自思考并写作记录下来，口述分享；儿童保健科医生育儿知识讲座。活动过程记录如下：

3月17日13:00，"妈咪宝贝帮"项目第六期第二次小组活动如期在上海市儿童医院住院部 502 会议室举行。虽然气温略低并且伴有大风，但是很多家长还是按时来到了活动现场，在签到、领取活动材料后，有序地进入会议室准备开始小组活动。本次小组活动有 14 个家庭参与其中，有 4 个家庭以夫妻档的形式加入。

本次活动的主题是"与老人合作大挑战"，小组活动的设计和主带工作由华东师范大学社会工作系老师何姗姗完成，辅带工作由儿童医院社工李艳红，华东师范大学社会工作系研究生杜晓灏、许蒙蒙完成。

活动开始之际，何老师带领组员开展了一个名字叫作"乌鸦和乌龟的故事"的小游戏，起到了很好的暖场作用。紧接着，何老师带领大家回顾了上次小组活动的相关内容，其中提到家长参加活动的初心，以及父亲和母亲对角色认知、角色情感和角色效能的理解。在本环节中，社工重点向组员介绍了上次家庭作业的情况，并邀请组员们就母亲和宝宝的合影依次进行了分享，每张照片背后都有一个温馨值得纪念的故事，一位妈妈提到会把宝宝的每张照片都标记上日期，也得到了在场家长的一致夸奖，其间充满了欢声笑语，小组气氛十分温馨。

接下来的活动以"扔糖果游戏"展开，何老师邀请组员在彩纸上写下与老人合作过程中的挑战或体会、自己做得好与不好的地方并口述分享，感同身受、有共鸣的组员可以给讲述者送一颗糖果。大家的分享欲都很高，其他组员在聆听的过程中也以糖果的形式积极回应，对于因为家庭问题而情绪失控的妈妈，其他组员也能给予支持和鼓励，充分发挥小组的互助功能。其中有组员提到了宝宝的爸爸应该充分理解妈妈、爸爸要做好沟通者、老人也要靠"哄"等观点，充分引起了其他组员的共鸣。彼此之间的倾诉增强了组员之间的联结。每个组员发言后，社工能够适时地给予总结与回应，引导小组的气氛向正向发展，也给予组员一些启示。社工在此环节中更多的是充当引导者的角色，鼓励组员相互分享，彼此支持。

在"与老人合作大挑战"分享过后，社工向大家介绍了老年人的心理社会特点，包括老年人退休之后、有了小孙子或者小外孙之后的心理变化，以及老年人的成就感和控制感，告诉大家问题只是表象，应该关注问题背后折射的真相，并且建议新任爸爸妈妈也应该转变成照顾者。组员在这个过程中认真听讲并进行思考。

除了社工小组活动之外，课程还安排了医生讲座。在接下来的时间里，儿童保健科专家向大家介绍了婴幼儿常见的疾病与预防，包括营养性佝偻病和营养性缺铁性贫血，以及婴幼儿食物过敏的治疗和预防。组员认真聆听，积极互动，并在讲座结束后就自己疑惑的问题向医生进行了咨询。

S6-3　主题：妈妈与爸爸的对话。小组活动分为以下几个部分：上期活动回顾；分享家庭合影；社工引导新任爸爸妈妈进行沟通对话，引发各自思考并写作记录下，口述分享；儿童保健科医生育儿知识讲座。活动过程记录如下。

3月24日13:00，"妈咪宝贝帮"项目第六期第三次小组活动在上海市儿童医院住院部502会议室如期举行。在现场签到、领取材料后，家长有序进入活动室等待活动的开展，共有11个家庭、17位家长参与了本次活动。本次活动的主题是"妈妈与爸爸的对话"，小组活动的设计和主带工作由华东师范大学社会工作系教师何姗姗完成，辅带工作由儿童医院社工李艳红和华东师范大学社会工作系研究生汪庭娟、本科生冯源溪共同完成。

活动正式开始前，社工带领到场的组员对目前已经开展的活动作了简单的总结和回顾，包括总结老年人的心理社会特点、养儿方知父母恩的体会，了解老人的脾气和做事方式、沟通需要理性面对、识别和克服情绪、分享好的经验（亲力亲为）；并总结了和谐家庭的特点（人员搭配合理、家里达成统一）以及与老人合作的经验：一是识别和控制好自己的情绪，忌冲动和焦躁；二是照顾老人有方法（关心父母身体和情绪，给老人报学习班，多给老人体现自我价值的机会）；三是你对老人付出一分，他们会回报你十分。此外，还总结了与婆婆相处共赢的方法：让自己开心（克制情绪、保持距离）；让婆婆开心（投其所好，满足物质需求，多夸奖儿子）；让丈夫开心（关心老人，"你妈就是咱妈"）。

接下来，社工请组员对他们提交的家庭作业，即爸爸与宝宝的一张合影照片进行分享。从组员幽默风趣的分享中得知，每一张照片都有一段美好的回忆，其中一位宝宝在泳池拍的照片色彩明丽，让人印象十分深刻。

亲子照片分享结束后，进行了"妈妈与爸爸的对话"环节，让各位组员写出一直想对配偶说却没有说出口的话，然后进行分享。在此环节中，每位组员都进行了幽默风趣的个人分享。其中，有两位爸爸都提到希望妈妈能够放松一些，可以把部分注意力放在自身兴趣爱好和丈夫身上；一位妈妈深有感触地提到要"不忘初心"和"且行且珍惜"；还有一位妈妈风趣地"吐槽"自己的丈夫在生孩子前过得像个单身汉，增加了对动物本能和男性的认识……在整个活动环节中，组员都比较乐意表达自己的想法。通过对话，组员也意识到了自己平时做得不够好的地方，并决定以后改正。此外，在组员的积极分享后，社工分享了新任爸爸妈妈沟通的三个锦囊，包括理解男女在育儿这件事上思路和能力的差异、不要"作"（忘形、夸张）、增加彼此单独对话的机会和彼此感恩。

随后，社工对此次小组活动作了总结，为组员布置了家庭作业，并对下次活动主题作了预告，组员也认真地填写了此次小组活动的满意度调查表。

最后，此次活动请到了儿童医院保健科专家开展关于婴幼儿科学喂养的讲座，包括不同年龄段喂养特点、科学喂养知识与技巧，并对组员提问进行答疑。组员积极与专家互动，提出自己的疑问，学习科学的育儿知识。

S6-4　**主题：重返职场，我做主**。小组活动分为以下几个部分：合唱《最好的未来》；回顾前三次小组活动内容；在社工引导下对"妈妈的职场挑战和二孩计划"进行思考、写作和口述分享（因为是小组最后一次活动，大家留下了祝福与活动感言）；儿童保健科医生育儿知识讲座。活动过程记录如下：

3月31日下午，"妈咪宝贝帮"项目第六期第四次小组活动在上海市儿童医院住院部502会议室如期举行。由于前三次活动的成功，参加活动的家长们克服照料孩子、路程等困难，积极参加活动，但有些家长仍迟到了，故活动推迟10分钟，于13:10正式开始。本次活动的主题是"重返职场，我做主"。小组活动的目标是回应、巩固和总结前三次小组活动的内容，提升妈妈们的育儿效能感。小组活动的设计和主带工作由华东师范大学社会工作系教师何姗姗完成，辅带工作由儿童医院社工李艳红和华东师范大学社会工作系研究生汪庭娟与本科生冯源溪共同完成。共有13个家庭，共14位家长参与了本次活动。

活动伊始，社工进行暖场，与组员、其他工作人员一起合唱《最好的未来》，表达"孩子是我们，也是世界最好的未来"的期许。随后，社工预告了本次活动的内容安排，并正式进入本次活动的主要环节。

首先，社工带领组员一起回顾前三次活动的内容，并重点提及组员的分享内容，归纳与总结组员的收获，例如宝爸在育儿中的重要作用、怎样正确看待和处理与老人在育儿方面的关系等。组员认真倾听，仿佛回到前几次活动现场，唤起了前几次活动的记忆与感受，纷纷点头认可。

接下来进入分享家庭合影的环节，宝妈们积极分享拍摄时的情境与背后的故事，并提及自己拍摄时与现在看到照片的感受。每张照片都向我们展示着一个温馨的小家庭，不同的情境，不同的姿势，传递出的都是对宝宝、对爱人，以及对家庭满满的爱。

家庭合影分享结束后，就正式进入了本次活动的分享环节——妈妈的未来畅想：是继续工作，还是生育二宝？社工引导组员思考：孩子出生后，宝妈们的家庭生活发生了很大的变化，工作安排也受到了很大的影响，宝妈们现在的工作发生了什么样的变动？对未来又有怎样的职业规划？另外，是否有生二孩的计划？这些都是组员可以思考并分享的问题。组员将关键词写在卡片上，积极分享，纷纷提出自己的观点与计划。有位组员说，作为女性，不需要多有钱，但一定要保持经济独立，这是身为女性的尊严；也有组员提到自己会考虑未来的工作调整，但并非考虑到照顾孩子，而是出于自身职业规划发展的需要。还有部分组员提出自己的疑惑与纠结，如回到工作岗位初期的不适应问题等，其他组员就此分享自己的经验与观点，予以回应。分享环节有序而热烈地进行，带组社工何老师也与组员分享自己的观点与前几期宝爸宝妈们的"锦囊妙计"，带给组员很多思考与收获。

紧接着，社工就本次活动与全部四次活动作了总结，巩固了几次活动的收获，并与全体组员一起合照留念，圆满完成了第六期社工小组活动。

最后，本次活动邀请儿童医院院内专家开展关于儿童早期智力开发的讲座，向组员介绍宝宝在各阶段的智力发育特点与相应的安全感保护、智力开发等方法。在讲座的互动环节，组员纷纷向专家提出自己的疑问，专家对每个问题都进行了认真详细的讲解，组员收获良多。

2018年3月31日，第六期小组活动顺利完成。研究者通过观察和反思记录下以下问题和改进措施。

出 现 的 问 题	改进或保留措施
1. 家长数量较多，18个家庭（其中有7对夫妻），总共25人参加，效果有点受到影响，主带的带组节奏有些偏快。 2. 总人数控制在12—15人比较合理，即大约8—10个家庭。如果人数太多，组长和组员可能记不住分享的案例和内容，不利于彼此熟悉和组长进行小组总结。 本次活动人数太多，答题时间有限，所以写在纸片上的内容不够精彩和深入。 3. 需要发言和照顾的人数众多。	1. 第一次小组活动时家长需要带上姓名贴，写上宝宝的月龄数字，方便相仿月龄宝宝的家长坐在一起。 2. 有家长建议控制时间和人数，每次家长分享完，主持人的结尾比较匆忙，建议结合之前小组成员分享的案例进行要点的解读，加深组员的理解和共识。需要留出一定的时间来给主持人收尾，中间的时间提醒会影响家长分享的主动性和情绪。 3. 可在文件袋中放置固定数量的千纸鹤或爱心折纸，抽中者有发言机会。 4. 有几位爸爸进行了精彩的分享，认为自己是孩子的指引者，孩子是自己的好朋友，有诚意地念诗、读故事给2个月大的宝宝听，孩子非常安静地聆听，彼此有了情感沟通，感觉十分美妙。 5. 有几位妈妈有分享自己育儿经验的意愿和能力，也做了开导其他家长的初步工作。需要认识到这种现象，并合理安排好这种力量。 6. 在人数众多的小组中分小小组进行妙招讨论与分享。 7. 增加开水间和厕所的指引牌。

七、第七期干预实施过程及反思(2018年4月22日—5月19日，13个家庭)

第七期干预公众号招募帖子前后共推送了两次(5 777＋4 968人次浏览)，总共10 745人次浏览。后台显示有85名家长留下联系号码。随后学生助教使用儿童医院的座机电话回访了这 85 名报名家长，我们根据电话回访的标准化问答模板向报名家长介绍了活动性质、时间地点及课程安排，最终确认加入活动的有 30 名妈妈，学生助教征询她们同意添加微信后将其拉入活动微信群，以保持后续活动信息的通知发放和沟通联络，最终有 14 个报名的妈妈（可以算作 14 个家庭）实际到场参加活动。

以下就本期的四次活动进行简要回顾，S7-1 指第七期的第一次活动，以此类推。

表 5.10　第七期新任妈妈育儿社会支持小组服务的四次课程安排

2018 年	社工小组主题 （13:30—15:00）	医生讲座主题 （15:00—16:00）
4 月 22 日	我是妈妈，我骄傲	科学喂养
5 月 5 日	与老人合作大挑战	预防接种与睡眠
5 月 12 日	妈妈与爸爸的对话	婴幼儿常见疾病
5 月 19 日	重返职场，我做主	早期智力发育

S7-1　**主题：我是妈妈，我骄傲**。小组活动分为以下几个部分：项目及团队成员介绍；母亲角色适应小知识；社工带领妈妈们围绕母亲角色适应三维度进行澄清、思考、写作与口述分享；"我有妙招"；儿童保健科医生育儿知识讲座。活动过程记录如下：

进入 4 月，天气渐渐热了起来，经过清明节小假期的短暂休整，2018 年 4 月 22 日，"妈咪宝贝帮"项目第七期第一次小组活动于 13:30 在上海市儿童医院住院部 502 会议室如期举行。这期活动除了活动时间有所改变之外，也增添了新的活动环节，活动内容更加丰富，很多新手爸妈也迫不及待地想要加入活动中来。参加此次活动的共有 14 个家庭（共计 17 位家长），其中有 3 对夫妻档，也有一位爸爸代替妈妈前来。过了 13:00，成员们就按照约定时间陆续到达现场，在门口完成签到、领取材料包等一系列事情之后进入活动现场等待活动的开始。此次小组活动的主题是"我是妈妈，我骄傲"，华东师范大学社会工作系教师何姗姗负责此次活动的主带工作，儿童医院社工李艳红、华东师范大学两位社会工作系研究生协助开展此次活动。此外，现场还有前来观摩、学习的高校学生和一线社工等。

活动开始前，儿童医院社工部的工作人员李艳红代表社工部向组员表示欢迎，并对项目进行简单的介绍和说明，使组员对此次项目活动有了更详细的了解。

接着，社工从科学理论出发，结合时事新闻，向组员介绍什么是母亲角色适应，以及母亲角色适应的类型和影响因素是什么，帮助组员对自身的母亲（或父亲）角色形成正确、全面的认识。社工还向组员简单介绍了社工小组的性质、活动规则，并和组员共同制定小组契约，以保证每次小组活动的顺利进行。此外，社工还邀请组员在心形彩纸上写下自己来参加此次小组活动的期望，并且按照宝宝的月龄逐一进行分享，不仅表达了自己的期望，还达到了组员之间彼此认识的目的。在此过程中，大多数组员都表示想要通过小组活动学习到更多的科学育儿知识，认识更多的朋友，当然也希望学习到该如何在育儿过程中与老人合作、如何平衡家庭与工作等。

之后就进入了本次活动的主题环节，即社工邀请组员围绕母亲角色认知、角色情感和角色效能三方面，在彩纸上写下自己的想法并进行打分，让组员之间互相了解彼此的看法，正确地看待自己的母亲角色。在此阶段，社工以材料包中的千纸鹤为标志物，邀请获得千纸鹤的组员进行分享，大家都积极发言，活动现场气氛活跃。其中有位妈妈表示出于年龄的原因，她的宝宝是试管婴儿，虽然很辛苦，但是她很知足，并且觉得辛苦也是值得的。为了时刻关注宝宝的动向，她还在宝宝的床上安装了摄像头，只要看到宝宝就觉得很满足。虽然现在已为人母，但是她觉得自己做得还不够好，希望今后能做得越来越好。也有位妈妈表示自己的宝宝是早产儿，宝宝刚出生时还生病住院了，她很是心疼，情到深处，这位妈妈不禁落泪。社工及时给予这位妈妈安慰，并针对每位组员的分享，认真给予了回应，组员之间的互动也使得小组的活动氛围更加和谐融洽。

分享结束之后，社工进行总结，并进入了第二个环节——"我有妙招"，即邀请组员按照宝宝月龄分为四个小组，在睡眠、饮食、宝宝生活用品的选取等方面交流彼此之间的小妙招，最后进行分享，以达到认识彼此、交友、学习知识的目的。在分享过程中，有位妈妈分享的是有关宝宝睡眠的妙招。她表示，把宝宝从怀里放到床上的时候，宝宝总是很容易惊醒，这是因为在放的过程中，宝宝感受不到妈妈的体温而产生温度的不适应。因此，她建议妈妈们可以提前在宝宝身上盖上一条小毛巾，在放下宝宝的时候，宝宝依旧能感到周围的温度，也就不会因为不适应而惊醒了。在本环节中，组员都积极热烈地参与讨论，小组氛围达到了高潮。

随着时间的流逝，本次小组活动也在15:00进入了尾声。社工对此次小组活动进行了总结，并为组员布置了家庭作业，对下次活动的主题进行了预告。组员都认真聆听和记录，并填写了此次小组活动的满意度调查表。

最后，此次活动邀请了儿童医院保健科的医生开展关于婴幼儿科学喂养的讲座，主要对母乳喂养、辅食添加以及早产儿的相关知识进行讲解，并对组员的问题进行解答。至此，本次小组活动顺利落下帷幕。

S7-2　主题：与老人合作大挑战。小组活动分为以下几个部分：热身游戏；上期活动回顾；分享亲子合影；扔糖果游戏和智慧加油站；社工带领妈妈们围绕如何与老人合作育儿进行思维引导、引发各自思考并写作记录下来，口述分享；儿童保健科医生育儿知识讲座。活动过程记录如下：

5月5日13:30，"妈咪宝贝帮"项目第七期第二次小组活动在上海市儿童医院住院部502会议室如期举行。在门口签到之后，大家有序进入会议室坐好，拿起自己座位上的活动材料边看边等待活动的开展。参加此次活动的共有11个家庭(17名家长)，活动主题是"与老人合作大挑战"，华东师范大学社会工作系教师何姗姗负责主带工作，儿童医院社工李艳红、华东师范大学两位社会工作系本科生和研究生协助此次活动。

活动伊始，社工通过开展热身游戏"乌鸦和乌龟的故事"，让到场的每一个组员都参与其中，欢声笑语不断，他们的身心得到了放松，营造了轻松愉悦的开场氛围。

热身游戏之后，社工带领组员对小组活动的期待和母亲角色认知、角色情感、角色效能进行了回顾，总结了共同之处。接着，社工请组员进行照片的分享。在此环节中，组员都带着爱和喜悦和大家分享照片背后的故事，其中有一位组员的拍照背景是其老公求婚时用2 000多块拼图拼成的自己的头像，她很自豪地"秀了一下老公"。同时，妈妈们也普遍提到自己平时忽视了与孩子进行合照，翻找照片的时候才发现与孩子的合照很少这个问题。

在总结完亲子合影分享环节后，社工巧妙引出了本次活动的主题：与老人合作大挑战。这个环节主要通过扔糖果的趣味游戏展开。在游戏开始之前，社工强调了小组契约，并概括与老人合作的三大挑战：一是喂养观念和育儿方式不一致；二是老人自身身体健康、情绪状况和外地老人照顾问题；三是家庭关系中"夹心板"现象和双方老人的问题。

在主题分享环节，每位妈妈或者爸爸在纸片上写出自己在与老人合作带孩子过程中遇到的挑战。然后，社工邀请拥有千纸鹤的组员先进行分享。其中，有两位组员表示"有老人带孩子会相对轻松"；两位组员提到给老人订阅微信公众号进行育儿知识学习；还有一位爸爸很新颖地提到了在与老人合作的过程中，要对老人进行引导，通过权威的书籍与老人共同学习……总的来讲，卫生习惯、喂养矛盾、习惯培养等多方面育儿观念的不同，成为组员普遍认同的与老人合作带孩子过程中的挑战。此外，组员对一些能引起共鸣的话题，如"给老人订阅公众号"展开讨论，活动气氛被很好地调动起来。

组员积极分享后，社工作了总结，并介绍了老人的心理社会特点，包括退休后、有了孙子（外孙）后的心理特点以及老年人的价值感、控制感从哪里来。此外，社工指出与老人育儿合作的问题只是表象，背后是老人育儿观念、知识等需要更新，老人的尊严、价值感问题以及年轻父母未成熟到可以独当一面等。

主题分享环节结束后，进入了分组讨论环节。拿到相同颜色纸片的家庭为一组，每组成员再次彼此介绍并在组内讨论、交流与老人育儿合作的问题或妙招，将讨论的内容写在彩纸上，每组选一个代表进行分享。在整个环节中，组员讨论热烈，参与十分积极。分享结束后，社工为组员布置了家庭作业，并对下次活动主题作了预告，组员也认真地填写了此次小组活动的满意度调查表。

最后，此次活动请到了儿童保健科专家陈菲医生开展儿童睡眠相关内容的讲座（如何让宝宝有一个好的睡眠、宝宝的睡姿对头部的影响等），并对组员提问进行答疑。组员积极与专家互动，提出自己的疑问，学习科学的育儿知识。

S7-3 主题：妈妈与爸爸的对话。小组活动分为以下几个部分：上期活动回顾；分享父子合影；案例分析和分享；社工带领新手爸爸进行父职经验分享，引发各自思考并写作记录，口述分享；"我有妙招"；儿童保健科医生育儿知识讲座。活动过程记录如下：

5月12日13:00，"妈咪宝贝帮"项目第七期第三次小组活动在上海市儿童医院住院部502会议室如期举行。在现场签到、领取材料后，家长有序进入活动室等待活动的开展。共有15位家长参与了此次活动，其中6对以夫妻档的形式加入其中。本次活动的主题是"妈妈与爸爸的对话"，小组活动的设计和主带工作由华东师范大学社会工作系教师何姗姗完成，辅带工作由儿童医院社工李艳红，华东师范大学社会工作系研究生杜晓灏、许蒙蒙共同完成。

本次活动正式开始前，何老师带领组员对上周的活动进行了回顾，并再次对老年人的心理社会特点进行了讲解，对上次活动中大家分享的与老人合作的体会与反思进行了总结。

在接下来的亲子合影分享环节，何老师邀请组员依次分享了宝宝与爸爸的合影背后的故事。每一张珍贵的照片背后都有一个温馨或感动的故事，讲者幸福，听者也有同感，每一个新手爸妈大概都体会到有了宝宝之后的生活意义吧。比较有趣的是一个妈妈制作了宝宝与婴儿时期的丈夫的合照，这张跨时空的父子合影也不禁让人感叹生命的奇妙。

亲子照片分享结束，进入了今天的活动主题。大家就老师提出的问题——"有了宝宝后还有二人世界吗？""有过单独相处和促膝长谈吗？"以及"我想对你说的话"进行思考，并在纸上写下来进行分享。在听讲过程中，组员可以直接送糖给讲述者，进行鼓励、肯定和安慰。在该环节中，组员把平时想对爱人说但是没有说出来的话讲给对方听，有肯定，有感谢，有安慰，也有对以后的建议，真诚感人。有一个丈夫没有到场的妈妈，讲到丈夫对自己和家庭的付出时，情难自禁，潸然泪下。也有一对夫妻讲到生完宝宝后那段艰难的生活，以及夫妻双方的坚持与坚定的时候，双双流下了泪水，这泪水包含着对彼此的感谢以及对生活的感恩。

大家分享结束后，进入今天的"我有妙招"环节，组员对育儿过程中的技巧以及夫妻沟通技巧进行讨论。该环节可以说是达到了今天活动的高潮，大家兴致盎然，在老师提醒讨论结束后，仍然不愿意停止，可见关于孩子，大家总有说不完的话题，也可见小组的凝聚力越来越强。在大家讨论结束后，老师布置了下次的家庭作业，预告了下次活动的主题，并对此次活动进行了总结。

社工小组活动结束后，我们还邀请到了儿童保健科的陈医生进行了有关婴幼儿常见疾病与预防的讲座。陈医生就儿童营养性佝偻病与预防、儿童贫血等相关知识进行了讲解。组员认真聆听并提出自己的疑问，讲座结束后，仍然积极向医生询问问题而不愿离去，活动在组员的依依不舍中结束。

S7-4　**主题：重返职场，我做主**。小组活动分为以下几个部分：分享亲子合影；回顾前三次小组活动内容；在社工引导下对"妈妈的职场挑战和二孩计划"进行思考、写作和口述分享；正念练习（因为是小组最后一次活动，大家留下祝福与活动感言）；儿童保健科医生育儿知识讲座。活动过程记录如下：

5月19日13:00，"妈咪宝贝帮"项目第七期第四次小组活动在上海市儿童医院住院部502会议室如期举行。在现场签到、领取材料后，家长有序进入活动室等待活动的开展。共有13位家长参与了此次活动，其中有 3 对以夫妻档的形式加入其中。

本次活动的主题是"重返职场，我做主"，小组活动的设计和主带工作由华东师范大学社会工作系教师何姗姗完成，辅带工作由儿童医院社工李艳红，华东师范大学社会工作系研究生许蒙蒙、冯源溪共同完成。

本次活动正式开始前，何姗姗老师对本次活动的主题和内容对组员进行了介绍，并带领组员合唱了歌曲《最好的未来》进行暖场；接着带领组员对前三期活动主题和内容进行了回顾，并明确了活动的思路、项目目标、价值理念等，澄清组员的初心是成为合格爸妈。

接下来是"亲子照片分享"环节，根据组员提供的一家三口的合照，依次邀请到场爸妈分享照片背后的故事。每张照片都彰显着浓浓的幸福感，有的是宝宝满月当天全家的合照，有的是一家三口的快乐瞬间，也有一些家庭是交作业当天现拍的合照。这份小小的作业也让组员意识到记录全家的幸福时刻是多么重要：当爸爸或者妈妈作为记录者记录爱人与孩子的互动瞬间时，也不要忘记记录一下自己和宝宝的互动哟。

照片分享结束，活动再次回到妈妈的主题——妈妈的未来畅想：是继续工作，还是生育二宝？大家各抒己见，发表自己的观点，但普遍提到女人还是要有一份自己的事业，这样才能避免与社会脱节。但是妈妈们也提到希望能够有一份相对轻松自由的工作，毕竟有了孩子之后，自己也多了一份牵挂，要同时兼顾工作和宝宝。有位妈妈也提到一个新颖的观点，当前社会对女性还是很苛刻的，不仅要求她们像男人一样工作，还要求她们扮演好贤内助和好妈妈的角色，所以自己很羡慕生男宝宝的家庭。在二宝的问题上，家长们表示要看自己的工作、老人的身体、家庭经济状况等，不会轻易作决定。爸爸们普遍比较赞同妻子的观点，希望她们能够有一份工作以保持与社会的联结，但是也不要有太大的工作压力，一定要开心快乐。

讨论结束后，何老师带领组员进行了一个正念练习：心灵的对话。请组员闭上眼睛，逐渐放松，在老师的带领下跟着问题进行情景想象，不断给自己好的感受和愉悦的心情。这不仅是一次身心的放松，也是对家庭生活的美好想象。练习结束后，何老师还给大家分享了一些育儿妙招，受到了大家的一致好评。

小组活动结束，我们还邀请到了儿童医院保健科的专家向组员介绍了儿童早期智力开发的相关内容，包括影响儿童早期智力发展的因素、陪伴对孩子成长的重要性、如何促进宝宝运动和感觉发育等。组员认真聆听，并在讲座结束后就自己感到疑惑的问题向医生进行了咨询。

讲座结束后，何老师请大家表达了自己对活动的建议，以及对所有组员的祝福与感谢。最后，所有组员进行了合影留念，第七期小组活动圆满结束！

2018年5月19日，第七期小组活动顺利完成。研究者通过观察和反思记录下以下问题和改进措施。

出 现 的 问 题	改 进 或 保 留 措 施
1. 小组活动开始时间还是改为 13：00，试验了两次 13：30 开始，迟到情况和 13：00 开始比没有区别，不过迟到情况似乎和上一次小组活动效果有很大关系。 2. "我有妙招"环节放在最后，组员都非常积极地参与讨论。第一次小组活动按照靠背椅上的月龄贴分布就座，相邻分组，第二次开始是随机打乱分组，按照分组颜色卡分组排位并参与讨论。 3. 每个讨论小组选出一个组长，组织讨论和记录，并作最后的总结发言。 4. 第一次活动忘记提醒大家是写心愿卡在爱心形彩纸上。 5. 每次组员分享完之后，主带社工要有一定的回应和总结，给予其他组员一些泛化的经验建议或总结归纳，避免某组员的个案沦为自说自话。 6. 第二次小组活动的扔糖果环节做得不好，可能顾忌有男性成员在，人数也比较多（17人），直接过去扔糖果的家长很少。	1. 本期做的很大的改进是增加了按背靠椅贴上的月龄范围就座、千纸鹤发言名额和"我有妙招"分组讨论3个环节，大大改善了时间控制问题，并促进了组员之间的互动、表达和赋权，也提升了组员的满意度和积极性。 2. 千纸鹤发言名额实践下来，6个比8个要好，视具体情况而定，至少定6个发言名额。因为很多家庭是夫妻双方一起来，所以，看具体时间来决定是否增加额外发言人员。 3. 最重要的是小组节奏的把控，小组时间充分利用于中间环节，避免头重脚轻，虎头蛇尾。 4. 在不断地收集每次活动的组员提问并反馈给医生之后，医生也开始修改、更新自己的PPT。自下而上的推动，使我们看到了改变的可能。 5. 千纸鹤发言名额的做法有前提：如果参加的家庭数量为8—10个，可以临时取消千纸鹤的限制，每个家庭都可以发言；如果现场家庭数量过多，即超过10个家庭，且活动时间有限，则主持人需要当机立断，采取6个千纸鹤发言名额的限制，以最大限度把控小组活动时间。

第三节 第八期干预实施过程及反思

2018年5月26日—6月16日，第八期小组活动顺利开展，研究者兼任干预实施者重复实施了第七期的改良方案，效果良好，运行平稳。以下是第八期的实施过程及反思，作为这个干预研究系列的修正完整版，第八期的四次小组活动计划被放入本次干预研究的实务成果——干预手册中。

第八期公众号招募帖子前后共推送了两次（1 398＋4 000人次浏览），总共5 398人次浏览。后台显示有82名家长留下联系手机号码。随后学生助教使用儿童医院的座机电话回访了这82名报名家长，我们根据电话回访的标准化问答模板向报名家长介绍了活动性质、时间地点及课程安排，最终确认加入活动的有34名妈妈，学生助教征询她们同意添加微信后将其拉入活动微信群，以保持后续活动信息的通知发放和沟通联络，最终有19个报名的妈妈（可以算作19个家庭）实际到场参加活动。

以下就本期的四次活动进行简要回顾，S8－1指第八期的第一次活动，以此类推。

表5.11 第八期新任妈妈育儿社会支持小组服务的四次课程安排

2018年	社工小组主题 （13:00—14:30）	医生讲座主题 （14:30—15:30）
5月26日	我是妈妈，我骄傲	早期智力发育
6月2日	与老人合作大挑战	婴幼儿常见疾病
6月9日	妈妈与爸爸的对话	预防接种与睡眠
6月16日	重返职场，我做主	科学喂养

S8－1 **主题：我是妈妈，我骄傲**。小组活动分为以下几个部分：项目及团队成员介绍；母亲角色适应小知识；社工带领妈妈们围绕母亲角色适应三维

度进行澄清、思考、写作与口述分享；儿童保健科医生育儿知识讲座。活动过程记录如下：

2018年5月26日，在这雨过天晴、温度适宜的日子里，"妈咪宝贝帮"项目第八期第一次小组活动于13:00在上海市儿童医院住院部502会议室如期举行。本期活动是这季活动的收官之作，很多家长都积极报名参与到本期活动中来，我们的活动人数再创新高，活动现场氛围也异常热烈。参加此次活动的共有19个家庭（共计20位家长），其中有3位爸爸单独前来。还未到活动时间，组员就陆续到达现场，在门口完成签到、领取材料包等一系列程序之后进入活动现场等待活动的开始。此次小组活动的主题是"我是妈妈，我骄傲"，华东师范大学社会工作系教师何姗姗负责主带工作，儿童医院社工李艳红、华东师范大学两位社会工作系研究生协助开展此次活动。此外，现场还有前来观摩学习的高校学生。

活动开始前，社工先对项目进行简单的说明，并对本次活动的具体内容进行详细介绍，使小组成员对此次项目活动有了更全面的了解。

接着，社工从理论角度出发，结合时事新闻，向组员介绍什么是母亲角色适应，以及母亲角色适应的类型和影响因素，帮助组员对自身的母亲（或父亲）角色形成正确、全面的认识，组员也都积极参与并回应。社工还向组员简单介绍了社工小组的性质、活动规则，并和组员共同制定小组契约，以保证每次小组活动的顺利进行。随后，社工邀请组员在心形彩纸上写下自己参加此次小组活动的期望，并且按照宝宝的月龄逐一进行分享，不仅表达了自己的期望，还达到了组员之间彼此认识的目的。在此过程中，大多数组员表示想要通过小组活动学习到更多的科学育儿知识、认识更多的朋友，当然也希望能学习到该如何在育儿过程中与老人合作。其中有位妈妈表示自己参加此次活动的初衷是觉得小组活动的主题设计很新颖，很符合当前新任妈妈们的心理状态，她希望能够通过这个平台收获更多的知识和建议，帮助自己成长为一名更加优秀的妈妈。

之后就进入了本次活动的主题环节，即社工邀请组员围绕母亲角色认知、角色情感和角色效能三方面，在彩纸上写下自己的想法并进行打分，让组员之间互相了解彼此的看法，正确地看待自己的母亲角色。在此阶段，社工以材料包中的千纸鹤为标志物，邀请获得千纸鹤的组员进行分享，大家都积极发言，活动现场气氛活跃。有位爸爸在分享时表示，因为家庭情况的特殊性，自己作为一名"二宝"爸爸依旧和很多妈妈一样，存在工作和家庭难以平衡的问题，希望能够在参加小组活动的过程中找到好的解决办法。也有妈妈觉得自从孩子出生之后，自己其实就在和她"渐行渐远"，孩子一天天长大，而自己却一天天变老，但是她甘心如此，也愿意为孩子操心，并且希望自己永远是孩子的"女超人"妈妈。对于每位组员深情的分享，社工都及时给予了鼓励和回应，小组的活动氛围在分享中也更加和谐融洽。

分享结束之后，社工进行了简单的总结，就进入了"我有妙招"环节，即邀请组员按照宝宝月龄分为三个小组，从睡眠、饮食、运动、宝宝生活用品的选取等方面交流小妙招或者遇到的问题，最后进行分享，以达到交友、学习知识的目的。在分享过程中，有位妈妈提出最近在喂养孩子的过程中遇到了一些困难，宝宝总是吐奶吐得厉害，她表示自己有些焦虑。针对这个问题，组员都积极发言，从自身的经验出发，为这位妈妈建言献策，并且安抚她的心理和情绪，让这位妈妈得到了极大的支持，小组活动的氛围也随之达到了高潮。

时间过得真快，伴随着组员的欢声笑语，本次小组活动的主体环节也在14:40进入了尾声。社工对此次小组活动进行了总结，并为组员布置了家庭作业，对下次活动的主题进行了预告。组员都认真聆听和记录，并填写了此次小组活动的满意度调查表。

最后，此次活动邀请了儿童医院保健科的医生开展关于婴幼儿早期智力发育的讲座，主要对婴幼儿的智力、语言、感官及心理发育和教育方法进行了讲解，并对组员的问题进行了解答。至此，本次小组活动顺利落下了帷幕。

S8-2主题：**与老人合作大挑战**。小组活动分为以下几个部分：热身游戏；上期活动回顾；分享亲子合影；扔糖果游戏和智慧加油站；社工带领妈妈们围绕如何与老人合作育儿进行思维引导，引发各自思考并写作记录，口述分享；儿童保健科医生育儿知识讲座。活动过程记录如下：

6月2日13:00，"妈咪宝贝帮"项目第八期第二次小组活动在上海市儿童医院住院部502会议室如期举行。在门口签到之后，大家有序进入会议室坐好，拿起自己座位上的活动材料边看边等待活动的开展。参加此次活动的共有19个家庭（23名家长），活动主题是"与老人合作大挑战"，华东师范大学社会工作系教师何姗姗负责主带工作，儿童医院社工李艳红、华东师范大学两位社会工作系本科生和研究生协助此次活动。

活动伊始，社工通过开展热身游戏"乌鸦和乌龟的故事"，让到场的每一个组员都参与其中，欢声笑语不断，他们的身心得到了放松，营造了轻松愉悦的开场氛围。

热身游戏之后，社工带领组员对小组的期待和母亲角色认知、角色情感、角色效能进行了回顾，总结了共同之处。接着，社工请组员进行照片的分享。在此环节中，组员都带着爱和喜悦和大家分享照片背后的故事，其中一位组员分享了自己每个月和宝宝穿同一件衣服在同一地点的合影，以此来见证宝宝的成长。同时，妈妈们也普遍提到自己平时忽视了与孩子进行合照，翻找照片的时候才发现与孩子的合照很少这个问题。

在总结完亲子合影分享环节后，社工巧妙引出了本次活动的主题：与老人合作大挑战。这个环节主要通过扔糖果的趣味游戏展开。在游戏开始之前，社工强调了小组契约，并概括与老人合作的三大挑战：一是喂养观念和育儿方式不一致的问题；二是老人自身身体健康、情绪状况和外地老人照顾问题；三是家庭关系中"夹心板"现象和双方老人的问题。

在主体分享环节，社工将组员分为两组，围成两个距离适中的圆圈，并请每位妈妈或者爸爸在纸片上写出与老人合作带孩子过程中遇到的挑战。然后，社工邀请组员轮流分享。其中，两位组员表示"有老人带孩子会相对轻松"；一位组员表达自己和老人的合作是"相爱相杀"；还有一位组员幽默地"吐槽"婆婆总说"别人家的儿媳妇"……总的来讲，卫生习惯、喂养矛盾、习惯培养等多方面育儿观念的不同，成为组员普遍认同的与老人合作带孩子过程中遇到的挑战，活动整体气氛较好。

在组员积极分享后，社工作了总结，并介绍老人的心理社会特点，包括退休后、有了孙子（外孙）后的心理特点以及老年人的价值感、控制感从哪里来。此外，社工指出与老人育儿合作的问题只是表象，背后是老人育儿观念、知识等需要更新，老人的尊严问题、价值感问题以及年轻父母未成熟到可以独当一面等。分享结束后，社工为组员布置了家庭作业，并对下次活动主题作了预告。

最后，此次活动请到了儿童保健科专家开展讲座，主要讲解婴幼儿常见疾病的防护措施，包括湿疹、佝偻病、缺钙、防晒等常见问题，并对组员提问进行答疑。组员不断与专家互动，提出自己的疑问，学习科学的育儿知识。

S8-3　**主题：妈妈与爸爸的对话**。小组活动分为以下几个部分：上期活动回顾；分享父子合影；案例分析和分享；社工带领新手爸爸进行父职经验分享，引发各自思考并写作记录，口述分享；儿童保健科医生育儿知识讲座。活动过程记录如下：

6月9日13:00，"妈咪宝贝帮"项目第八期第三次小组活动在上海市儿童医院住院部502会议室如期举行。由于本期活动报名家庭较多，根据前两次活动经验，分享时间较长，为了取得更好的活动效果，活动整体延长15分钟，预计于14:45结束。本次活动的主题是"妈妈与爸爸的对话"。小组活动的设计和主带工作由华东师范大学社会工作系教师何姗姗完成，辅带工作由华东师范大学社会工作系研究生杜晓灏和汪庭娟共同完成。共有16个家庭、19位家长参与了本次活动。

活动伊始，社工带领组员一起回顾上次"与老人合作大挑战"的活动内容，回顾老人的心理社会特点，并重点提及组员的分享内容，归纳与总结组员的收获。接下来进入分享宝宝与宝爸合影的环节，宝爸宝妈们积极分享拍摄时的情景与背后的故事，并提及拍摄时的感受。与宝宝和宝妈合影的不同之处在于，宝爸们大多陪宝宝玩游戏或进行户外活动，俨然是宝宝的"游乐场",但是这些照片的共同点是都向我们展示了充满爱与期待的亲子关系。

家庭合影分享结束后,就正式进入了本次活动的分享环节——妈妈与爸爸的对话。社工引导组员思考:孩子出生后,有没有一直想对爱人说,但是没有说出的话,可以是吐槽,也可以是感谢,或者是期望。这些都是组员们可以思考并分享的问题。组员将关键词写在卡片上,积极分享自己的故事与感受。有位宝妈说到宝爸一直都是当之无愧的好老公,对自己、对宝宝、对家人都无微不至地照顾,非常感谢宝爸一路陪伴和支持;也有宝妈提到原本自己和宝爸决定"丁克",后来意外有了宝宝,再三考虑后决定留下,虽然吃了很多苦,但是宝爸一直默默提供心理、生理、生活上的各种支持,现在一切都很幸福;还有宝妈提出自己的苦恼,即疲于处理大宝和宝爸的关系,社工与组员纷纷表示安慰和支持,也给出一些建议……分享环节有序而热烈地进行,带组社工何老师也与组员分享了自己的观点以及前几期宝爸宝妈们的经验建议,带给组员们很多思考与收获。

然而,因为参与组员较多且都积极分享,小组活动时间所剩无几,社工告知剩下的"锦囊妙计"分享等活动环节并与组员协商将剩下的环节延期到下次活动作为回顾总结。征得组员同意后,社工预告下次活动的主题与内容,随后结束本次社工小组活动。

最后,本次活动邀请到了儿童医院院内专家开展关于宝宝睡眠的讲座,向组员介绍宝宝的睡眠规律、宝宝常见睡眠问题、可能的影响原因及应对方法等。在讲座最后的互动环节,组员纷纷向专家提出自己的疑问,专家对每个问题都进行了认真详细的讲解,组员收获良多。

S8-4 **主题:重返职场,我做主**。小组活动分为以下几个部分:分享亲子合影;回顾前三次小组活动内容;在社工引导下对"妈妈的职场挑战和二孩计划"进行思考、写作和口述分享(因为是最后一次小组活动,大家留下祝福与活动感言);儿童保健科医生育儿知识讲座。活动过程记录如下:

2018年6月16日,虽然正值端午假期,但依旧挡不住宝爸宝妈们如火的热情，"妈咪宝贝帮"项目第八期最后一次小组活动依旧于 13:00 在上海市儿童医院住院部 502 会议室如期举行。本次活动是这期活动，也是这季活动的收官之作，宝妈宝爸们都准时赶赴现场，活动参加人数依旧不减，活动现场氛围也异常热烈。参加此次活动的共有 17 个家庭（共计 19 位家长），其中有 4 位爸爸陪伴宝妈前来。还未到活动开始时间，家长们就陆续到达现场，在门口完成签到、领取材料包等一系列程序之后进入活动现场等待活动的开始。此次小组活动的主题是"重返职场，我做主"，华东师范大学社会工作系教师何姗姗负责主带工作，儿童医院社工李艳红、华东师范大学两位社会工作系研究生协助开展此次活动。此外，现场还有前来观摩学习的高校学生。

活动一开始，社工就先对之前的活动进行了回顾和总结，包括活动的项目目标、活动价值理念、母亲角色适应、与老人合作的妙招、与丈夫（妻子）沟通的技巧等内容，帮助宝爸宝妈们整理几次活动以来自己的收获。

接着，社工邀请组员对上次的家庭作业，即全家福进行分享。组员都面带笑容，热情地分享照片背后的趣味故事。其中有位妈妈表示这次作业其实是他们的第一张全家福，很有纪念意义。此时小组中充满了欢乐，小组氛围也变得更加轻松融洽。

之后就进入了本次活动的主题环节，即社工邀请组员们针对工作、二宝等内容，在彩纸上写下自己对"妈妈的未来畅想"，并且邀请组员进行分享。组员都很认真地进行分享，包括自己对今后的规划，或者是自己在工作方面正面临的问题等。其中有位妈妈表示自己在生宝宝之前从事的是互联网工作，工作一直都很拼，生完宝宝之后也一直想回到工作岗位。可是回到工作岗位之后，她发现，因为她是工作团队中唯一的妈妈，加上产假耽误了比较长的工作时间，她在工作中遭受到了排挤。虽然她觉得为了宝宝，短期内的个人牺牲是值得的，但是内心又不快乐，所以她在考虑是否要转行，以及转行之后如果面临一系列更复杂的问题，她究竟该怎么办。社工和组员都认真聆听，针对她的问题也给予了回应，并且鼓励她在活动结束之后继续和其他组员进行探讨交流，组员之间的互动频率也随着彼此的分享而增加。

分享结束之后，社工进行简单的总结，也结合自身实际为组员提供了很多可供参考的建议。社工以一首《最好的未来》作为背景音乐，对本期活动进行总结，并为组员送上具有纪念意义的相框以及真诚的祝福和感谢作为礼物，鼓励组员在今后的生活中继续成长！组员与社工共同完成活动合影，并填写了此次小组活动的满意度调查表，本次社工小组活动也正式结束。

最后，此次活动邀请了儿童医院保健科的张媛媛医生开展关于0—3岁婴幼儿科学喂养的知识讲座，主要对婴幼儿母乳、奶粉的喂养以及辅食的添加进行讲解，并对组员的问题进行解答。至此，本次小组活动顺利落下了帷幕。

小结

截至2018年6月，课题组结束了本次干预研究课题为期一年的干预实施周期，并为活动画上了圆满句号。从2017年7月到2018年6月，为期一年的八期小组服务由四次连续(每周六下午一次)的社工小组和医生讲座组成，总共开设32次小组，累计服务112个家庭和480人次的新任父母(平均每次活动15人参加)。在这一年里，除去寒暑假，研究者和工作团队的所有成员及合作单位(包括儿童医院社工部、儿保科医生，社工研究生及本科生等)风雨无阻，无论严寒酷暑，都坚持不懈地在周六下午如约提供小组服务，其中"干预过程中的变与不变"总结如下。

不变的是研究团队所有成员始终抱有坚定的为新任妈妈提升其育儿社会支持水平的决心和信念。作为社工小组的主带负责人、儿童医院社工，研究者本人和所有开设讲座的儿保科医生在32场小组活动中从未缺席。依据前期文献综述和理论回顾设定的活动框架，每一期活动均包含四个活动主题(新任母亲角色适应、与老人的育儿合作、妈妈与爸爸的对话、重返职场的规划与适应)，也基本未变。

变化的是依据小组活动实际情况不断微调、更新、升级的活动形式和活动内容，比如针对组员迟到现象突出的情况设定了前情回顾和家庭作业（亲子合影）分享的小组开场环节；针对报名人数众多的情况设置了平行小组，但事实证明平行小组的效果并不突出，随后又取消了这样的设计；小组活动后家长反馈的建议提示我们，家长需要指引，否则小组活动容易变成"吐槽"大会而失去其意义；此外，大部分家长希望小组活动的时间更长，所以从第二期开始，社工小组活动时间延长到一个半小时。

根据八期活动运行经验，活动方案主体随着项目经验积累而不断完善，活动内容逐渐调整并进化到贴近家长需求、实时根据实际开展情况不断完善，活动形式也不断优化改进，比如时长增加、分享形式比重加大、贴心设计等。以下为八期活动总结出来的小组活动开展经验。

1. 服务对象由最初聚焦于新任妈妈，逐渐加入新任爸爸。新任爸爸可以贡献很多来自男性的解读视角，给小组工作增添独特动力。

2. 场地道具的使用至关重要，需要精心选择和准备。初始场地（如第一期）很合适开展小组（15人左右）活动，场地面积40平米左右，采光好，有地毯和可移动桌椅，舒适度和私密度较好，有电脑和投影。活动道具的准备也有讲究，可选取特定的彩纸、马克笔、文件袋、糖果、话筒，增强活动效果。

3. 小组规模保持在10—15人则活动效果最好，时间控制在1.5小时。人数太多，虽然可以开设平行小组，但效果会打折扣。

4. 小组分享模式、ORID（问题、体验、诠释、行动）思维引导模式：输入—输出—输入，可采用提问＋引导复述的形式，即让组员思考一个主题问题，手写在彩纸上，口述分享所写内容，每一次分享经过了思考—手写—口述整个环节，有利于深度思考和有条理的表达，帮助组员澄清问题和体验描绘、自我诠释，主带给予适当诠释和行动引导，也有利于主带或者研究者收集活动素材和研究数据，其中写有组员思考内容的彩纸会被分类、拼接、汇成图片，最后集合发给组员留作纪念。

5. 项目运行管理不断改良，管理工作需要得力助手和精兵强将（不断凝练，精简编制，各尽其责），并需要将活动流程标准化，包括招募、打电话、回访，每一次活动通知和活动结束回访的内容应标准化、模板化，提高工作效率。

第六章　医院内小组干预服务的整体性评估

　　社会工作干预和社会工作干预研究的共同之处在于开展实际的社工介入服务，但不同之处在于社会工作干预研究有着知识生产的任务。社会工作干预研究通过在实际提供服务过程中采集数据，科学验证干预措施的有效性，通过研究手段不断优化和提升服务品质。通过不断开展高质量的干预研究，社会工作服务将可以逐渐由现阶段的粗放式发展，走向未来的品质化、效率化、高水平发展。

　　社会工作干预研究的整体性评估由形成性评估和结果性评估组成（吴帆，2018），形成性评估的目的是优化干预执行的过程，是对于"正在做什么"进行不断总结归纳，根据正在进行的工作反馈作出更改、优化工作方案的决定，整个形成性评估的过程可能类似于"厨师品尝正在做的汤"；结果性评估的目的是鉴定整个服务的结果如何，给所有利益攸关者（如服务对象、服务监督者、服务出资方等）一个交代，是对"所有工作做得如何"作出评鉴和结果评定，总结已经发生了什么，服务对象在前后测量中发生了什么改变，改变的方向是否与期望目标一致，针对预定的干预目标是否发生了相关目标变量（知识、态度、价值观、技巧、行为模式等）的变化，然后研究者可以根据已经发生的服务导致的结果评价作出决定，类似"顾客品尝已购买的汤"。

　　本研究是一项社会工作干预研究，同时也是干预服务项目，属于在服务中开展研究的类型。新任妈妈社会服务项目传送模式如图 6.1 所示。本研究的项目经费较为充裕，一开始是合作单位上海市儿童医院获得了上海市妇联巾帼园资助开展为期一年的新手妈妈育儿焦虑缓解的社会服务，接着是研究者获得了教育部人文社会科学研究青年基金项目立项的科研资助，于是我们搭建工作团队，设计了干预方案，启动了干预实施，华东师范大学社工系师生团队与上海市儿童医院社工部、儿童保健科医生共同组成了干预服务团队工作人员，为0—1岁婴儿的父母提供为期四次在周六下午开展的小组服务。

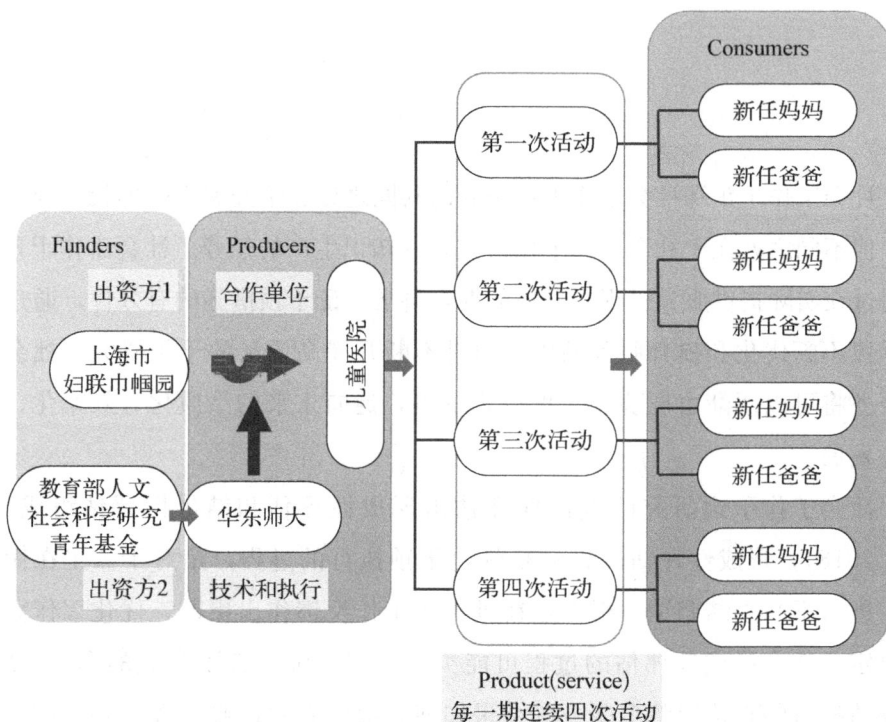

图 6.1　新手妈妈社会服务项目传送模式

整个干预项目有三个主体组成部分，分别是服务出资方、服务生产者和消费者，而产品就是传递给新任妈妈及新任爸爸的连续四次小组活动，出资方负责提供项目经费并履行监管职责，生产者(高校及合作医院)负责提供服务方案的研发、设计和执行，消费者(新任妈妈及爸爸)接受社工服务、给予服务反馈并填答一定的问卷和活动表单。

第一节　形成性评估

一、干预活动招募的报名情况

干预活动的通知是通过合作医院微信公众号定期发布的，在后台数据库能看到家长留下的报名电话，经过电话沟通后邀请进群的家长数量每次均有记录，实际到场的家庭及家长数量则通过每次活动签到表记录（参见附录中干预手册里的活动表单）。八期的报名数字统计情况从表6.1可以看出，公众号的干预活动推送帖浏览量数字较为客观，通常是分两次推送，所以表中由两个数字相加得到总体的浏览量，每一期一般都保持在比较恒定的5 000—7 000人次看到干预活动的通知；但在后台报名的家长人数却很少，因为浏览人群是绑定了该医院公众号以方便日常就医挂号的儿童家长（无论儿童的年龄大小），而干预对象限定为0—1岁婴儿的母亲，加上该人群的特点是出门3—4小时的可能性比一般人群要低（需要在家看护婴儿或需要喂奶等），所以后台填写报名问卷并留下手机号码的人数比例只有1％左右，从后来经过询问发现参与家长的住址来自上海不同区可以得知，不一定是在附近居住的家长会前来参加活动，其中最远的是单程两小时的双胞胎新任妈妈，或许出门通勤时间长是阻碍新任妈妈出门参加活动的重要原因；在后续跟进电话回访报名家长样本中，30％—50％的家长会确认参加活动并最终进入活动微信群，因为通过电话沟通可以传递更为具体的活动信息和具体要求，在听到学生助教关于项目性质与时间地点的介绍后，招募比例有所上升；我们还统计了实际到场参加活动的家长数量，该部分人群作为干预组的成员，只占报名参加活动的微信群家长人数的一半。纵观整个八期活动，每期的报名人数和最后实际参加家长的人数是相对稳定的，也刚好符合开设社工小组的人数范围（10—15人）。

表 6.1　八期干预活动的招募与报名数据汇总

	第一期 7.1— 22	第二期 9.23— 10.28	第三期 11.11— 12.2	第四期 12.9— 12.30	第五期 1.6— 1.27	第六期 3.10— 3.31	第七期 4.21— 5.19	第八期 5.26— 6.16
公众号帖子浏览量	226＋ 5 410 ＝5 636	1 393＋ 5 459 ＝6 852	1 573＋ 4 905 ＝6 478	1 405＋ 5 702 ＝7 107	3 751	5 117＋ 1 798 ＝6 915	5 777＋ 4 968 ＝10 745	1 398＋ 4 000 ＝5 398
后台报名家长	71 1.3％ ＝71/5 636	50 0.7％	54 0.8％	69 1％	48 1.3％	71 1％	85 0.8％	82 1.5％
电话回访确认家长（进微信报名群）	23 32.4％ ＝23/71	26 52％	26 48％	30 43.5％	24 50％	30 42.3％	30 35.3％	34 41.5％
实际参加活动家庭数	11 47.8％ ＝11/23	16 61.5％	11 42.3％	16 53.3％	11 45.8％	15 50％	13 43.3％	19 55.9％

二、服务对象实际出勤情况

每次活动开始前，前来活动现场的家长需要在前台工作人员处填写签到表（参见附录中干预手册里的活动签到表）。从统计的八期出勤人数看，每期参与家庭数量保持在 11—19 个，如果按照基数是后台报名的家长人数，以此作为分母测算，则报名成功率是 10％—20％左右，按照基数是电话回访报名进群的家长人数，以此作为分母测算，则报名成功率是 50％左右。该结果提示社会公益性质的社会服务干预活动的服务对象招募并非易事。虽然接受干预服务是不收费的，但在实际招募中有家长会质疑服务开展的性质和目的，甚至有人在电话里听到收取活动押金时会怀疑是诈骗，经过工作人员的耐心解释后，后期实际参加服务的家长们打消了疑虑。由于整个活动是在医院的教室中开展，并有医院的医生到达现场为家长们授课，研究人员的高校教师身份及专业的社工小组，都为与服务对象建立信任关系打下了良好基础。

从表 6.2 的统计结果可知，在干预组（即参加了活动的新任妈妈）中大部分（96.4%）家长坚持参加了 3—4 次的小组活动，其中全程参加四次活动的人数占比是 67.9%。

表 6.2　服务对象干预后及追踪回访人数统计

		干预后立即回访人数	干预后 3 个月回访人数
干预组	参加全部四次活动	57	23
	仅参加三次活动	24	10
	仅参加一次活动	3	1
	小　计	84	34
对比组	没有参加活动	38	12
	总　计	122	46

三、服务对象参加每期活动结束后的满意度得分及活动反馈情况

每次小组活动结束后，研究者都会请服务对象填写对社工小组活动的满意度调查表，在每一期四次活动结束后我们会请服务对象填写活动反馈表（满意度调查表和活动反馈表参见附录中干预手册的活动表单），通过计算每一期四次社工小组服务满意度调查的平均分，得出如图 6.2 所示的结果，结果显示第一到第四期的满意度平均分较为平稳，为 90—92 分（共计 10 题，每题 0—10 分，满分是 100 分），显示出服务对象对于社工小组服务较为稳定且良好的评价，但中间第五和第六期出现了短暂满意度评分下滑，这是因为在 2018 年开春举行活动，天气较冷且中途换过医院内的服务场地，工作团队尤其是主带社工出现短暂的服务倦怠，导致服务效果受到影响。但在每期的服务动态评估后服务设计及执行均进行了及时的改良和优化，最后两期（第七和第八期）社工小组的服务满意度有所回升并超过了最开始的平均分，达到了更高的水平（92—95 分）。

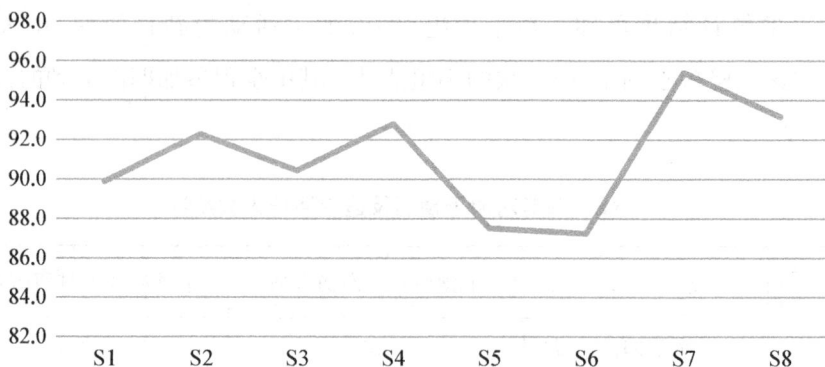

图 6.2　第 1—8 期社工小组服务满意度调查平均分

　　由于我们的服务包括社工小组和医生讲座，在每一期四次活动结束后请服务对象填写活动反馈表，汇总数据后发现除了第一期数据没有收到，其余七期活动反馈得分均已收齐，分析结果如图 6.3 所示，基本曲线特征和趋势与图 6.2 相近，也出现了前期平稳、中后期有所下滑，但最后回升的态势，说明包含了社工小组和医生讲座的整体服务反馈得分与单独社工小组满意度得分相近。

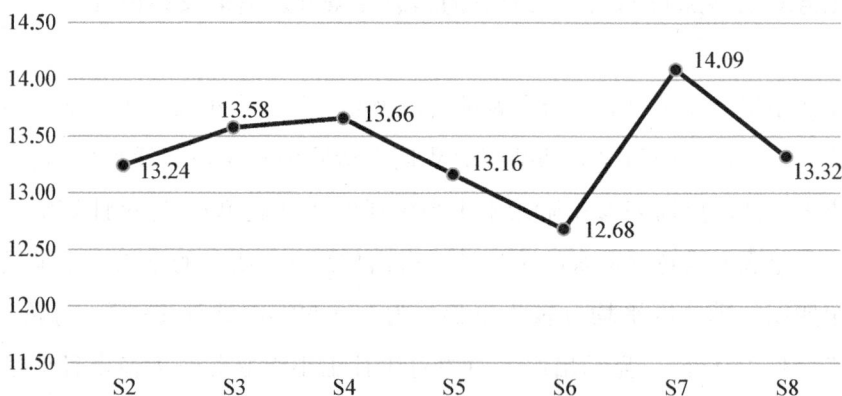

图 6.3　第 2—8 期整体活动反馈平均分

四、服务对象在服务过程中提出的活动评价及改进建议

　　在每次活动结束后，研究者都会邀请新任妈妈们对干预项目本身提出一些

主观的活动感受和建议意见，因篇幅有限，以下仅引述最后一期（第八期）的15位新任妈妈的活动反馈文字（均是通过微信留言给研究者）。从活动反馈内容看，新任妈妈们都十分认可干预活动本身带来的帮助，包括答疑解惑、交流信息和情感释放、社会认可等，对活动本身、工作团队也持有较好的肯定态度，只是觉得时间太短，不足以有更多收获。服务时长不够充分是本干预项目的局限之处，也是未来有更大提升空间的地方。

Jessie：虽然到儿童医院要穿越整个上海市区，但最终还是坚持参加完四次"妈咪宝贝帮"的活动。感谢活动的组织方，谢谢何老师的认真倾听和给予的启示。首先，每次活动的主题都很贴近现实，也是对自己育儿过程的一次回顾和审视。第二，活动的组织形式比较丰富，有游戏、照片分享、回答问题、互相支招等。大家有很多交流和分享的机会。第三，医生讲课认真，特别是陈佳英医生，讲得特别仔细。第四，希望能总结每次活动中宝爸宝妈们好的育儿经验，多给些锦囊妙计。时间如果能从13:30开始，会更加宽裕些。这次宝爸虽然在家带娃，没能参加活动，但把手册给他看了，希望对他也有帮助！最后，谢谢何老师提供挤奶的场所，还等我挤完奶开始，使我能顺利参加完四次活动。多谢！

Shrewda：参加这次培训活动，我最重要的一个感受是：父母是孩子的第一责任人的地位和责任绝不能动摇（即便是孩子的祖辈），养育孩子过程的每一分努力，让我们成就了更好的自己。很开心能有这样的机会和老师以及其他新手父母交流。

Elizabeth：每次活动都收获多多，每节课针对不同要点所作的分享发言，让我发现了不一样的自己和家人，也能在大家的发言中找到共鸣，并越来越体会到老师说的"宝宝是我们在社会大学里的终极导师"，和宝宝共同成长。

建议：这期课程的参与家庭数量感觉稍微有点多，感觉数量少一半左右的话，可能在分享环节或是课程进度上更为舒服一点。

谢谢老师带给我们的课程，这么晚打扰也是不好意思，娃都睡了，做完家务才有时间看会儿手机。

菜菜：新手妈妈需要学习的太多，这个项目提供了丰富的知识，快速帮助新手妈妈适应自己的多重角色，使新手妈妈能从社会心理理论和别人分享的经验中找到适合自己的方式；医生的育儿主题也涵盖了最主要的婴儿相关护理知识，为新手妈妈建立解决难题的信心。

晨夜：四次活动主题选择得非常好，让我有机会了解到其他新手爸妈的育儿经验，从中总结自己的优点和不足。何老师团队尽职尽责，邀请的讲课老师和讲课内容都非常契合新手妈妈的需求，感恩有机会参加了本次活动。

小小罗：感谢"妈咪宝贝帮"，让我知道我现在这个角色的重要性——我是妈妈，是妻子，是女儿，更是我自己。

Coffee bean：很高兴能参加这次"妈咪宝贝帮"的活动，感觉自己成长了很多，也学到了很多，能更好地处理家庭与工作的关系，更好地处理与家人、宝宝的关系，也有了更多与其他爸爸妈妈交流的机会，感谢所有的工作人员，希望活动可以帮到更多的人！

则牧：何教授讲座的主题符合热点，解析明了到位，精彩纷呈，受益良多，同组的新手爸爸妈妈也是哲思超凡、生活体悟深刻，让我从更高的角度思考照料宝宝、当好妈妈的方式，获益匪浅。聆听讲座后，我能够更有热忱、更有思路地在生活中实践。希望能举办宝宝 1 岁后的育儿讲座，给予更多指导帮助。谢谢！

土豆妈：四期活动总体来说很贴近生活，提供了平常遇到的一些困难的解决方式，以及提升自我、处理在育儿和家庭关系等方面的干货，非常实用。希望以后有更多的活动，开发成熟的课程给需要的家长以共同进步。其实这样的活动课程不管在需求还是普及方面都是非常有必要的，不管对新手妈妈还是二胎妈妈的知识"回炉"都很有帮助。这样的事一定要坚持、坚定地做下去，小则使新手父母在养育孩子方面更加得心应手，大则对提升人们的素质有很大的帮助。总之非常感谢何老师在这方面的努力和付出，谢谢！

希望以后能普及。

汪妈妈：因为我要陪大宝早教，所以这次活动都是先生参加的，他反映是非常好的活动，希望能开展更多这样的好活动。期待下次我可以参加。谢谢各位医生、老师。

走走：非常感谢可以参加新手妈妈的活动！获得了期待的儿童医院专业医生的育儿建议，特别喜欢活动所关注的妈妈话题！

通过和大家分享，听到大家的故事和建议，重新询问自己的内心，收拾整理作为新手妈妈的心情！这也是现在社会、家人包括新手妈妈自己很容易忽略，需要静下心来细细探讨的。

重新思考作为妈妈这个新角色与社会、每个家庭成员的连接、沟通、交流方式。

再次感谢何老师和何老师团队对此次项目活动内容的精心设计和付出！特别棒的活动，我身边很多妈妈来跟我主动讨论关于这个妈妈课堂的话题，我也会在每次课后和家人慢慢讨论商量。

我对社工系有了更深的认知，很有趣的科系呀。

加油加油，期待！我会继续关注，以后活动我也要报名参加的。

我会积极关注何老师的项目活动。

孙妈妈：参加此次活动，我觉得我修炼了自己，提升了自己，变得更有同理心和自信心了。我的内心更笃定，而且时时刻刻充满了正能量。非常感谢活动组织者的辛勤付出。希望我们建立的群不会随着活动结束而解散，希望大家在群里可以继续进行育儿话题的交流、问题的倾诉，也希望继续进行线下的活动。

希望以后多一些孩子可以参加的公益活动，我希望孩子成长为善良的人。

铁铁：该系列课程对于新手爸妈非常实用，更是给妈妈提供了一个产后分享交流的平台，让我重新审视自己并调整心态，育儿的道路辛苦又漫长，感谢老师的短暂相伴，希望在微信群里能继续保持交流，给予科学的指导。

啤酒瓶：本次的活动内容设计得非常棒哦，很适合我这种新手妈妈。通过参加这次活动，我体会到了妈妈这个角色是有多么重要，责任多么重大，谢谢您这个团队，给予了我做好母亲这个角色的信心！

Tang：1.增强团体氛围，例如有成员发言时，大家积极鼓掌，给予鼓励。2.增加交流，例如当成员叙述完时，大家互动讨论，适当给予意见或建议，不再是听过结束。3.来参加活动的妈妈基本都是焦虑的，希望医生讲座多些干货，而不是照读PPT，说些大家都知道的内容。4.设立专门的医疗提问环节，让每个妈妈都能问到问题，而不是事后抢着追着医生问。

研究者通过访谈了解新任妈妈对于活动组织的满意度、项目对于自己的帮助、对未来项目开展的建议等，设置小组活动观察员对新任妈妈及其家庭参与小组活动过程进行观察，并对观察到的信息进行记录，从而获得资料。以下内容（表6.3）是根据回访文本和观察员记录的内容进行归纳整理所得。可以看到总体评价是好的，组员表示在小组服务中获得的工具性和情感性支持都有所提高，解决了很多实际的问题，也得到了情感共鸣，对于项目组织方和社工都表示了感谢和肯定。但在活动建议方面，组员和小组观察员（2名）都给予了不同方面的回应，意见尤其集中在时间把控和组员人数管理方面，而组员的招募也和时间把控密切相关，这提醒组织方未来在人员招募和时间管理方面需要更加用心和有科学合理的安排，以保证在规定的活动时间内取得最佳的服务效果。

表 6.3　服务对象和小组观察员对于服务开展的
主观评价与改进建议归纳

主　题	代 表 性 回 答
总体评价	● 我觉得活动主题还是不错的(美文妈) ● 这个活动对于我很有意义，认识了很多宝妈们，每一期的分享活动我都很有共鸣，会有"哦，原来他们也这样啊"，也会有"还好我没有这个困扰"的小侥幸。于是我就明白其实自己遇到的这些育儿方面的问题真的没什么大不了的。我也在分享中找到了解决问题的方法。(萌妈) ● 活动氛围很好，能学习到很多新知识，并和其他家长交流经验。期待后续会开展1—3岁的妈咪宝贝活动。(甜橙妈妈) ● 这是我第一次参加社工小组形式的活动，体验很多。(圆圆妈妈) ● 很开心能有这样一个机会认识很多宝妈，大家一起交流经验，分享知识，也很感谢组织单位和讲课老师的辛勤付出。(小艾)

主　题	代 表 性 回 答
致　谢	● 感谢何老师和儿童医院给新任妈妈搭建这个角色适应交流平台，活动从妈妈自身、家庭关系、社会关系这几个方面层层深入，帮助新妈妈学会适当地表达想法和进行必要的情绪控制，尤其在促进家庭和谐、处理婆媳矛盾方面给出了很多实用的建议。（钱妈妈） ● 感谢何老师和儿童医院提供我们交流的平台。（甜橙妈妈）
活动时长	● 时间总体比较赶，人数多，每个人没有充分展开的时间，或者展开了就被提醒超时了，特别到最后，老师总结的时候，都很匆匆忙忙。最好能结合现场的案例，或者其他案例来说明总结的要点。（美文妈） ● 建议 13:30 开始，这样对于住得远的妈妈来说会比较方便，因为大部分人午饭开始时间都是 12:00，12:30 吃完饭再打车过来时间很紧张。（萌妈） ● 希望可以再增加点活动时间，方便参与者互相交流。（圆圆妈妈） ● 希望能增加活动次数，增进组员之间的了解。（小艾）
时间把控 （观察员）	● 迟到问题。迟到人数还是相对较多，因而活动开始的时间延迟了将近 15 分钟，这导致活动后面的时间很紧张。 ● 时间的把控。在扔糖果环节，组员谈到自己家的情况都很积极，但个别组员花费时间过长，尤其是情绪失控的妈妈，有很强的倾诉欲望，工作人员也不便打断，导致总体上该环节耗费时间有些长。（小组观察员 1）
组员人数 （观察员）	● 因组员人数较多，在主题分享环节出现了左边组员分享、右边有组员玩手机，右边组员分享、左边有组员玩手机的现象。 ● 轮到某个组员分享时，社工和大部分组员的注意力都集中在这个组员身上，还需要等待一段时间才分享的组员（玩手机）的注意力如何才能更好地集中？ ● 是否需要考虑新的分享次序，从而更好地提高组员的投入度？ ● 但从另一个角度又觉得，组员有选择性倾听的权利，是他们自己决定倾听的内容和投入程度。社工适当提醒是否会好一些？两者之间的度如何把握？ ● 出现这种现象和组员人数有一定关系，可能人少一些会更好，但之前也出现了组员人数太少导致气氛冷清的局面。以后在招募组员人数时，也许可以考虑人数限定，如果出现了人数较多的情况，则针对组员的需求进行二次筛选，把有限的名额给相对更需要参与的人，其他想参与的组员可等以后有类似的招募活动（例如招不够组员）时再联系，这样使得人数和需求匹配度更高，但同时也引发了新的问题：招募工作量增加，灵活调配的现实可操作性不强等。

第二节　服务成效评估

一、一般人口学及婴儿照护等基本特征比较

干预组和对比组在基线测量中的一般人口学特征对比结果参见表 6.4。干预组与对照组在宝宝性别、父母受教育程度、父母工作状态、家庭月收入、宝宝照护方式、宝宝喂养方式、母亲年龄、宝宝月龄等方面均无显著性差异。参与者的平均年龄为 32.59 岁（范围为 25 岁到 45 岁）。在目前的研究中，大多数新任妈妈（80％以上）都有全职工作，并且受过良好的教育。其中近一半（约50％）的家庭每月收入超过 2 万元人民币。这些家庭中的大多数（80％以上）采用祖父母高度参与照顾婴儿的方式。

表 6.4　服务对象一般人口学特征的基线测量对比

	总体 （N=122） %(n)	干预组 （N=84） %(n)	对比组 （N=38） %(n)	χ^2	p
宝宝性别					
男	52.5(64)	51.2(43)	55.3(21)	0.17	0.68
女	47.5(58)	48.8(41)	44.7(17)		
父亲受教育程度					
初中及以下	0.8(1)	1.2(1)	0		
高中	3.3(4)	2.4(2)	5.3(2)		
大专	6.6(8)	3.6(3)	13.2(5)	9.22	0.06
本科	52.5(64)	48.8(41)	60.5(23)		
研究生	36.9(45)	44.0(37)	21.1(8)		
母亲受教育程度					
初中及以下	2.5(3)	2.4(2)	2.6(1)		

	总体 (N=122) %(n)	干预组 (N=84) %(n)	对比组 (N=38) %(n)	χ^2	p
高中	11.5(14)	7.1(6)	21.1(8)		
大专	50.0(61)	50.0(42)	50.0(19)	5.87	0.12
本科	36.1(44)	40.5(34)	26.3(10)		
母亲工作状态					
全职工作	86.1(105)	88.1(74)	81.6(31)		
兼职工作	3.3(4)	2.4(2)	5.3(2)	1.12	0.57
无业	13(10.7)	9.5(8)	13.2(5)		
父亲工作状态					
全职工作	99.2(121)	98.8(83)	100.0(38)	0.46	0.50
兼职工作	0.8(1)	1.2(1)	0		
家庭月收入(元)(N=97)*	N=97	N=64	N=33		
5 001—8 000	6.2(6)	7.8(5)	3.0(1)		
8 001—1 2000	11.3(11)	10.9(7)	12.1(4)	1.04	0.79
1 2001—2 0000	29.9(29)	28.1(18)	33.3(11)		
>2 0000	52.6(51)	53.1(34)	51.5(17)		
宝宝照护方式					
仅夫妻2人照料	9.8(12)	11.9(10)	5.3(2)		
主要由外婆(外公)照料	30.3(37)	34.5(29)	21.1(8)		
主要由奶奶(爷爷)照料	26.2(32)	21.4(18)	36.8(14)		
两边老人一起照料	19.7(24)	17.9(15)	23.7(9)	9.41	0.20
请保姆照料	4.9(6)	4.8(4)	5.3(2)		
老人+保姆一起照料	6.6(8)	8.3(7)	2.6(1)		
其他方式	2.4(3)	1.2(1)	5.2(2)		
宝宝喂养方式					
纯母乳喂养	56.6(69)	57.1(48)	55.3(21)		
混合喂养	32.8(40)	29.8(25)	39.5(15)	2.28	0.32
纯奶粉喂养	10.7(13)	13.1(11)	5.3(2)		

	M(SD)	M(SD)	M(SD)		p
母亲年龄（岁） （25—45 岁）	32.59(3.64)	32.86(3.90)	32.00(2.95)	1.21	0.23
宝宝月龄（月） （1—13 个月）	5.58(3.50)	5.48(3.44)	5.78(3.67)	—0.43	0.67
Number of children （N＝97）*	1.16(0.37)	1.20(0.41)	1.10(0.29)	1.56	0.12

＊只有 97 名妈妈填答了家庭月收入和孩子数量问题。

二、育儿社会支持的基线测量、干预后及追踪测量数值对比

干预组和对比组的新任母亲育儿社会支持的基线测量、干预后立即测量及干预后三个月的追踪测量数值对比结果见表 6.5，独立样本 t 检验结果显示基线测量结果里两组间无显著性差异。对比组非随机分配获得，而是通过自然形成的虽有报名意愿却未实际到场参与者。通过上述统计分析可以得出，干预组和对比组在一般人口学特征和育儿社会支持水平上并无显著性差异，属于基线齐平的情况，可以进行后续干预结束后及干预后三个月的追踪测量并进行组间比较。

在三个时间点（基线、实施干预后及干预后三个月）进行独立样本 t 检验，通过将显著性水平设置为 $p < 0.05$ 的显著性水平来证明干预过程的效果。表 6.5 列出了变量的描述性统计分析和 t 检验结果的细节，包括情感性社会支持、物质性社会支持、评价性社会支持、信息性社会支持和三个时间点的育儿社会支持总体水平，以及基线、干预后和干预后三个月三次测量的分值对比。干预后和基线对比结果显示，除了评价性社会支持不存在显著性差异外，其他三个子维度（情感性社会支持、物质性社会支持和信息性社会支持）及育儿社会支持总分均存在显著差异，干预组得分显著高于对比组。但三个月后最终测量结果对比显示，所有维度得分均不存在显著性差异。

表 6.5　新任妈妈育儿社会支持的描述性与 t 检验结果

育儿社会支持	基线测量 (N=122)[a]				干预后测量 (N=122)[a]				干预后三个月追踪测量 (N=46)[b]			
	M (SD)	d	t	p	M (SD)	d	t	p	M (SD)	d	t	p
情感性社会支持												
干预组	4.13 (0.74)	0.31	1.64	0.10	4.26 (0.61)	0.39	2.00	<0.05	4.42 (0.51)	0.49	1.43	0.16
对比组	3.89 (0.85)				4.02 (0.65)				4.14 (0.77)			
物质性社会支持												
干预组	4.13 (0.81)	0.37	1.84	0.07	4.19 (0.70)	0.44	2.29	0.02	4.18 (0.69)	0.10	0.27	0.79
对比组	3.82 (0.93)				3.87 (0.77)				4.11 (0.78)			
评价性社会支持												
干预组	3.73 (0.69)	0.07	0.40	0.69	3.92 (0.62)	0.27	1.33	0.19	4.03 (0.54)	0.35	0.71	0.48
对比组	3.68 (0.72)				3.75 (0.67)				3.89 (0.73)			
信息性社会支持												
干预组	3.63 (0.82)	0.03	0.14	0.89	4.17 (0.59)	0.59	3.09	<0.01	4.22 (0.57)	0.26	0.77	0.45
对比组	3.61 (0.72)				3.79 (0.74)				4.06 (0.75)			
育儿社会支持 （总分）												
干预组	3.91 (0.61)	0.26	1.30	0.20	4.14 (0.49)	0.56	2.85	<0.01	4.21 (0.45)	0.33	0.99	0.33
对比组	3.75 (0.64)				3.86 (0.52)				4.05 (0.58)			

a 在基线测量和干预后测量，干预组是 84 人，对比组是 38 人。
b 在干预后三个月追踪测量，干预组是 34 人，对比组是 12 人。

在情感性社会支持方面，结果显示，干预组（$M=4.26$，$SD=0.61$）与对比组（$M=4.02$，$SD=0.65$）相比，干预组在干预后立即获得更多的情感支持，

t(120)＝2.00，p＜0.05。但追踪结果为 $t(44)=1.43$，$p=0.16$，不存在显著性组间差异。情感性社会支持的三次测量均分如图 6.4 所示。

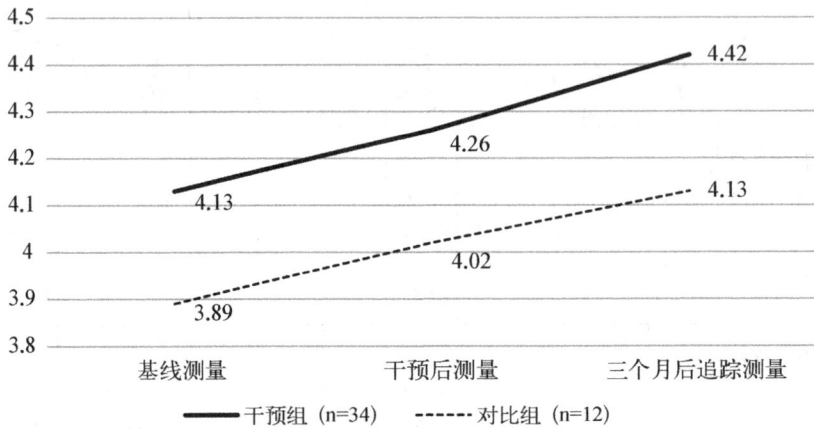

图 6.4　情感性育儿社会支持在干预组和对比组的三次测量对比

在物质性社会支持方面，结果显示，干预组($M=4.19$，$SD=0.70$)与对照组(M＝3.87，SD＝0.77)相比，干预组在干预后立即获得了更多的物质支持，t(120)＝2.29，p＝0.02。但追踪结果为 $t(44)=0.27$，$p=0.79$，两组间无明显差异。物质性社会支持的三次测量均分如图 6.5 所示。

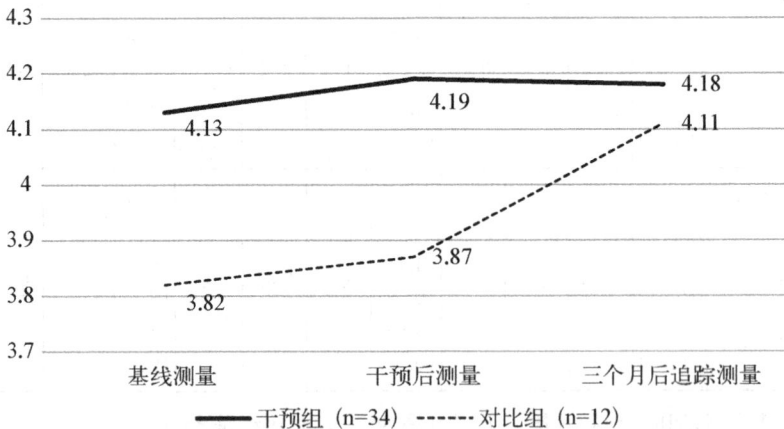

图 6.5　物质性育儿社会支持在干预组和对比组的三次测量对比

在评价性社会支持方面，干预组(M＝3.92，SD＝0.62)与对照组(M＝3.75，SD＝0.67)之间的干预后结果无显著性差异，t(120)＝1.33，p＝0.19。

随访结果为 $t(44)=0.71$，$p=0.48$，也不存在显著的组间差异。评价性社会支持的三次测量均分如图 6.6 所示。

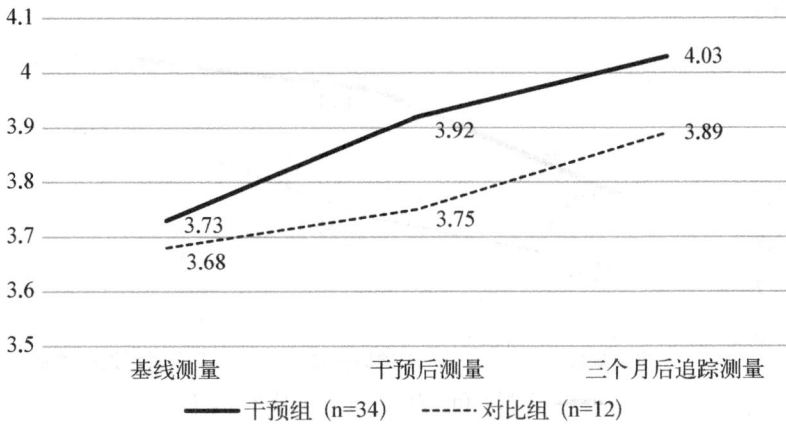

图 6.6 评价性育儿社会支持在干预组和对比组的三次测量对比

在信息性社会支持方面，结果显示，干预组（$M=4.17$，$SD=0.59$）与对照组（$M=3.79$，$SD=0.74$）相比，干预组在干预后立即获得了更多的信息支持 $t(120)=3.09$，$p<0.01$。随访结果为 $t(44)=0.77$，$p=0.45$，不存在显著性差异。信息性社会支持的三次测量均分如图 6.7 所示。

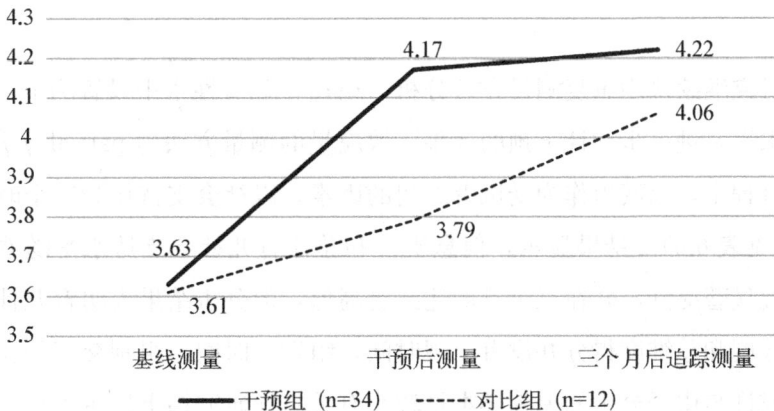

图 6.7 信息性育儿社会支持在干预组和对比组的三次测量对比

在育儿社会支持（总分）方面，结果显示，干预组（$M=4.14$，$SD=0.49$）和对照组（$M=3.86$，$SD=0.52$）相比较，干预组在干预后立即获得了更多的育儿

社会支持 $t(120)=2.85$，$p<0.01$。但随访结果显示，$t(44)=0.99$，$p=0.33$，不存在显著性组间差异。育儿社会支持（总分）的三次测量均分如图6.8所示。

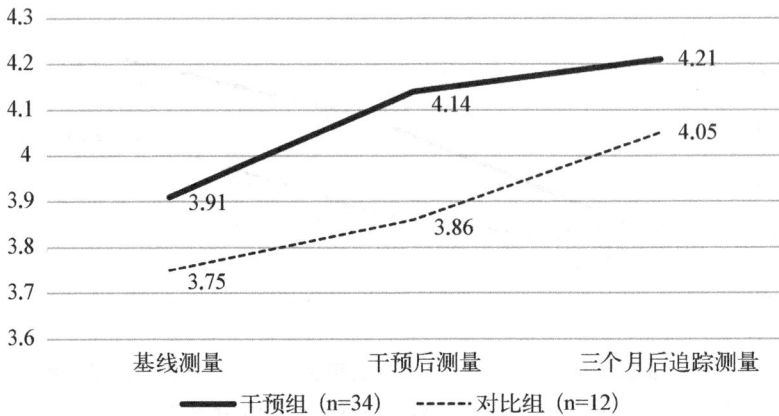

图6.8 育儿社会支持（总分）在干预组和对比组的三次测量对比

以上结果表明，服务对象在参与小组干预后可以立即获得了更多的情感支持、物质支持、信息支持和总体育儿社会支持水平的提升，但干预后三个月效果没有维持。同时，干预并没有帮助服务对象获得更多的评价支持。

三、育儿社会支持的重复测量方差分析结果

本研究继续采用重复测量方差分析，通过将显著性水平设置为 p<0.05 的显著性水平，进一步估计干预的效果。效应量的测量方法为 partial $\eta^2 p$。在变量分析过程中，以两组作为受试者之间的因素，以社会支持作为三个时间点的因变量（见表6.6）。结果显示，信息支持和总体育儿社会支持水平随着时间的推移出现显著提升，并在三个月后达到更高值，但分析结果表明育儿社会支持四个子维度和总维度得分并没有出现时间、组别、时间与组别交互的显著性差异，这或许与用于分析的追踪样本量较小有关。即研究结果提示干预效应随着时间推移并未出现组别差异，信息支持和总体育儿社会支持水平无论在干预组还是对比组都未出现随着时间推移而提升的情况。

表 6.6　育儿社会支持在干预组和对比组的重复测量方差分析

育儿社会支持	Type Ⅳ sum of squares	df	Mean square	F	p	η_p^2
情感性社会支持						
时间	0.29	2	0.15	0.71	0.50	0.02
组别	2.39	1	2.39	2.73	0.11	0.06
时间*组别	0.28	2	0.14	0.68	0.51	0.02
物质性社会支持						
时间	0.21	2	0.11	0.60	0.55	0.01
组别	0.89	1	0.89	0.87	0.36	0.02
时间*组别	0.21	2	0.11	0.60	0.55	0.01
评价性社会支持						
时间	1.23	2	0.61	2.84	0.06	0.06
组别	0.09	1	0.09	0.10	0.76	<0.01
时间*组别	0.11	2	0.05	0.25	0.78	0.01
信息性社会支持						
时间	7.15	2	3.58	15.24	<0.01	0.26
组别	0.65	1	0.65	0.62	0.44	0.01
时间*组别	0.18	2	0.09	0.39	0.70	0.01
育儿社会支持（总分）						
时间	0.95	2	0.47	4.92	<0.01	0.10
组别	0.81	1	0.81	1.18	0.28	0.03
时间*组别	<0.01	2	<0.01	0.02	0.98	<0.001

第七章　研究结论与未来展望

第一节　研究总结与讨论

　　由于目前我国城市中正式的儿童照顾服务供应相对不足，如0—3岁婴幼儿托幼机构覆盖率偏低并难以满足新手父母的实际需求，而城市生活水平会高于农村，一个家庭往往需要夫妻双方同时就业（即双职工家庭）以负担较高生活水平的支出，尤其是生育一个新的孩子后，家庭各方面的支出水平会显著提高，包括养育和教育的支出都可能是不小的数字。本研究中的有些新任妈妈提出刚生下孩子就已经在和丈夫商量是否要购买学区房的事项（在上海，学区房的价格是比较高昂的），所以目前在我国城市中，大多数家庭需要依靠祖辈来照顾婴幼儿，以让女性可以有更多返回劳动力市场的机会和时间，即如果没有家庭成员的育儿支持而仅靠新手父母独自抚养婴儿是比较困难的。新时代的城市女性在肩负职场、家庭双重期望，且在有祖辈高度参与育儿的家庭环境下，要适应新的母亲角色并成为城市社会建构的"好妈妈"是十分有挑战性的。本干预研究旨在开发具有文化适应性的女性产后社会支持干预项目并评估其对提升新任母亲社会支持的效果。

　　全面、系统、强有力且可持续的育儿社会支持将有利于减少女性产后抑郁，促进母亲角色适应，在促进家庭和谐和婴幼儿良好照顾的同时也会有助于提升家庭的再生育意愿。鉴于女性的物质生产者和社会再生产者的双重身份，促进公私领域性别平等的同步发展，缓解女性的工作-家庭冲突，将会对维持一定的生育率和经济发展都有积极贡献（计迎春等，2018）。我国"全面二孩"生育政策自 2016 年 1 月 1 日起实施，三孩开放生育政策自 2021 年 5 月 31 日起正式实施。本课题研究是 2017—2018 年在医院实施开展的社会工作干预服务项目，当时的"85 后"女性正处于 30 岁上下的生育适龄期，本课题研究的研究对象是新生育一个孩子的新任母亲，即大部分问卷调查对象和干预对象都刚好处于"全面二孩"新生育政策推行后第一批生育孩子的女性。对于"85 后"女性而言，所面临的生育环境和生育政策在悄然却真实地发生着巨大转折，即在她们生下第一个孩子后的未来几年内，她们可以或可能会继续生育第二个甚至第三个孩子。女性在第一个孩子生育后的母亲角色适应状况及如何提供适切的、提升她们育儿社会支持的社会工作服务，如何科学评估所提供的干预服务，是本课题研究拟重点解决的问题，也是本课题研究的重要学术和实践价值所在。

本干预研究属于一个系统工程，可分为问题分析（第四章）、干预实施（第五章）和干预评估（第六章）三个部分的研究内容，经归纳整理，现将研究总结及相关讨论分析为四个方面呈现，分别是：新任妈妈的育儿现状及育儿社会支持特点；提升新任妈妈育儿社会支持的社会服务的可行路径；新任妈妈育儿社会支持的干预项目可即时发挥作用但效果难以维系；关于开展社会工作干预研究的理论与实践反思。

一、新任妈妈的育儿现状及育儿社会支持特点

在实施干预服务前，通过在网上招募新任妈妈参与者过程中投放问卷的方式进行大范围的前测。对累计八期活动的前测数据进行描述性统计分析，得出新任妈妈的育儿现状结果，勾勒出的现状特点是新任妈妈大部分需要高度依靠祖辈进行婴儿照料，育儿社会支持的分配并不均衡，其中情感和物质支持略高，但信息和评价性社会支持略显不足。而以往研究表明信息支持和评价支持对于减少产后抑郁更为重要，说明在调查范围内的新任妈妈存在一定的提升其信息支持和评价支持的空间和潜在需求。这在后来我们开设第一次小组活动时询问出的组员来参加活动的期望中可以得到印证，即妈妈们参加小组活动的目

的是希望获得除了书本知识、专家讲座、育儿APP、祖辈的育儿经验以外，更多的能够帮助她们更好地成为一位当代母亲的知识、信息和技能，这显然需要社会支持（也就是一种社会交换过程以获得社会资源）的助力来完成，而新任妈妈获得的传统育儿社会支持以来自家庭内部为主，是不充分，不能完全满足其育儿支持需求的。

有一个研究发现值得关注，即文化程度会在一定程度上影响新任妈妈获取信息支持的结果。我们发现初中及以下文化程度的新任妈妈在信息支持得分上显著低于其他文化程度的妈妈，这和知识鸿沟理论（也叫"知沟理论"）的假设是一致的，知沟理论提出社会经济地位会影响一个人获取和理解信息的能力，甚至是对获取信息的机会的把握，因此当大众媒介传送的信息越来越多，社会经济地位高的人和社会经济地位低的人之间的知识鸿沟就有扩大的趋势。本研究发现文化程度偏低的新任妈妈在获取信息支持方面明显弱于文化程度高的新任妈妈，这在后来实际到场参加活动的新任妈妈群体特征中得到印证，即能报名并实际参加活动的这些新任妈妈大多数属于家庭经济状况良好的中产人士，大多数拥有稳定收入、社会地位较高的职业。这和本干预服务项目的宣传投放渠道有关，为了扩大宣传面和提高接触群体概率，本干预研究项目选择通过合作医院的官方微信公众号平台发布活动招募通知，因为后台绑定了数量极其庞大的家长微信账号，我们假设来儿童医院看病的家长基本都会订阅或绑定该医院的微信公众号，且不定时会关注公众号上发布的新闻，进而最大可能地知悉我们发出的招募信号。在统计八期的通知浏览量时发现，每一期浏览招募通知的浏览量是较大的（平均每期超过5 000人次），但后台数据显示实际填答前测问卷的是509人，留下电话有意愿报名参加活动的是223人，经过电话回访确认且最终实地参加活动的又减掉一半，是112人。这层层的自我筛选背后体现了什么选择逻辑呢？或许就是前面问卷结果提示的：社会经济地位水平影响了新任妈妈获取、理解，甚至利用各类社会支持资源的能力甚至机会。作为研究者和干预实施者，笔者一直认为小组服务是货真价实的福利资源，在结束为期一年的八期32场小组活动后，最大的遗憾是或许真正需要帮助的妈妈并没有机会、时间或出于其他原因没有到达现场接受服务。从一名社会工作专业教师和研究者的视角来重新审视这个干预研究，笔者认为促进社会公平公正、维护弱势权益是社会工作的专业使命和价值所在，未来在提供面向新任妈妈的社会工作服务时应更注重"主动"锁定那些更需要社会支持资源的群体，比如社会经济地位偏低、家里照护资源不足的新任妈妈，同时应改良服务传递方式以适应这些人群的实际需求，如推出线上服务平台、发放纸质印刷品、在社区宝宝屋开展社工小组活动等。

（1）婴儿喂养主要以母乳喂养为主，近一半的新任妈妈选择纯母乳喂养自己的孩子，而混合和奶粉喂养占比也超过一半。

（2）近八成的家庭需要老人参与才能完成育儿的重任。

（3）有一定比例（13%）的新任妈妈会存在不适应母亲角色的情况，四分之一左右的新任妈妈报告说产后夫妻、婆媳关系存在不良改变的情况，多数家庭处于维持正常关系状态，甚至往更好的家庭关系构建的方向发展。

（4）新任妈妈的情感支持和物质支持得分略高，得分分别为 4.0 分、3.9分，而评价支持和信息支持的得分略低。总体育儿社会支持的得分是 3.8 分，按照满分是 5 分来计算，属于中等偏上的水平。

（5）母亲年龄越长者，其物质支持的获得越少。

（6）婴儿月龄越高，母亲的信息支持水平越高，随着婴儿不断生长，母亲也在紧跟着积累更多的养育知识。

（7）家庭月收入与育儿社会支持子维度均不存在显著的相关关系。

（8）三孩的家庭物质支持度显著低于一孩和二孩家庭。

（9）育儿社会支持并未因婴儿性别、家庭月收入的不同而存在显著差异。

（10）初中及以下文化程度的新任妈妈在信息支持得分上显著低于其他文化程度的妈妈。

（11）婴儿照顾方式在物质支持上存在显著差异，进一步做不同类别的 LSD事后比较差异检验，结果发现有外婆参与照顾的选项得分显著高于其他选项。

（12）纯奶粉喂养的婴儿母亲在信息支持上的得分显著低于纯母乳和混合喂养的婴儿母亲。

（13）母亲角色适应的不同程度与感知到的育儿社会支持不同维度存在显著差异，不适应母亲角色的新任妈妈的情感支持得分显著低于适应良好者；在物质支持方面不存在显著的母亲角色适应方面的差异；在评价支持和信息支持方面，适应良好者的评价支持得分均显著高于不确定和不适应者。

（14）夫妻关系是否受到影响，在情感和评价支持方面存在显著的差异，进一步做不同类别的LSD事后比较差异检验，结果发现夫妻关系比以前差的情感及评价支持均显著低于没什么影响和关系更好者。

（15）婆媳关系是否受到影响，在情感、物质和评价支持方面存在显著的差异，进一步做不同类别的LSD事后比较差异检验，结果发现婆媳关系比以前差的物质及评价支持均显著低于没什么影响和关系更好者，婆媳关系比以前差的情感支持均显著低于没什么影响者。

二、提升新任妈妈育儿社会支持的社会服务的可行路径

1. 维系和巩固现有的强关系育儿社会支持传递模式

基于理论框架、文献以及本课题研究的数据均显示，0—1岁婴儿母亲（新任妈妈）的育儿社会支持在以前、现在和未来会一直以家族式血亲共享模式来提供，不断注入新生儿诞生后的家庭成长过程中，让婴儿能够以更安全、健康的方式成长。对于这种以强关系为支持主体、共享模式为传递方式的育儿社会支持供给模式，我们认为是应该维系、鼓励和倡导的，在此基础之上，应该给予每个家庭更多"家文化"的宣扬和肯定，让每个家庭都能够团结一致地为下一代的出生和成长提供助力。对于本应该有的强关系育儿支持模式却出于各种原因不到位的情况，应通过调研走访后获取相关家庭信息，通过社会服务的方式帮助这些家庭重塑育儿支持模式，比如本课题中社工与医院合作的新任妈妈育儿支持服务项目，不仅通过医生知识讲座，更通过社工小组对每个家庭特别是新任妈妈进行小组辅导，帮助其梳理和强化与老人合作育儿、与配偶合作育儿的重要性与方式方法，目的都是维系和巩固现有的强关系育儿社会支持传递模式。

2. 拓展和深化未充分供给的正式育儿社会支持的传送和供给

家庭的力量很重要且必不可少，但并不完整，因为育儿不仅是为了家庭、家族，也是为了整个民族和国家的未来，所以在育儿支持这件事上，社会、政

府均需要投入更多的力量,帮助每个有婴儿的家庭更快更好地适应养育孩子的节奏。在拓展方面,根据本研究提出的育儿社会支持理论模型,工具性支持主要是信息支持,情感类支持主要是评定支持,是可以通过正式支持来源(比如政府、医院、组织机构、家政服务公司、工作单位等)提供的,拓展更多这方面的支持来源会更有助于支持的传送和供给,比如目前兴起的社会公益服务项目。本课题的干预服务就是妇联资助下的社会服务创新模式,是某儿童医院与高校社工系合作开发的服务家长的育儿支持课程,类似这样的更多的政府资助、社会力量承接的社会服务传送,将能在更大程度上拓展和深化正式育儿社会支持的传送和供给。

3. 重视交换为未来主体支持方向的育儿社会支持供给

前文已经提出,以共享模式为主体的非正式育儿社会支持须维系和加强,即使如此,仍然不能充分满足现有新任妈妈的学习需求,因为这是一个信息爆炸和信息更新速度很快的时代,每个新任妈妈及其家庭都需要跟上时代的变化,及时掌握和准备辨识正确而科学的育儿知识及有效利用信息资源。而信息支持就不是仅仅以强关系为主体的非正式支持可以充分提供的,一定需要借助外界的正式支持力量。如果属于弱关系提供的社会支持,则以社会交换为主要的支持供给模式。所谓交换,不仅指金钱的交换(金钱购买服务),也可能指同等物质的交换,比如时间换时间、情感换情感、信息换信息。所以,未来的育儿社会支持供给模式,将更需要重视以交换为主体的支持方向,如大力发展和规范家政行业、育儿信息行业、软性的育儿支持社会服务(如新任爸妈课程)等。但需要注意的是,交换意味着价格限定以及商品品质与价格挂钩,服务提供也有一定的边界和范围,这是与共享模式的不同之处。关于这一点,在育儿服务中需要提醒使用和提供服务的双方注意。

三、新任妈妈育儿社会支持的干预项目可即时发挥作用但效果难以维系

本研究调查结果显示大部分(80%以上)婴儿家庭需要祖辈加入婴儿照护,那么在多成员家庭中妥善照顾婴儿的同时如何避免潜在的育儿冲突呢?新任妈

妈需要社会支持，以学习在这种社会环境下成为具备适应性的母亲。西方社会进行的大多数干预研究侧重于干预妇女的心理健康或分娩后产妇的角色调整。与此不同的是，本干预研究实施了一种综合实践模式，旨在促使新任妈妈获得家庭以外的更广大的育儿社会支持，并提出两个研究假设：(1)与对比组相比，干预组的育儿社会支持水平(四个子维度和总得分)在干预后有统计学上的显著改善；(2)这种干预效果将可持续三个月。

第一个研究假设得到了部分支持。结果显示，与最初相似的对照组相比，参与者在即时干预阶段显著增加了总社会支持和社会支持的三个维度(信息、情感、工具)。上述发现与之前的研究相呼应，这些研究发现，情感、信息和物质性的社会支持将被视为可改变的变量，由健康专业人员进行干预，以帮助新任妈妈更好地适应新角色(Brown et al.，2018)。本研究发现的三种社会支持(信息、情感和物质支持)在干预后的不同变化轨迹也和一项台湾研究的结果呼应。该研究发现三种类型的社会支持(工具、信息和情感支持)存在不同的产后变化轨迹(Chen et al.，2016)，情感和信息支持被发现在女性产后呈现向上发展的曲线轨迹，而工具支持遵循向下发展的曲线轨迹，即其实这三类女性产后的育儿社会支持变化轨迹是各有不同的。虽然这种多样性的支持变化趋势是在没有任何干预的现实环境条件下发现的，但它表明了中国女性产后的某种特定社会支持的不同变化特征。之前的一项研究表明工具支持主要由家庭成员和配偶提供，是非常重要的满足女性产后的基本需求的支持类型(Negron et al.，2013)，与之相呼应的是我们的研究发现大多数参与者(80%以上)需要祖父母参与婴儿护理并提供工具性的社会支持，如包揽家务劳动和完成照料看护婴儿的工作，并且，在我们的研究里，新任妈妈获得物质性(也可称为工具性)社会支持的水平偏高。因此，我们的干预对如此高水平的工具支持的影响可能是有限的。本研究还发现评价性社会支持在四周干预后并没有显示统计意义，可能是因为丈夫/伴侣和自己的母亲是提供给新任母亲的评价性社会支持的主要来源(Warren，2005)，而我们这种周期较短的干预服务包括同辈群体、社工和医生的支持，可能较难在短时间内促使组员们感知到评价性社会支持。

第二个研究假设没有得到验证。重复测量方差分析的结果显示，干预效果没有持续，这表明本研究的干预项目只是可以发挥"缓冲"的作用，帮助新任妈妈在产后短时间内（一个月）迅速提升某些维度的社会支持或育儿社会支持总体水平，但无法在干预结束后的三个月维系这些干预的效果。其中研究发现只有信息支持和总社会支持出现了显著时间效应，得以逐步提升，但没有组别效应，也没有组别和时间的交互效应，即无论是干预组还是对比组，随着产后时间的推移，信息支持和育儿社会支持总体水平是在提升的。对此有三种可能的解释。首先，由于干预的短期特点，持续了四周后，干预的效果可能不足以持续。其次，参与者大多有较高的社会经济地位（SES）且以往就一直可以获得较高水平的育儿社会支持，这使得本次干预的效果更像是"锦上添花"，而不是"雪中送炭"。第三，对大多数参与者来说，参加干预活动的时间约为产后 6 个月（从本研究中婴儿的平均年龄为 5.58 个月推论出），有研究表明女性产后育儿社会支持的轨迹与产后抑郁显著相关（Lin & Hung，2015），在分娩后第 3 个月达到最严重的水平（Lee & Hung，2022），此外，有研究发现中国女性产后特定社会支持（如情感支持）的发展轨迹在 3—6 个月间迅速增加，并在 6—12 个月间稳定下来（Chen et al.，2016），这些研究都说明女性产后不同维度的育儿社会支持的变化轨迹存在差异，且有一个可能的 0—3 个月、3—6 个月及 6—12 个月的时间窗口期。结合我们研究里新任妈妈的产后社会支持的基线水平相对较高，且处于相对稳定甚至正在上升的产后 6 个月时间窗口期，可能出现了干预的天花板效应，即无论如何干预都无法更显著地提高或持续提高新任妈妈们的育儿社会支持水平。这提示我们，在未来的干预研究中，为了获得更有效的干预效果，应开展更早但时间合适（如产后 3—6 个月）、特定类型更为具体的社会支持干预（如干预活动设计重点关注信息和情感支持），选择干预人群也应偏向于社会经济地位较低的新任妈妈，因为未来这些中国城市新任妈妈可能只有较少的社会支持（Gan et al.，2019）。

在这项研究中，意想不到却很有价值的干预因素是，在干预研究过程中有一些参与者的丈夫和他们的妻子一起参加了课程，带来了对女性产后育儿支持的深切关注并提供了很多关于理解和照顾新任妈妈的新想法，与小组共享了男性视角和爸爸视角。由于大多数祖父母都在家照顾孩子，所以孩子的父亲可以陪母亲来上课。在一项使用伴侣作为女性产后有用的信息提供者的心理教育干预研究中，大多数参与者报告获得了良好的社会支持，并更喜欢他们收到的信息(Cussino et al.，2016)，让伴侣参与预防性干预，使夫妇更加意识到他们作为父母的新角色的重要性，并帮助他们理解彼此作为一个新的母亲/父亲的主观体验，这一发现与一项有效的社会心理支持干预措施的研究结果一致，该研究旨在通过增加健康信息和促进社会支持，帮助新任妈妈获得家庭成员和助产士的支持(Sangsawang et al.，2022)。建议今后在制定面向新任妈妈的干预措施时，增加以夫妻为干预对象的社会支持干预服务内容。

总体而言，本课题开展的促进新任妈妈育儿社会支持干预活动的整体满意度较高、服务对象认可度佳，未来可尝试开展大规模的随机对照干预实验，选择合适的干预窗口期(建议是女性产后第3—6个月)，进一步提升干预强度和频率(增加更多帮助新任妈妈提升母亲胜任力的课程内容)，拓展干预开展的场地和空间，比如在新任妈妈所居住的社区居民活动中心进行活动，可能比在医院内更为便利，方便妈妈们在家门口享受到帮助其适应母亲角色的课程和服务，但可能会面临招募人数不足且医生讲课交通不便的情况，或者未来将课程搬到网上，用在线授课和交流的方式给予由于时间和空间的限制而无法接受服务的妈妈们更多参与活动的机会。

四、关于开展社会工作干预研究的理论与实践反思

本课题研究属于社会工作干预研究，遵循干预研究的干预思路，以问题理论(problem theory)和项目理论(program theory)来进行干预研究的整体设计与执行。问题理论是指对被干预的实务领域问题的形成现状及发生机制进行解释和剖析的理论或实证研究证据，包括发生率、问题形成的风险性因素和保护性因素；项目理论是指实际开展干预过程的项目形成机制，可以用逻辑模型的方法来进行干预项目过程各要素的逻辑整合，包含目标、投入、活动、产出、中间(近端)结果、远端结果。本课题的干预研究设计可以较好地遵循上述问题理论和项目理论的框架，从育儿社会支持的概念结构出发，通过文献查阅得出育儿社会支持(有些文献也称为产后社会支持)可以分为情感性支持、物质性支持、评价性支持和信息性支持四个维度，每个维度有其特定的操作性定义，以往相关测量工具有不同的形式但缺乏专门面向女性产后育儿社会支持测量的量

表，故本研究开发编制并验证了一个信效度符合要求的育儿社会支持评定量表，并用作干预效果前后测量的评估工具。在进行现状调查过程中获得潜在干预对象(新任妈妈)育儿社会支持总分及四个子维度的分值现状，并通过与不同社会人口因素进行交叉分析得出影响因素包含年龄、教育程度及与母亲角色适应等。在此实证调查数据分析结果基础上，本课题的干预设计选择了直接针对育儿社会支持的四个维度的社工小组和医生讲座，社工在小组中开展角色澄清和各类主题的引导性干预活动，采用项目理论中的逻辑模型进行活动要素的逻辑性安排，可以做到目标清晰可测量、投入充分好执行、活动适切能开展、产出丰富可持续，中间结果有了初步的成效展现，但远期结果仍有待验证。

在学习借鉴西方的社会工作干预研究模式基础上，本研究试图通过在上海开展与医院合作的社会工作干预研究来探索中国本土服务实践路径。上海是一个很适合开展医务类社会工作干预研究的城市，因为上海是全国较早的自上而下要求在医院设立医务社工岗位的一线城市。2012年，上海市出台医务社会工作人才队伍建设意见，明确医务社工人员配置，综合性医院按照每300—500张床位配备1名专职医务社工，儿科、精神卫生、肿瘤、康复等专科医院每100—300张床位配备1名专职医务社工。研究者作为一名在上海较早开设医务社会工作课程的高校教师，在实际指导社会工作专业学生的过程中与相关实习合作单位(设立医务社工岗位的上海各大三甲医院)建立了较好的教学、科研和社会服务合作关系，故此有了这个干预项目设计和实施的良好基础。

通过本干预研究项目的实施，研究者总结出开展本土社会工作干预研究的几点反思，包括以下六个方面：(1)干预研究的灵感可在日常服务实践中生发；(2)干预研究的实施需寻求合作单位的支持；(3)干预研究的问题分析需在实际干预前充分完成；(4)干预研究的研究设计离不开定量和定性研究方法的综合应用；(5)干预研究的活动设计需紧密结合服务对象的特点并回应其真实需求；(6)干预研究的评估需做好形成性和结果性评估的多方准备。

1. 干预研究的灵感可在日常服务实践中生发

这个项目的灵感来自一线社会工作服务实践，缘起是上海市儿童医院一直都有家长学校医生大讲堂的社会服务活动，医务社工在组织活动期间和服务对象即婴儿家长有较多的交流沟通，获悉家长们尤其是新任妈妈的育儿焦虑比较突出，来听医生讲座其实是在寻求缓解焦虑的"突围"，但并不能实际缓解这种育儿的焦虑，听完讲座回到家仍然面临育儿困境。那么，从家里走出来到医院听儿保科医生讲座的新任妈妈到底需要什么服务？如何提供社会工作专业服务以回应广大新任妈妈的育儿需求？由此引出了我们工作团队设计和实施的本项干预研究项目的研究问题。干预研究的开启需要研究人员和扎根一线的实务工作者有着紧密且相互信任的关系，这样才能共同探讨解决一线实务问题，生发出开展真实反映人民群众呼声的有价值、有生命力的干预研究灵感。

2. 干预研究的实施需寻求合作单位的支持

本项干预研究的顺利开展离不开高校和合作医院的紧密合作，整个干预研究包含诸多需要双方配合开展的工作环节，形成优势互补的团队合力，共同为有需要的服务对象提供高质量的社会工作服务。比如招募环节是开展干预研究的第一大难点，作为健康服务的窗口单位，儿童类医院可以广泛接触婴幼儿家长，上海市儿童医院是一所集医疗、保健、教学、科研、康复于一体的三级甲等儿童医院，作为上海市著名的儿童专科医院之一，该医院拥有很多订阅其微信公众号、绑定医保卡以便就医挂号的婴幼儿家长，故此通过医院的官方微信号发布干预项目的招募通知，的确可以更快更广地将招募信息传递给潜在的服务对象。其次是干预设计环节，如果本干预项目仅是开设社工小组服务，是无法吸引新任妈妈的到来并持续参加服务活动的，要保持活动黏性，需要更为全面地为新任妈妈提供一站式社会工作服务，通过链接儿保科医生讲课资源来为新任妈妈提升育儿能力助力，从信息性社会支持入手的同时给予情感性社会支持，体现了育儿社会支持的系统性和完整性，虽然是以弱关系(医生、社工)为支持提供主体，却能提供完全不同于家庭内的强关系提供的支持资源，使得新任妈妈可以在短时间内迅速获得强有力的育儿支持资源。

3. 干预研究的问题分析需在实际干预前充分完成

干预研究在正式开展实际的干预服务前，需要做非常多的文献回顾和问题分析工作，确保干预靶点的选择是精准且具有发挥效应的潜力。在做问题分析时需要对所关注的实际问题进行尽可能彻底而充分的文献查阅并做好文献述评，以获知当前的实际问题背后形成的机制或原理是什么，有哪些保护性和危险性因素。随着社会工作科学研究的推进，目前更倾向于用积极或优势的视角来看待各类社会或健康问题的形成，通过寻求增强保护性因素来阻抗风险问题的形成。问题理论有助于干预研究确定出精准的实务介入路径和活动设计方向，通常可以从大量的心理学、教育学、护理学、经济学等相关社会科学类文献中查找问题形成的基础研究，尤其是探究问题形成机制的相关研究文献，回顾这些文献有助于我们更为深入地探析拟干预的问题的形成原理，更为重要的是要选择其中可改变的变量作为干预的靶点。比如本研究的育儿社会支持这个变量在相关国内外研究中被认为是影响女性产后抑郁和母亲角色适应的重要变量，令人欣喜的是这个变量是可被人为改变和干预的，那么通过进一步分析其中可操作定义和改变路径来设计服务方案（也称为"服务药方"），就可以完成干预靶点从理论概念向实务方案的转化。

4. 干预研究的研究设计离不开定量和定性研究方法的综合应用

干预研究包含两大设计部分，分别是研究设计和活动设计。首先是做好研究设计，对于干预研究的研究设计方法而言会有比较综合性的要求，需要包含定量和定性研究的混合研究设计。定性研究会一直贯穿干预服务的全过程，比如在每一期的小组服务结束后，研究者都会向服务对象寻求服务体验的反馈，在小组活动过程中注意存留每个组员提供的文字性、话语性数据资料（比如我们保留了每一次家长写下或说出的关于讨论主题的文本内容作为质性研究分析的素材），质性研究的数据类型通常是文本性质的，带有非常鲜活而生动的属性，能够给予研究者更触及情感层面的共鸣甚至新的设计灵感，有助于及时推进干预方案的修改和优化。定量研究方法的使用更是必不可少，因为干预研究本身属于实验性质的定量研究，需要根据实际情况设置分组方式，即是随机分配还是非随机分配。本项干预研究属于后者，同时也需要严格选取信效度佳的指标测量工具进行干预前后和追踪的指标测量，这些问卷数据的采集对于后期开展统计分析进而确定干预实验的因果关系非常必要且重要，因为实验研究在确定因果关系时需要严格的统计验证的过程，以证明是人为的某个干预服务的实施导致了服务对象某个指标发生了预期的改变,而不是其他非干预因素导致的,这必然需要科学严谨的实验设计来达成。

5. 干预研究的活动设计需紧密结合服务对象的特点并回应其真实需求

干预研究的活动设计属于第二大设计部分,这块的内容需要结合前面的问题分析与研究设计来有逻辑地完成,应避免活动设计与研究设计、问题分析的割裂。活动方案类似于服务药方,是依据前面问题理论对于所干预问题的发生机制的分析而设计的相应的解决方案,是将抽象的理论概念转化为具象的现实服务的过程,同时,服务形式和内容必须接地气和体现服务对象的实际需求,这个概念转化为服务的过程有一定的挑战性和容易失焦的风险。为了紧密结合服务对象特征和实际需求来设计服务方案,研究者必须走出高校的象牙塔,走进服务对象的生活,体验和共情服务对象的实际需求,结合他们的特点(年龄、生理、心理和社会经济地位特征)来设计符合他们的实际情况的活动方案。因此,干预研究的实务设计环节需要一个团队来完成,团队成员应包含了解和熟悉干预对象实际需求和特点的实务工作者、可以熟练开展实际干预活动(如社会工作小组、个案服务)的课题组成员。

6. 干预研究的评估需做好形成性和结果性评估的多方准备

开展干预研究相对于做基础性研究而言更加费时费力,且难以确保实验结果符合预期。在实际服务中开展研究工作需动态评估实时进展的干预活动,通过形成性评估工作的开展(如每次小组结束后的满意度调查、每期活动结束后的反馈表调查和活动主观反馈意见的采集,活动过程中观察员记录的小组活动过程、统计的重要活动指标如报名人数和出勤率等),动态跟踪活动成效,根据形成性评估过程中采集到的定量和定性数据及时调整活动形式和活动内容,但不能是大幅度的修改而是以优化为目的的修缮与完善,以使得干预活动更切合服务对象的需求并有更大的可能取得预期的干预效果。结果性评估也很重要,这与前期研究设计和干预目标的设定密切相关,是检验整个干预设计和服务成效的最终研究工作环节,也是最为紧张而充满未知的环节,因为社会工作干预研究属于一种社会实验性研究,是在真实世界里以现实服务的形式开展人群实验，有很多不可控的因素左右着干预方案以致有时无法按照预定方向去执行。比如每次小组活动开始前，我们都不能确定到底会有多少报名的新任妈妈会如约到达现场，每次发布招募通知也无法保证有足够多的潜在服务对象报名登记，干预前、干预后及三个月追踪测量问卷的发放填写更是需要研究者坚持不懈、真诚地寻求服务对象的研究合作与答题的配合，对于收上来的问卷进行数据清理与分析并测算组间差异和指标变化时更是无法确定结果是否会如预期一样好，因为只要是实验就会存在失败的概率，从事干预研究的研究人员必须确保各项研究工作从一开始就科学严谨，尽可能使每个研究和服务环节的工作到位。

第二节　研究局限

本研究存在问题分析研究和干预研究两部分研究局限，需谨慎解读研究结果。

一、关于问题分析研究部分的研究局限

1. 调查口径的特殊性导致问卷调查样本的偏差

本研究中问卷调查的调查口径是通过招募参加某医院开展的育儿课程的新任妈妈，采用网络在线填答问卷的方式，所以填答问卷的女性大部分是对于参加课程或者对于使用服务有诉求者，且使用医院微信公众号（平时绑定用于挂号或预约专家门诊）的家长，文化素质普遍偏高。和调查结果对比后得知，新任妈妈群体存在文化程度和家庭收入、工作参与率普遍偏高的情况，属于一个带有偏差的中产阶级样本，由于新任妈妈工作参与率较高（达到八成以上），必然需要老人介入育儿工作，所以相应的祖辈参与育儿照料的比例也较高（达到八成左右）。这个调查样本和后面参与干预研究的新任妈妈样本是对应的，所以在解释研究结果时需要谨慎，因为这是一个不同于普通调查口径的研究样本，不能将结论推广到总体人群。即使如此，本研究的结果依然为育儿社会支

持的理论框架诠释提供了非常有价值的实证数据。

综上，干预研究的调查对象是通过某医院公众微信号浏览项目招募链接或者在线报名参加了该面向都市新任妈妈的社会工作服务项目的人群，属于带有一定偏差性的特定群体，样本特征是多来自中产家庭（文化程度和经济收入尚可），无法代表广泛意义上的新任妈妈群体，因此需谨慎对待和推广本文所得结论。

2. 育儿社会支持的研究内容局限于家庭内部成员和非正式支持

根据育儿社会支持的定义，其结构可以包含正式支持和非正式支持，即正式支持包含政策、单位、机构组织等提供的支持和社会资源传递，非正式支持包含家人朋友邻居的帮助和支持。根据文献和已有的实证调查结果，0—1岁婴儿家庭大部分依靠家庭内部人员（尤其是老人）获得育儿支持，故本研究的问卷调查和干预设计都仅针对非正式社会支持来实施，但从定义来看，未来需要拓展研究设计的内容，将育儿政策支持、单位支持等维度纳入研究范畴之中。

3. 访谈内容的服务属性导致不充分的研究主题的诠释

访谈数据包括干预活动中社工小组服务中的录音及活动材料上的文字记录、观察员的记录文本等，由于数据大多数是围绕实际干预服务开展的过程而顺便采集，不是专门为了研究新任妈妈育儿社会支持而访谈获得的，所以数据内容带有服务属性，有可能在挖掘主题词、提炼研究现象的关键内容等方面不能充分地展现。鉴于此，未来对于此研究议题可尝试从更加多元化的路径进行采样调查，比如社区或其他公共开放场所，以提升研究的深度和丰富性。

二、关于干预研究部分的研究局限

1. 本研究使用准实验设计，这种干预的因果推论应该被谨慎对待

由于招募服务对象过程中出现浏览人数远高于实际报名人数的情况，进而

出现实际到场参加活动的新任妈妈数量偏少而无法随机分配干预组和对照组的情况，故而本干预研究的分组设计是通过将报名但未实际到场参加活动的妈妈作为对比组，经过基线测量数据的组间分析验证两组在诸多关键指标上没有显著性差异，从而可以进行干预后的组间比较来推断干预效果。因此，本干预研究采用的是准实验设计，而不是严格意义的可以验证因果关系的金标准——随机对照实验设计，那么所得研究结论无法得出准确的因果推断。

2. 干预服务项目时间过短，难以充分证明长期干预效果

本课题研究的干预项目属于与某儿童医院合作开展的社会工作服务项目，由于属于公益服务项目，为了完成项目资方的人数覆盖率的要求，必然要求服务周期不能太长，所以每一期完成的时间限制在一个月内，干预时间相对于通常的6—8次课程要短，短时间的课程浸润和与组员之间的交流深度或许会有所限制，干预效果不一定能在短期内呈现。而且由于社会工作小组属于封闭式小组，要求参加者能够连续参加完整课程，对于每次小组的人数要求在8—12人为最佳，因为需要控制发言时间、维系小组动力和谈话氛围，所以本次干预研究的干预组和对照组人数偏少，数据对比分析结果仅供参考。即使有上述所提及的限制，此次干预研究依然较好地呈现了预期的干预效果，证明该针对新任妈妈及其家庭的育儿社会支持服务课程是可行而有效的。

3. 干预研究的样本量偏少，导致组间差异分析结果可能存在偏误

报名参加本课题研究的社工干预服务项目的家长数量每次都不多，大概有10个家庭，累计八期的计数仍然带来效应量不够的问题。参加者本身怀有很强烈的学习愿望和动机，或者带有由于自身母职适应或生育带来的家庭问题而希望寻求帮助的诉求，所以和一般的新任妈妈样本群体有所差异，无法代表整个新任妈妈总体；对照组的样本量与干预组不平衡，在随访调查中样本量相对较小（N＝12），这种样本量偏低的情况会影响统计学显著性分析效果。

4. 干预样本存在自我筛选后的偏差，结论推广需谨慎

本课题的调查对象取自报名参加了面向新任妈妈开展的社会服务项目的特

定群体，和广大新任妈妈群体仍然是有差异的，比如本研究群体大部分来自中产家庭(文化程度和经济收入尚可)，因为本研究从上海市儿童医院官方微信账户招募参与者，这可能引入选择偏见。由于具备较高的社会经济地位(受过良好的教育，高就业率和高家庭收入)，大多数参与者在干预之前都有相对较高水平的社会支持。由于产后妇女较低水平的社会支持与较低的收入有关(Hetherington，McDonald，Williamson，& Tough，2020)，应通过改善招募策略，为社会支持水平较低的新任妈妈提供社会支持的干预。

第三节　未来展望

一、改进研究方法以获取更可靠和更有推断价值的数据

1. 采取更为宽口径的调查途径和尽可能代表总体的取样方法

未来需要采取更为宽口径的调查途径来采集数据，比如街头访谈或者选择医院人流量较大的部门(门诊或输液区)进行问卷调查。对新任妈妈进行宽口径的问卷调查很有意义，可以让研究者从更大的人群范围(不同文化程度、地域背景、经济状况)中探寻到新任妈妈及其家庭的育儿模式、育儿社会支持的真实图景，从而找到提升其育儿社会支持水平的符合城乡不同特点的可行路径。

2. 深入访谈不同典型案例家庭，进行长期追踪的纵向研究

如果有可能，应该继续深入访谈不同类型的新任妈妈家庭育儿社会支持样本，获取最大限度的深度数据，采取理论化抽样的方式从不同维度进行取样，直到获得理论饱和的数据为止，在获取访谈对象的同意后，争取做到追踪调查，继续访谈婴幼儿在1—3岁、3—6岁，及6岁以后的育儿社会支持模式特点及变化轨迹，在其中探寻到更多的支持变化规律，为相应的支持内容及开拓育儿支持来源提供实证依据。

二、优化干预服务方案以更好地提升新任妈妈的育儿社会支持水平

1. 呼吁新任妈妈应重视自我关怀，在辛苦照料新生儿的同时兼顾自身母亲角色适应的达成

新任妈妈可以从母亲角色认知、角色情感和角色效能三个维度进行自我澄清和修正完善。其中角色认知和角色情感没有对错之分，却有强弱之别，建议新任妈妈应对自我形成更多的认识，认清作为母亲应该是要成长为一名合格的照顾者，不应过多受到外界因素的影响而矫枉过正，或过于强化母亲角色，也不应过于依赖他人而没有成长，及时调整家庭角色和社会角色的冲突，更好地适应新角色与其他社会角色（如妻子、女儿、媳妇、员工等）的融合。成为母亲之后，需要学习的知识和技能很多，包括科学的育儿保健和产妇保健知识，在面临母亲角色适应与其他家庭重要人际关系的处理时，学习和摸索出更适合自己的、适用于孩子不同阶段生长发育特点的亲子相处之道。这些都是巨大的挑战，光靠自学和自救是难以充分完成的。

2. 提升新任母亲育儿社会支持水平需要家庭层面的集体关怀与合力相助

本研究提示适度的家庭育儿社会支持有助于母亲角色适应，但过度的支持会削弱母亲角色效能，不利于新任妈妈的成长。从家庭层面看，有条件的家庭可以夫妻一同接受专业社会工作小组服务或个别咨询，提升男性作为新任爸爸的责任感，使男性参与育儿工作的具体路径规划，尽早摆正对新生父亲角色的认识和角色实践，这样有利于促进产后的夫妻关系与父职角色的巩固与发展。我国大部分家庭采取祖辈介入婴幼儿养育工作的方式，这虽然在一定程度上缓解了国家福利不足和社会照料供给有限的压力，但也带来了异地养老风险、家庭矛盾的产生及居住空间的挤压等诸多挑战。代际支持需要更多社会力量的帮助，比如在社区中开展祖辈育儿的再学习与集体性交流活动，在某种程度上可以舒缓祖辈育儿工作的压力和保障代际育儿支持质量。

3. 育儿社会支持的干预服务应走向社会化的交换供给模式

本研究在文献回顾、实证调查、干预实践研究之后，提出当前我国城市女性产后获得的育儿社会支持仍然集中于家庭内以血亲为主体的强关系支持模式，传递方式是延时性的共享交换模式。但随着我国社会经济的快速发展、城市化进程的加速，老龄化、少子化的挑战加大，这种家族式的抚养支持模式必然会受到诸多冲击和挑战，比如不是每个家庭都能够有充分的祖辈支持力度，也不是每个家庭都能够正确获取足够的育儿知识和信息来源帮助其科学育儿。所以，在未来我国实施三孩生育政策并需要积极构建生育友好型社会的发展趋势下，要促进生育、鼓励家庭承担育儿重任，单依靠家庭自身的力量是不够的，因为工具性和情感性支持在弱关系这方面的传递仍然有很大的空间未充分开发。评价支持和信息支持是帮助新任妈妈更好地适应母亲角色的变量，而弱关系（正式支持）通过交换的方式传递评价支持和信息支持有着非常天然的优势，甚至包括弱关系提供物质支持也是发展趋势（譬如越来越多的中产家庭愿意付费使用家政服务）。未来可行的方式是鼓励育儿社会支持的干预服务走向社会化的交换供给模式，本研究已经证明这种供给模式是可行的，相信在未来会有更多这方面类似的社会力量介入育儿支持市场，通过交换的方式提供育儿支持服务（比如幼儿托管、早教、父母教育的公益课程等），而政府可以鼓励、支持、监管这类社会服务传送，大力支持社会力量介入育儿社会支持供给的社会服务提供，鼓励和支持更多医院和有家庭生育支持服务业务的社会组织加入其中，比如政府以购买服务的形式聘请社会组织联合医疗单位承接提升 0—1 岁婴儿主要照顾者的育儿能力培训服务项目，同时也可起到短暂托管幼儿的功能，减轻家庭的育儿负担。

针对当前我国 80％的家庭中祖辈参与帮助照顾婴儿的现状，除了新任妈妈，培训对象还应重点面向新任爸爸和新任祖辈，可以落地在社区或居住片区的集中场所开展相关的课程教育或社区活动，也可以把落地点放在妇幼保健类或儿童类专科医院。同时，可将成熟的服务内容制作成在线课程，通过在线课程平台免费推广，实行线上线下有机结合的社会服务创新模式。根据报名家庭的实际条件，采取阶梯式收费形式，对特殊困难家庭（如单亲家庭、贫困家庭、流动人口家庭等）进行部分费用减免。

4. 制定体现人文关怀的生育支持政策以促进女性产后生育社会支持服务的全覆盖和产前医院教育课程的延续

本研究提示女性产后第一年对社会心理服务有着巨大的社会需求，结合都市新任妈妈责任意识和学习意识强的表现特点，可在医院或社区提供常规的新任爸妈课程服务，开设正规权威的官方育儿信息提供平台，给予年轻父母正规和可靠的信息来源，缓解其筛选育儿信息的焦虑。当前生育支持政策大部分集中于产前服务、产后生育保险的经济支持和产假制度给予的时间支持，社会服务方面的支持仍有待进一步供给，其中有家庭社会工作服务的相关社会组织、有社会工作岗位的相关单位或部门(如儿童医院、妇婴保健医院等)可积极探索并尝试提供形式多样的帮助新生儿家长成长为合格父母的家庭教育指导服务。作为我国新生育政策的配套政策，建议产前服务(如开设医院常规产检期间的孕妇课程)可以和产后服务(如开设针对产后一年内的新任妈妈的课程)有机衔接，形成完整的产前产后全程服务体系。而产后服务除了包含医疗机构提供的医疗知识科普教育(如科学喂养、婴幼儿照护技能培训等)，还应包含针对产后女性的社会心理关怀服务(如社工小组服务、个案咨询服务等)，从个体、家庭、社会三个层面提供全方位以人为本的提升产后女性育儿社会支持水平、促进产后女性尽快适应母亲角色的社会服务。通过制定与新任妈妈群体相关的卫生及社会福利政策，鼓励社会组织承接直接服务于新任妈妈群体的公益项目，如在各社区卫生服务中心定期筛查产后抑郁症情况，开办以家庭为单位的促进新任妈妈角色适应的社工小组＋医生讲座(育儿技能培训、产后康复指导)，在社区中为新任妈妈提供婚姻及家庭咨询、职业规划等服务项目，促进对新任妈妈群体的社会关怀。新任妈妈可以用医保卡支付享用的相关社会服务。未来应给予时间前置和空间广置的家庭育儿社会服务，重点帮助新任妈妈提升育儿胜任力，促进母亲角色达成。

三、未来可以开展更多新的研究议题

依循本研究的发现，未来可以提出更多新的研究议题进行深入探析，比如新任妈妈在首孩生育过程中的体验和产后获得的育儿社会支持程度会不会深刻影响未来家庭第二孩甚至第三孩的生育决定，这或许是值得研究的新议题。女性产后获得的育儿社会支持程度可能关系其产后抑郁发展情况及家庭人际关系质量、婴儿照护质量等，进而可能关系到家庭未来的再生育意愿，比如未来如何在医院或者社区开展面向新手父母的家庭教育，每个产后女性及其家庭应该享有的人生继续教育内容，是家庭教育的重要组成部分。所有参与直接照顾婴儿的家庭成员都应掌握正确的婴儿照顾技能，同时也能有效避免由于育儿方式冲突引起的家庭矛盾。照料0—1岁婴儿有着鲜明的月龄进阶变化特点，从医院生产后出院回到社区的新任爸妈包括新任祖辈，都重新需要面对如何有效照顾眼前这位稚嫩的新生儿的知识及技能挑战。随着时代的进步，育儿知识和育儿措施及设备也在不断更新，新旧知识的碰撞很容易引发家庭矛盾，比如：宝宝生病了，到底家里谁的处理意见更专业、更准确？婴儿养育需要正确识别和处理婴儿常见病、科学喂养、睡眠护理、疫苗接种、智力发育、婴儿急救处理等诸多专业知识和技能，这些都是所有0—1岁婴儿家庭需要的，也是必须掌握的家庭教育内容。

综上所述，本研究是一项在上海公立医院环境中开展、促进女性产后育儿社会支持的社会工作干预研究。感知到来自朋友和重要他人的社会支持已被证明可以有效减轻产后抑郁症状（O'Neill, Cycon & Friedman, 2019），从家庭成员以外的途径获得的更多信息支持对于新任妈妈而言非常重要。本研究探索验证了在医院内开展的社会心理干预可以即时、有效地促进中国城市新任妈妈的育儿社会支持，发挥暂时的"缓冲"作用，该联合服务模式在反复实践中被证明是可行的和立即有效的，有利于新任妈妈更好地关怀自我并学习到如何在产后与祖辈合作育儿，与丈夫保持良性沟通，以科学有效的方式与家人一起照顾好宝宝，并学会逐步适应和合理规划生育后的职场回归，合理安排未来的家庭生育计划。总之，适切的社会工作干预服务有助于促进新任妈妈恢复身心健康、平衡工作和家庭生活、建立和谐的家庭关系，促进新生儿的健康成长等。未来，医护人员及社区相关健康工作人员（如家庭医生）在评估新任母亲的心理健康状况（如产后抑郁症）以外，仍需重视评估她们的育儿社会支持状况，并采取及时的干预措施。建议在女性产后3—6个月内开展服务，以有效提升她们感知到的社会支持水平，同时也应该面向不同新任妈妈群体开展服务，尤其是低收入、流动人群，年轻或单身的新任妈妈（Abrams & Curran, 2007）。

参考文献

[德] 西美尔.货币哲学[M].陈戎女,等译.北京：华夏出版社,2002.

吴帆.社会服务评估实用教程[M].北京：高等教育出版社,2018.

杨雄,周海旺.上海蓝皮书：上海社会发展报告(2019)[M].北京：社会科学文献出版社,2019.

阿布都热西提·基力力,王霞.新手妈妈社会支持网络的多元化：一个文献综述[J].兰州学刊,2013(9).

蔡禾,叶保强,邝子文,卓惠兴.城市居民和郊区农村居民寻求社会支援的社会关系意向比较[J].社会学研究,1997(6).

曾远力.青年女性生育二孩决策和家庭支持关系研究[J].当代青年研究,2018(3).

陈淳,陈洁冰.初产妇产后母亲角色适应与产后抑郁、社会支持的相关性研究[J].全科护理,2017(22).

陈洁冰,彭勤宝,李岚.初产妇产褥期母亲角色适应状况及其影响因素[J].护理研究,2011(31).

陈静,白琳琳,栾文敬."断链后的再链接"：儿童社会保护视域下的乡村家庭隔代抚养模式研究[J].北京青年研究,2018(1).

陈雯.亲职抚育困境：二孩国策下的青年脆弱性与社会支持重构[J].中国青年研究,2017(10).

陈晓玲,沈费伟."全面两孩"政策对青年生育意愿的影响——以杭州市80后为例[J].人口与社会,2016(3).

程虹娟,张春和,龚永辉.大学生社会支持的研究综述[J].成都理工大学学报(社会科学版),2004(1).

崔巍,王练.城市年轻母亲育儿感受与育儿支援——基于北京与南京4所幼儿园的调查研究[J].中华女子学院学报,2015(2).

邓莉,栾荣生,罗小辉,阳定宇,奚祖庆,李佳圆,张思海,郭兰婷,王一平,刘东磊,杨柏林.人群心理社会因素及综合健康水平的监测[J].中国公共卫生,2003(1).

翟振武,金光照,张逸杨.中国生育水平再探索——基于第七次全国人口普查数据的分析[J].人口研究,2022(4).

杜凤莲,张胤钰,董晓媛.儿童照料方式对中国城镇女性劳动参与率的影响[J].世界经济文汇,2018(3).

郭戈.0～3岁婴幼儿托育服务下的父职实践[J].中国青年研究,2019(11).

海莉娟."婆婆不是妈":城市已婚青年女性亲属关系的重构与"个体-合作"型养老趋向——基于陕西省C市的调研[J].中国青年研究,2021(1).

韩中,王刚,张会婷.学历越高,育儿时间越短?——来自中国的经验分析[J].南方人口,2019,34(3).

何绍辉.撑起儿童照顾的"半边天"——对父职实践的社会学考察[J].中国青年研究,2020(2).

贺荟中,林海英.自闭症儿童母亲社会支持网络构成及有效性研究[J].中国特殊教育,2013(11).

洪秀敏,孙林红.聆听"她们"的声音——二孩妈妈的抚育困境及社会支持研究[J].河北学刊,2019(5).

洪秀敏,朱文婷.全面两孩政策下婴幼儿照护家庭支持体系的构建——基于育儿压力、母职困境与社会支持的调查分析[J].教育学报,2020(1).

胡湛,彭希哲.中国当代家庭户变动的趋势分析——基于人口普查数据的考察[J].社会学研究,2014(3).

华淑名,陈卫民.隔代照料支持对青年女性非农就业的影响[J].青年研究,2020(1).

计迎春,郑真真.社会性别和发展视角下的中国低生育率[J].中国社会科学,2018(8).

纪林芹,张文新,郑金香.学前与小学儿童母亲社会支持问卷的编制及测量学分析[J].心理科学,2003(5).

李超,罗润东.老龄化、隔代抚育与农村劳动力迁移——基于微观家庭决策视角的研究[J].经济社会体制比较,2017(2).

李芬,风笑天.照料"第二个"孙子女?——城市老人的照顾意愿及其影响因素研究[J].人口与发展,2016(4).

李桂燕.全面二孩政策下男性参与家庭照料的困境与路径[J].深圳大学学报(人文社会科学版),2018(3).

李洁,刘婧.丈夫参与对妇女产褥期恢复与家庭关系的影响——以北京市常住人口调查数据为例[J].妇女研究论丛,2016(2).

李敏谊,七木田敦,张倩,王路曦,管亚男.低生育率时代中日两国父母育儿压力与社会支持的比较分析[J].学前教育研究,2017(3).

李向梅,万国威.育儿责任、性别角色与福利提供:中国儿童照顾政策的展望[J].中国行政管理,2019(4).

李晓巍,魏晓宇.父亲参与的现状及其与幼儿社会能力的关系——母亲教养效能的中介作用[J].北京师范大学学报(社会科学版),2017(5).

李星.试论单亲家庭隔代教育问题[J].教育学术月刊,2011(8).

李贞,曾娟,张永爱,李秀娟,高燕.影响哺乳期产妇母乳喂养适应性的预测因素研究[J].中国妇幼健康研究,2016(9).

李正梅,刘雪琴,陈玉平,梁海英,李志云,徐龙昌.分娩后初产妇及其配偶抑郁情绪状况的研究[J].实用医学杂志,2010(17).

刘二鹏,张奇林,韩天阔.照料经济学研究进展[J].经济学动态,2019(8).

刘中一.国家责任与政府角色——儿童照顾的变迁与政策调整[J].学术论坛,2018(5).

刘中一.角色虚化与实践固化:儿童照顾上的父职——一个基于个体生命经验的考察[J].人文杂志,2019(2).

陆虹,郑修霞.初产妇社会支持与产后抑郁关系的探讨[J].中华护理杂志,2001(10).

罗庆平,涂素华,曾霞.社会支持在初产妇母性角色达成过程中的作用[J].护理研究(下半月),2005(2).

骆紫薇,陈斯允.营销领域的社会支持研究述评与展望[J].外国经济与管理,2018(1).

吕碧君.祖父母支持对城镇妇女二孩生育意愿的影响[J].城市问题,2018(2).

马春华.儿童照顾政策模式的形塑:性别和福利国家体制[J].妇女研究论丛,2020(5).

马爽,高然,王义卿,王晓华.农村地区父亲参与现状及其与幼儿发展的关系[J].学前教育研究,2019(5).

梅笑.情感劳动中的积极体验:深层表演、象征性秩序与劳动自主性[J].社会,2020(2).

任远.当前生育政策继续变革和调整完善的理论和实践问题[J].广州大学学报(社会科学版),2022,21(4).

施芸卿.当妈为何越来越难——社会变迁视角下的"母亲"[J].文化纵横,2018(5).

陶涛,刘雯莉.爷爷奶奶们,准备好带二孩了吗?[EB/OL].(2018-12-26)[2018-12-26]. https://mp.weixin.qq.com/s?_biz=MzI5MDEwNzMwMQ==&mid=2247486229&idx=1&sn=44a35bddc00050e1af38b7b34d7f6764&chksm=ec25b1dfdb5238c93b4ad941f46dfc61cbfeac60d2dbcd4535d8c2da1ad68f199f758799f66e&mpshare=1&scene=1&srcid=1226wOmJPpc5wo4K3OPSwwqh&pass_ticket=EU1Cb1YGLT

EITUb5Jbjq49％2FTEi％2BnO9ccb6O1Zn9GpKnPefeOY％2Bm7Nk7XSx3XjVe＃rd.

汪永涛.转型期城市家庭的代际合作育儿[J].社会学评论,2020(2).

王磊.人口老龄化社会中的代际居住模式——来自 2007 年和 2010 年江苏调查的发
现[J].人口研究,2013(4).

王卓.四川乡镇贫困群体的社会支持网研究——基于农村贫困群体社会支持网的比
较分析[J].农村经济,2016(4).

吴帆,牛劲君.儿童照料背后的逻辑与博弈:三个理论视阈的诠释[J].山东社会科学,
2019(10).

吴帆,王琳.中国学龄前儿童家庭照料安排与政策需求——基于多源数据的分析[J]
人口研究,2017(6).

吴航,董雨果.我国 3 岁以下儿童照顾政策的系统性构建——台湾地区 0～2 岁儿童
照顾政策的发展路径及其启示[J].中国教育学刊,2019(5).

吴丽萍,胡晓斐,王叶飞.初产妇母亲角色适应与应对方式及社会支持的相关性研究
[J].中华护理杂志,2012(5).

向小丹.中国家庭｜托儿所的"生"与"死"[EB／OL].(2018‐11‐21)[2018‐12‐26].
https:∥m.thepaper.cn／newsDetail_forward_2652249?from＝timeline＆isappinstalled＝0.

向小平,袁敏.社会支持与婚姻满意度对幼儿母亲育儿压力的影响[J].中国妇幼保健,
2017(18).

肖索未."严母慈祖":儿童抚育中的代际合作与权力关系[J].社会学研究,2014(6).

笑冬.最后一代传统婆婆?[J].社会学研究,2020(3).

徐安琪,张亮.父职参与对孩子的效用:一个生态系统论的视角[J].青年研究,2008(9).

徐安琪,张亮.父职参与对男性自身成长的积极效应——上海的经验研究[J].社会科
学研究,2009(3).

徐源,余旬,金春林,陈珉惺.家庭科学育儿的社会支持需求及体系研究[J].中国妇幼
健康研究,2018,29(11).

许琪,王金水.爸爸去哪儿?父亲育儿投入及其对中国青少年发展的影响[J].社会发
展研究,2019(1).

许琪.时间都去哪儿了?——从生命历程的角度看中国男女时间利用方式的差异[J].
妇女研究论丛,2018(4).

许琪.子女需求对城市家庭居住方式的影响[J].社会,2013,33(3).

许颖.父亲对自身的角色态度与教养参与关系研究[J].宁波大学学报(教育科学版),

2017(4).

杨菊华."性别-母职双重赋税"与劳动力市场参与的性别差异[J].人口研究,2019(1).

尹靖水,朴志先,中岛和夫,金永灿,崔文香.城市父亲参与育儿对自身心理健康的影响[J].延边大学医学学报,2012,35(2).

岳经纶,范昕.中国儿童照顾政策体系：回顾、反思与重构[J].中国社会科学,2018(9).

岳经纶,张孟见.社会政策视域下的国家与家庭关系：一项实证分析[J].重庆社会科学,2019(3).

臧少敏,绳宇.育儿效能影响因素的研究进展[J].解放军护理杂志,2011,28(4).

张海峰.全面二孩政策下中国儿童照料可及性研究——国际经验借鉴[J].人口与经济,2018(3).

张苹,茅倬彦.上海市社区0～3岁婴幼儿家庭养育模式与需求的调查[J].中国妇幼保健,2017(18).

张奇林,刘二鹏.面向家庭的照料社会政策建构：范式、因应与路径[J].青海社会科学,2019(2).

张赛群.育龄妇女二孩生育顾虑及其家庭发展支持体系的完善[J].社会科学家,2017(5).

张双双,胡颖,张齐放.初生婴儿父母育儿观调查[J].护理研究,2014,28(2).

张文宏,阮丹青.城乡居民的社会支持网[J].社会学研究,1999(3).

张杨波.代际冲突与合作——幼儿家庭照料类型探析[J].学术论坛,2018(5).

张翼."三孩生育"政策与未来生育率变化趋势[J].中国特色社会主义研究,2021(4).

张银锋,侯佳伟."全面两孩"放开后的公共服务需求与配套政策完善[J].人口与计划生育,2016(7).

赵凤.社会支持与健康：一个系统性回顾[J].西北人口,2018(5).

郑杨.社会变迁中的育儿模式变化与"母职"重构——对微信育儿群的观察[J].贵州社会科学,2019(7).

郑真真.兼顾与分担：妇女育儿时间及家人影响[J].劳动经济研究,2017(5).

钟晓慧,郭巍青.人口政策议题转换：从养育看生育——"全面二孩"下中产家庭的隔代抚养与儿童照顾[J].探索与争鸣,2017(7).

周培勤.学哺乳：基于网络社区中妈妈关于母乳喂养讨论的话语分析[J].妇女研究论丛,2019(5).

周鹏.隔代抚育的支持者特征研究[J].北京社会科学,2020(3).

李庆丰.农村劳动力外出务工对"留守子女"发展的影响——来自湖南、河南、江西三地的调查报告[J].上海教育科研,2002(9).

朱艺,孙娜,殷晓旭,方鹏骞,龚言红.生育政策调整背景下我国女性产后抑郁症状与育儿自我效能双向关系的追踪研究——基于湖北省的实证调查[J].人口与发展,2023(1).

祝玉红,张红.智力障碍儿童家庭照顾者的社会支持状况研究[J].社会保障研究,2018(4).

Abrams, L. S. & Curran, L. Not Just a Middle-class Affliction: Crafting a Social Work Research Agenda on Postpartum Depression[J]. *Health & Social Work*, 2007, 32(4).

Arnold, M. & Kalibatseva, Z. Are "Superwomen" Without Social Support at Risk for Postpartum Depression and Anxiety? [J]. *Women & Health*, 2021, 61(2).

Backstrom, C., Larsson, T., Wahlgren, E., Golsater, M., Martensson, L. B. & Thorstensson, S. "It Makes You Feel Like You Are Not Alone": Expectant First-time Mothers' Experiences of Social Support Within the Social Network, When Preparing for Childbirth and Parenting[J]. *Sexual & Reproductive Healthcare*, 2017(12).

Barrera, M. Distinctions Between Social Support Concepts, Measures, and models[J]. *American Journal of Community Psychology*, 1986, 14(4).

Bergsvik, J., Fauske, A. & Hart, R. K. Can Policies Stall the Fertility Fall? A Systematic Review of the (Quasi-) Experimental Literature[J]. *Population and Development Review*, 2021, 47(4).

Billingsley, S., Neyer, G. & Wesolowski, K. Social Investment Policies and Childbearing Across 20 Countries: Longitudinal and Micro-Level Analyses[J]. *European Journal of Population-Revue Europeenne De Demographie*, 2022, 38(5).

Brown, S. G., Hudson, D. B., Campbell-Grossman, C., Kupzyk, K. A., Yates, B. C. & Hanna, K. M. Social Support, Parenting Competence, and Parenting Satisfaction Among Adolescent, African American, Mothers[J]. *Western Journal of Nursing Research*, 2018, 40(4).

Bunning, M. The Association Between Social Support Networks and Maternal Employment: A Comparison of Western German, Eastern German, and Migrant Mothers of Preschool-aged Children[J]. *Community Work & Family*, 2017(3).

Chang, Y. H. Childcare Needs and Household Composition: Is Household Extension a Way of Seeking Childcare Support? [J]. *Chinese Sociological Review*, 2015(4).

Chen, H. H., Hwang, F. M., Lin, L. J., Han, K. C., Lin, C. L. & Chien, L. Y.

Depression and Social Support Trajectories During 1 Year Postpartum Among Marriage-Based Immigrant Mothers in Taiwan [J]. *Archives of Psychiatric Nursing*, 2016, 30(3).

Chen, Y. F., Tu, B., Huang, C. C. & Huang, C. Improving Parenting Knowledge Through Caregiver Education in China[J]. *Child Care Health and Development*, 2021, 47(2).

Christie, J. & Bunting, B. The Effect of Health Visitors' Postpartum Home Visit Frequency on First-time Mothers: Cluster Randomised Trial[J]. *International Journal of Nursing Studies*, 2011, 48(6).

Cobb, S. Social Support as a Moderator of Life Stress[J]. *Psychosomatic Medicine*, 1976, 38(5).

Cohen, S., Wills, T. A. Stress, Social Support, and the Buffering Hypothesis [J]. *Psychological Bulletin*, 1985(2).

Cohen, S. & Syme, S.L. "Issues in the Study and Application of Social Support", in *Social Support and Health*[M]. Orlando, Florida: Academic Press, 1985.

Collins, H. N., Oza-Frank, R. & Marshall, C. Perceived Social Support and Postpartum Depression Symptoms Across Geographical Contexts: Findings from the 2016 Ohio Pregnancy Assessment Survey[J]. *Birth-Issues in Perinatal Care*, 2021, 48(2).

Cowan, C. P. & Cowan, P. A. Enhancing Parenting Effectiveness, Fathers' Involvement, Couple Relationship Quality, and Children's Development: Breaking Down Silos in Family Policy Making and Service Delivery[J]. *Journal of Family Theory & Review*, 2019, 11(1).

Cussino, M., Zaccagnino, M., Callerame, C., Civilotti, C., Di Fini, G. & Veglia, F. Postnatal Depression and Prevention: The Role of Partners[J]. *Minerva Psichiatrica*, 2016, 57(1).

Denis, A., Callahan, S. & Bouvard, M. Evaluation of the French Version of the Multidimensional Scale of Perceived Social Support During the Postpartum Period[J]. *Maternal and Child Health Journal*, 2015, 19(6).

Dennis, C. L., Brown, H. K. & Brennenstuhl, S. The Postpartum Partner Support Scale: Development, Psychometric Assessment, and Predictive Validity in a Canadian Prospective Cohort[J]. *Midwifery*, 2017(54).

Duvander, A. Z., Lappegard, T., Andersen, S. N., Gardarsdottir, O., Neyer, G. & Viklund, I. Parental Leave Policies and Continued Childbearing in Iceland, Norway, and Sweden[J]. *Demographic Research*, 2019(40).

Emmanuel et al. Maternal Role Development: The Impact of Maternal Distress and Social Support Following Childbirth[J]. *Midwifery*, 2011, 27(2).

Faleschini, S., Millar, L., Rifas-Shiman, S. L., Skouteris, H., Hivert, M. F. & Oken, E. Women's Perceived Social Support: Associations with Postpartum Weight Retention, Health Behaviors and Depressive Symptoms[J]. *BMC Womens Health*, 2019, 19(1).

Farre, L. & Gonzalez, L. Does Paternity Leave Reduce Fertility? [J]. *Journal of Public Economics*, 2019(172).

Gan, Y. X., Xiong, R., Song, J. J., Xiong, X. L., Yu, F., Gao, W. M., ... Chen, D. The Effect of Perceived Social Support During Early Pregnancy on Depressive Symptoms at 6 Weeks Postpartum: A Prospective Study[J]. *BMC Psychiatry*, 2019(19).

Gao, L. L., Chan, S. W. C., You, L. M. & Li, X. M. Experiences of Postpartum Depression Among First-time Mothers in Mainland China[J]. *Journal of Advanced Nursing*, 2010, 66(2).

Gao, L. L., Sun, K. & Chan, S. W. C. Social Support and Parenting Self-efficacy Among Chinese Women in the Perinatal Period[J]. *Midwifery*, 2014, 30(5).

Gao, L. L., Xie, W., Yang, X. & Chan, S. W. C. Effects of an Interpersonal-psychotherapy-oriented Postnatal Programme for Chinese First-time Mothers: A Randomized Controlled Trial[J]. *International Journal of Nursing Studies*, 2015, 52(1).

Granovettor, M. The Strength of Weak Ties[J]. *American Journal of Sociology*, 1973(6).

Haas, L. & Hwang, C. P. Workplace Support and European Fathers' Use of State Policies Promoting Shared Childcare[J]. *Community Work & Family*, 2019, 22(1).

Haslam, D. M., Pakenham, K. I. & Smith, A. Social Support and Postpartum Depressive Symptomatology: The Mediating Role of Maternal Self-efficacy [J]. *Infant Mental Health Journal*, 2006, 27(3).

Heh, S. S., Coombes, L. & Bartlett, H. The Association Between Depressive Symptoms and Social Support in Taiwanese Women During the Month[J]. *International Journal of Nursing Studies*, 2004, 41(5).

Hetherington, E., McDonald, S., Williamson, T. & Tough, S. Trajectories of Social Support in Pregnancy and Early Postpartum: Findings from the All Our Families Cohort [J]. *Social Psychiatry and Psychiatric Epidemiology*, 2020, 55(2).

Hetherington, E., McDonald, S., Williamson, T., Patten, S. B. & Tough, S. C. Social Support and Maternal Mental Health at 4 Months and 1 Year Postpartum: Analysis from the All Our Families Cohort[J]. *Journal of Epidemiology and Community Health*, 2018, 72(10).

Hopkins, J. & Campbell, S. B. Development and Validation of a Scale to Assess Social Support in the Postpartum Period[J]. *Archives of Womens Mental Health*, 2008, 11(1).

Hotz, V. J. & Wiswall, M. Child Care and Child Care Policy: Existing Policies, Their Effects, and Reforms[J]. *Annals of the American Academy of Political and Social Science*, 2019, 686(1).

Kahn, Robert L. "Aging and Social Support", in M. W. Riley ed., *Aging from Birth to Death*[M]. Boulder: CO Westview, 1979.

Leahy-Warren, P., McCarthy, G. & Corcoran, P. First-time Mothers: Social Support, Maternal Parental Self-efficacy and Postnatal Depression [J]. *Journal of Clinical Nursing*, 2012, 21(3 - 4).

Leahy-Warren, P., Mulcahy, H. & Lehane, E. The Development and Psychometric Testing of the Perinatal Infant Care Social Support (PICSS) Instrument[J]. *Journal of Psychosomatic Research*, 2019(126).

Lee, H. Y., Edwards, R. C. & Hans, S. L. Young First-Time Mothers' Parenting of Infants: The Role of Depression and Social Support[J]. *Maternal and Child Health Journal*, 2020(5).

Lee, L. C. & Hung, C. H. Women's Trajectories of Postpartum Depression and Social Support: A Repeated-Measures Study with Implications for Evidence-based Practice [J]. *Worldviews on Evidence-based Nursing*, 2022, 19(2).

Leonard, K. S., Evans, M. B., Kjerulff, K. H. & Downs, D. S. Postpartum Perceived Stress Explains the Association Between Perceived Social Support and Depressive Symptoms[J]. *Womens Health Issues*, 2020, 30(4).

Li, Y., Li, S. S., Tang, L. & Bai, Y. The Effect of ECD Program on the Caregiver's

Parenting Knowledge, Attitudes, and Practices: Based on a Cluster-randomized Controlled Trial in Economically Vulnerable Areas of China[J]. *BMC Public Health*, 2022, 22(1).

Lin, N, Dumin, M. Access to Occupations Through Social Ties[J]. *Social Networks*, 1986(4).

Lin, N., Woelfel, M. W. & Light, S. C. The Buffering Effect of Social Support Subsequent to an Important Life Event[J]. *Journal of Health and Social Behavior*, 1985, 26(3).

Lin, P. C. & Hung, C. H. Mental Health Trajectories and Related Factors Among Perinatal Women[J]. *Journal of Clinical Nursing*, 2015, 24(11 – 12).

Lin, N., Dumin, M. Y. & Woelfel, M. "Conceptualizing Social Support", in Lin, N., Dean, A. & Ensel, W. eds., *Social Support*, *Life Events*, *and Depression*[M]. New York: Academic Press, 1986.

Liu, S. W., Zhai, F. H., Gao, Q. Parental Stress and Parenting in Chinese Immigrant Families: The Mediating Role of Social Support[J]. *Child & Family Social Work*, 2020 (S1).

Liu, Y. H., Chang, M. Y. & Chen, C. H. Effects of Music Therapy on Labour Pain and Anxiety in Taiwanese First-time Mothers[J]. *Journal of Clinical Nursing*, 2020, 19(7 – 8).

Mercer, R.T. The Process of Maternal Role Attainment over the First Year[J]. *Nursing Research*, 1985(34).

Mercer, R. T. & Walker, L. O. A Review of Nursing Interventions to Foster Becoming a Mother[J]. *Jognn-Journal of Obstetric Gynecologic and Neonatal Nursing*, 2006, 35(5).

Negron, R., Martin, A., Almog, M., Balbierz, A. & Howell, E. A. Social Support During the Postpartum Period: Mothers' Views on Needs, Expectations, and Mobilization of Support[J]. *Maternal and Child Health Journal*, 2013, 17(4).

Ngai, F. W. & Chan, S. W. C. Learned Resourcefulness, Social Support, and Perinatal Depression in Chinese Mothers[J]. *Nursing research*, 2012, 61(2).

Ngai, F. W., Chan, S. W. C. & Holroyd, E. Chinese Primiparous Women's Experiences of Early Motherhood: Factors Affecting Maternal Role Competence[J]. *Journal of Clinical Nursing*, 2011, 20(9 – 10).

Ngai, F. W., Wong, P. W. C., Chung, M. F. & Leung, K. Y. The Effect of Telephonebased Cognitive-behavioural Therapy on Parenting Stress: A Randomised Controlled Trial[J]. *Journal of Psychosomatic Research*, 2016(86).

Nisar, A., Yin, J., Wagas, A., Bai, X., Wang, D. L., Rahman, A. & Li, X. M. Prevalence of Perinatal Depression and Its Determinants in Mainland China: A Systematic Review and Meta-analysis[J]. *Journal of Affective Disorders*, 2020(277).

Norhayati, M. N., Aniza, A., Hazlina, N. H. N. & Azman, M. Y. Psychometric Properties of the Revised Malay Version Medical Outcome Study Social Support Survey Using Confirmatory Factor Analysis Among Postpartum Mothers[J]. *Asia-Pacific Psychiatry*, 2015, 7(4).

O'Neill, P., Cycon, A. & Friedman, L. Seeking Social Support and Postpartum Depression: A Pilot Retrospective Study of Perceived Changes[J]. *Midwifery*, 2019(71).

Ong, S. F., Chan, W. C. S., Shorey, S., Chong, Y. S., Klainin-Yobas, P. & He, H. G. Postnatal Experiences and Support Needs of First-time Mothers in Singapore: A Descriptive Qualitative Study[J]. *Midwifery*, 2014, 30(6).

Osman, H., Saliba, M., Chaaya, M. & Naasan, G. Interventions to Reduce Postpartum Stress in First-time Mothers: A Randomized-controlled Trial[J]. *BMC Womens Health*, 2014(14).

Phang, K. N., Koh, S. S. L. & Chen, H. C. Postpartum Social Support of Women in Singapore: A Pilot Study[J]. *International Journal of Nursing Practice*, 2015(21).

Razurel, C., Bruchon-Schweitzer, M., Dupanloup, A., Irion, O. & Epiney, M. Stressful Events, Social Support and Coping Strategies of Primiparous Women During the Postpartum Period: A Qualitative Study[J]. *Midwifery*, 2011, 27(2).

Reid, K. M. & Taylor, M. G. Social Support, Stress, and Maternal Postpartum Depression: A Comparison of Supportive Relationships[J]. *Social Science Research*, 2015(54).

Roh, E. H., Ahn, J. A., Park, S. & Song, J. E. Factors Influencing Parenting Efficacy of Asian Immigrant, First-time Mothers: A Cross-sectional, Correlational Survey [J]. *Nursing & Health Sciences*, 2017(4).

Rolfe, S. A & Armstrong, K. J. Early Childhood Professionals as a Source of Social Support: The Role of Parent-Professional Communication[J]. *Australasian Journal of Early Childhood*, 2010(3).

Sangsawang, B., Deoisres, W., Hengudomsub, P. & Sangsawang, N. Effectiveness of

Psychosocial Support Provided by Midwives and Family on Preventing Postpartum Depression among First-time Adolescent Mothers at 3-month Follow-up: A Randomised Controlled Trial[J]. *Journal of Clinical Nursing*, 2022, 31(5 - 6).

Song, J. E., Chae, H. J., Ko, J. M., Yang, J. I. & Kim, T. Effects of a Maternal Role Adjustment Program for First Time Mothers Who Use Postpartum Care Centers (Sanhujoriwon) in South Korea: A Quasi-experimental Study[J]. *BMC Pregnancy and Childbirth*, 2020, 20(1).

Spoozak, L., Gotman, N., Smith, M. V., Belanger, K. & Yonkers, K. A. Evaluation of a Social Support Measure That May Indicate Risk of Depression During Pregnancy[J]. *Journal of Affective Disorders*, 2009, 114(1 - 3).

Stevens, E. S. Reciprocity in Social Support — An Advantage for the Aging Family[J]. *Families in Society—The Journal of Contemporary Human Services*, 1992, 73(9).

Stewart, R. C., Umar, E., Tomenson, B. & Creed, F. Validation of the Multi-dimensional Scale of Perceived Social Support (MSPSS) and the Relationship between Social Support, Intimate Partner Violence and Antenatal Depression in Malawi[J]. *BMC Psychiatry*, 2014(14).

Tarkka, M. T. Predictors of Maternal Competence by First-time Mothers When the Child is 8 Months Old[J]. *Journal of Advanced Nursing*, 2003, 41(3).

Thoits, P. A. Mechanisms Linking Social Ties and Support to Physical and Mental Health [J]. *Journal of Health and Social Behavior*, 2011, 52(2).

Tilden, V. P. & Galyen, R. D. Cost and Conflict: The Darker Side of Social Support[J]. *The Japanese Journal of Nursing Research*, 1987, 20(4).

Timlin, D. & Simpson, E. A. A Preliminary Randomised Control Trial of the Effects of Dru Yoga on Psychological Well-being in Northern Irish First Time Mothers[J]. *Midwifery*, 2017(46).

Tolsdorf, C. Social Networks, Support, and Coping: An Exploratory Study[J]. *Family process*, 1976, 15(4).

Tonelli, S., Drobnic, S. & Huinink, J. Child-related Family Policies in East and Southeast Asia: An Intra-regional Comparison[J]. *International Journal of Social Welfare*, 2021, 30(4).

Umana-Taylor, A. J., Updegraff, K. A., White, R. M. B., Herzog, M. J., Pflieger, J. C. &

Madden-Derdich, D. Developing and Testing a Measure of Social Support with Mexican-Origin Pregnant Adolescents and Their Mother Figures [J]. *Hispanic Journal of Behavioral Sciences*, 2011, 33(3).

Vaezi, A., Soojoodi, F., Banihashemi, A. T. & Nojomi, M. The Association Between Social Support and Postpartum Depression in Women: A Cross Sectional Study [J]. *Women and Birth*, 2019, 32(2).

Vargas-Porras, C., Roa-Diaz, Z. M., Hernandez-Hincapie, H. G., Ferre-Grau, C. & De Molina-Fernandez, M. I. Efficacy of a Multimodal Nursing Intervention Strategy in the Process of Becoming a Mother: A Randomized Controlled Trial [J]. *Research in Nursing & Health*, 2021, 44(3).

Vaux, A. Social Support: Theory, Research, and Intervention[M]. *New York: Praeger*, 1988.

Warren, P. L. First-time Mothers: Social Support and Confidence in Infant Care [J]. *Journal of Advanced Nursing*, 2005, 50(5).

Webster, J., Linnane, J. W. J., Dibley, L. M., Hinson, J. K., Starrenburg, S. E. & Roberts, J. A. Measuring Social Support in Pregnancy: Can It be Simple and Meaningful? *Birth Issues in Perinatal Care*, 2000, 27(2).

Wellman, B. & Wortley, S. Different Strokes from Different Folks-community Ties and Social Support[J]. *American Journal of Sociology*, 1990, 96(3).

Wood, J. & Neels, K. Local Childcare Availability and Dual-Earner Fertility: Variation in Childcare Coverage and Birth Hazards over Place and Time[J]. *European Journal of Population-Revue Europeenne De Demographie*, 2019, 35(5).

Yesilcinar, I., Yavan, T., Karasahin, K. E. & Yenen, M. C. The Identification of the Relationship Between the Perceived Social Support, Fatigue Levels and Maternal Attachment During the Postpartum Period[J]. *Journal of Maternal-Fetal & Neonatal Medicine*, 2017, 30(10).

Zhang, C., Fong, V. L., Yoshikawa, H., Way, N., Chen, X. Y. & Lu, Z. H. The Rise of Maternal Grandmother Child Care in Urban Chinese Families[J]. *Journal of Marriage and Family*, 2019, 81(5).

Zhang, L. C., Liu, J. H. & Lummaa, V. Intention to Have a Second Child, Family Support and Actual Fertility Behavior in Current China: An Evolutionary Perspective

[J]. *American Journal of Human Biology*, 2022, 34(4).

Zhang, Y. J. & Jin, S. H. The Impact of Social Support on Postpartum Depression: The Mediator Role of Self-efficacy. *Journal of Health Psychology*, 2016, 21(5).

Zheng, X. J., Huang, L. L., Fang, Q. Y., Zhang, Y., Li, X. L., Ye, Z. W. & Wang, Q. Internet-based Support Program on Parenting Outcomes for Chinese Primiparous Women: Study Protocol for a Randomized Controlled Trial[J]. *Journal of Advanced Nursing*, 2020, 76(11).

Zheng, X. J., Morrell, J. & Watts, K. A Quantitative Longitudinal Study to Explore Factors Which Influence Maternal Self-efficacy Among Chinese Primiparous Women During the Initial Postpartum Period[J]. *Midwifery*, 2018(59).

附录 1 开展干预研究的相关附件

1.1 华东师范大学人体实验伦理委员会批准函

华东师范大学人体实验伦理委员会
University Committee on Human Research Protection

华东师范大学人体实验伦理委员会批准函

Approval Letter of UCHRP

批准号：HR 204-2019

经专家审查并经华东师范大学人体实验伦理委员会讨论，兹批准 何姗姗（项目负责人）新手妈妈育儿社会支持的干预研究（研究名称）实验伦理申请，申请类别是快速审核申请，属于快速审核分类 7，于 2019 年 7 月 5 日生效。

以下情况需提交人体伦理委员会进行再次审查：

1、 对批准的研究方案、知情同意书等申请材料的任何修改或主要研究者更换；

2、 项目开展期间，每年 7 月 5 日前提交年度报告；

3、 暂停/终止该研究。

人体实验伦理审查专用章

主任（签字）：

华东师范大学人体实验伦理委员会（签章）

日期：2019 年 7 月 5 日

地址：中国 上海 中山北路 3663 号 邮政编码：200062
Address: 3663 Zhongshan Road North, Shanghai 200062, China

第1页，共1页

1.2 新任妈妈育儿支持干预研究项目的在线调查问卷

亲爱的妈妈，您好！为了更好地满足您对育儿知识的需求，提升新任妈妈育儿支持的程度，我们将占用您6—8分钟的时间，请您填答关于育儿及作为母亲得到的育儿支持情况，请您认真阅读并勾选相应的选项。参加问卷调查的家长，可有机会参加儿童医院开展的医务社工小组活动和专家讲座哦！

第一部分　基本信息

1. 您(妈妈)的年龄(填空题 * 必答)

_____

2. 宝宝的月龄(如1个月15天，按照2个月计算)(单选题 * 必答)
   - ○ 1个月　　　○ 2个月　　　○ 3个月　　　○ 4个月
   - ○ 5个月　　　○ 6个月　　　○ 7个月　　　○ 8个月
   - ○ 9个月　　　○ 10个月　　○ 11个月　　○ 12个月

3. 您的婚姻状况(单选题 * 必答)
   - ○ 单身　　　○ 已婚　　　○ 离异　　　○ 再婚
   - ○ 其他_____

4. 这是您的第几个孩子(单选题 * 必答)
   - ○ 第一个孩子　　　　　○ 第二个孩子
   - ○ 第三个孩子

5. 宝宝的性别(单选题 * 必答)
   - ○ 男　　　　　　　　　○ 女

6. 您的受教育程度(单选题 * 必答)
   - ○ 初中及以下　　　　　○ 高中或中专
   - ○ 大专　　　　　　　　○ 本科
   - ○ 硕士及以上

7. 您丈夫的受教育程度（单选题＊必答）

　　○ 初中及以下　　　　　　　○ 高中或中专

　　○ 大专　　　　　　　　　　○ 本科

　　○ 硕士及以上

8. 您目前的工作状态（单选题＊必答）

　　○ 全职工作　　　　　　　　○ 兼职工作

　　○ 无业

9. 您丈夫的工作状态（单选题＊必答）

　　○ 全职工作　　　　　　　　○ 兼职工作

　　○ 无业

10. 您的家庭月收入（单选题＊必答）

　　○ 2 000 元及以下　　　　　○ 2 001—3 000 元

　　○ 3 001—5 000 元　　　　　○ 5 001—8 000 元

　　○ 8 001—12 000 元　　　　 ○ 12 001—20 000 元

　　○ 20 000 元以上

11. 目前的婴儿照料方式（单选题＊必答）

　　○ 仅夫妻 2 人照料　　　　　○ 主要由外婆（外公）帮忙照料

　　○ 主要由奶奶（爷爷）帮忙照料　　○ 两边老人一起照料

　　○ 请保姆照料　　　　　　　○ 老人＋保姆一起照料

　　○ 其他_____

12. 您家孩子选择了哪种喂养方式？（单选题＊必答）

　　○ 母乳喂养　　　　　　　　○ 混合喂养

　　○ 奶粉喂养

13. 有了孩子之后是否能较好地适应作为母亲的角色转变？（单选题＊必答）

　　○ 不适应　　　　　　　　　○ 不确定

　　○ 适应良好

14. 有了孩子之后夫妻关系是否受影响？（单选题＊必答）

　　○ 夫妻关系比以前差多了　　○ 没什么影响

　　○ 比之前更好

15. 有了孩子之后婆媳关系是否受影响？（单选题 * 必答）

    ○ 婆媳关系比以前差　　　　　　○ 没什么影响

    ○ 比以前更融洽

第二部分　做妈妈，您准备好了吗？

16. 以下是关于您作为一名母亲的角色适应情况的描述，请勾选出最符合实际
    情况的选项。（矩阵单选题 * 必答）

	非常不同意	不同意	不确定	同意	非常同意
感到责任重大	○	○	○	○	○
现在做每个决定前都会考虑对宝宝的影响	○	○	○	○	○
很喜欢和宝宝一起交流、玩耍	○	○	○	○	○
希望给宝宝创造好的条件，让他/她快乐成长	○	○	○	○	○
感到自己作为母亲很幸福	○	○	○	○	○
有信心照顾好宝宝	○	○	○	○	○
我是宝宝的主要照顾者	○	○	○	○	○
宝宝的用品是我亲自准备的	○	○	○	○	○
每次都是我给宝宝换纸尿裤	○	○	○	○	○
每次都是我给宝宝洗澡	○	○	○	○	○
能提供宝宝所需要的奶量和水量	○	○	○	○	○
对宝宝的哭闹束手无策	○	○	○	○	○
能及时知道宝宝的需求	○	○	○	○	○
能注意到宝宝大小便的异常	○	○	○	○	○
能为宝宝添加辅食，如鱼肝油、钙片	○	○	○	○	○
关注宝宝的体重、身长、营养情况	○	○	○	○	○

第三部分　谁在支持您?

17. 以下是关于您产后获得周围人(尤其是家人)支持和帮助情况的描述,请勾
    选出最符合实际情况的选项。(矩阵单选题 * 必答)

	非常不同意	不同意	不确定	同意	非常同意
我感到家人都爱我	○	○	○	○	○
家人对我很关心	○	○	○	○	○
家人在家务活上对我帮助很大	○	○	○	○	○
我经常得到别人对我育儿方式的肯定	○	○	○	○	○
大家都认为我是一个好妻子	○	○	○	○	○
我获得了很多需要的育儿知识	○	○	○	○	○
我获得了很多婴儿喂养的知识	○	○	○	○	○

18. 上海市儿童医院社工部将于 2018 年 5 月开展新任妈妈角色适应系列专题活
    动,采用"社工小组活动＋专家讲座"的方式。旨在通过四次每周末的家
    长互助小组活动,配合医生专家讲座(主题包括新任妈妈角色适应、与老人
    合作、夫妻关系、重返职场),促进母亲角色适应和孩子健康成长,您是否
    愿意参加? 若愿意,请留下联系电话,工作人员会电话随访您关于参加活
    动的具体细节。(单选题 * 必答)

    ○ 愿意参加

    ○ 不愿意参加

19. 谢谢您愿意参加! 请留下您的联系电话,等待工作人员回访。(填空题 *
    必答)

    ＿＿＿＿＿＿＿＿＿＿＿＿＿

20. 谢谢您完成问卷调查! 可否请您说明不愿参加的原因?(填空题 * 必答)

    ＿＿＿＿＿＿＿＿＿＿＿＿＿

1.3 新任妈妈育儿社会支持访谈提纲

1. 目前的家庭情况，自己、孩子、配偶，及其他主要照顾者（如祖辈）

2. 育儿支持的情况

   (1) 非正式支持：家人照顾的基本情况，配偶、女性长辈、两边老人、邻居、朋友、同事等

   (2) 正式支持：月子会所/月嫂/保姆/钟点工、工作单位、社区、卫生单位、政策、商业机构、社会组织等

   (3) 居住环境（社区环境、周边设施、社区卫生服务、社会服务等）

   (4) 老人参与育儿工作的方式：家务劳动或/和直接参与婴儿照顾（如抱宝宝、带宝宝出去晒太阳、逛公园等）

   (5) 单位在孕产期发放工资的情况、生育津贴领取情况，特别是产假期间工资待遇的变化情况、请产假的情况等

3. 育儿知识掌握情况

   (1) 育儿知识来源是什么？

   (2) 育儿知识的掌握程度如何？

1.4 前期预访谈对象的基本信息表

编号	代码	年龄	宝宝出生日期	祖辈参与（是/否）
01	CHY	29 岁	2018 年 11 月 23 日（二孩）	是
02	LH	23 岁	2018 年 12 月 30 日	是

编号	代码	年龄	宝宝出生日期	祖辈参与（是/否）
03	L	29 岁	2019 年 1 月 28 日	是
04	CQ	31 岁	2018 年 10 月	否（除月子期间的 100 天）
05	X	30 岁	2019 年 2 月	否（除月子期间的 10 天）

附录 2 加强新任妈妈育儿社会支持的社工小组干预手册

2.1 新手妈妈角色适应系列专题活动简介

亲爱的各位新手妈妈：

欢迎您参与由上海市儿童医院社工部组织的新手妈妈角色适应公益服务项目！

首先，恭喜你成为一名母亲，这很不容易，接下来的养育过程更是挑战重重，良好的母亲角色适应对于女性自身、孩子健康、夫妻关系以及整个家庭的健康发展具有非常重要的影响，让我们一起携手同行，共同度过四次小组活动时光。

（注：本项目是由上海市妇女儿童工作委员会资助、上海市儿童医院社工部与华东师范大学社会工作系合作的纯公益项目，不收取任何费用）

- **社工小组工作人员**

主带老师：何姗姗副教授（华东师范大学社会工作系教师）

助教：李艳红（上海市儿童医院社工部专职社工），汪庭娟、许蒙蒙、杜晓灏、冯源溪（华东师范大学社会工作系研究生）

- **活动安排**

1. 小组性质：1 个半小时社工小组活动＋1 小时医生讲座

2. 小组规模：10—30 个家庭

3. 小组活动频率：每周六下午 1 次活动，共 4 次活动

4. 小组活动时长：13:00—15:30(周六)

5. 小组活动地点：上海市儿童医院(泸定路 355 号)住院部 502 室

- **主题活动设计(示例)**

日 期	社工小组主题 (13:00—14:30)	医生讲座主题 (14:30—15:30)
5 月 26 日	我是妈妈，我骄傲	早期智力发育
6 月 2 日	与老人合作大挑战	婴幼儿常见疾病
6 月 9 日	妈妈与爸爸的对话	预防接种与睡眠
6 月 16 日	重返职场，我做主	科学喂养

1. **我是妈妈，我骄傲**

——如何认识自己作为新手妈妈的角色，更好地适应和扮演好这个重要的角色

2. **与老人合作大挑战**

——如何处理与家中老人(如婆婆或妈妈)的关系，营造良好和谐的家庭氛围

3. **妈妈与爸爸的对话**

——如何重新认识和调整与配偶的关系，更好地适应"三人世界"或"四人世界"

4. **重返职场，我做主**

——回应、巩固和总结前三次小组活动的内容，共同探讨女性生育后关于重返职场、二宝生育计划等问题，提升妈妈们的育儿效能感

2.2 微信公众号上投放的项目招募通知截图

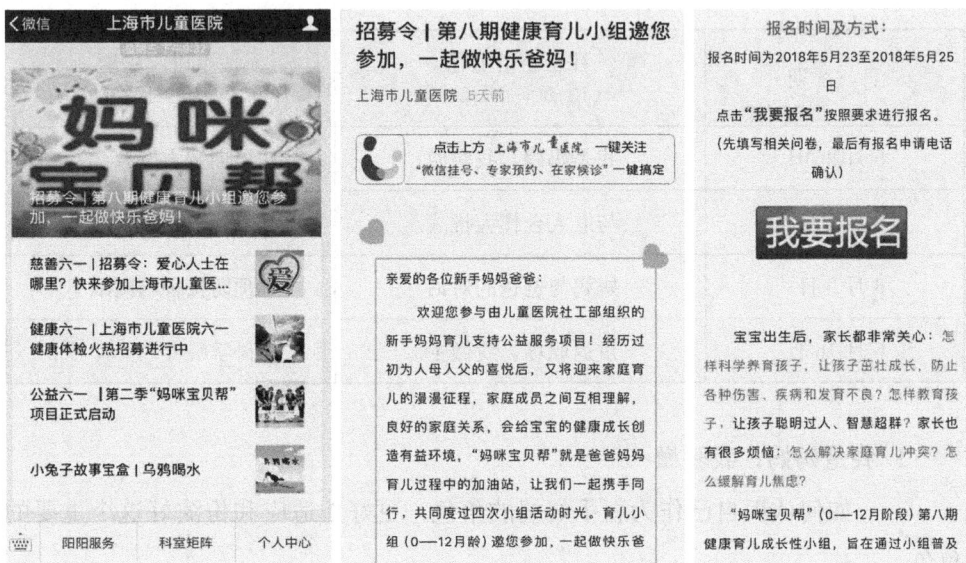

2.3 电话回访报名人士的通话内容模板

● **自我介绍：**

您好，我是儿童医院的工作人员。您之前是否有在儿童医院微信公众号报名参加"妈咪宝贝帮"的公益活动？

● **项目介绍**

时间地点：本次项目活动分四次，都安排在周六下午，地点在儿童医院某某路某某号。我先和您确认时间和地点，看是否可以，第一次是本周六下午——某月某日，四次都是周六下午1点到4点左右。

项目内容：项目内容是1个半小时新手妈妈角色适应的社工小组活动和1小时医生作的育儿讲座。

活动要求：家长全程参加四次活动，为了保证小组质量，活动方会收取400元押金，小组活动结束后全部退还。小组允许请假一次，两次及两次以上不来的组员取消活动资格，押金会以家长名义捐赠给上海市××基金会，发票寄回本人。

√ **询问参加意愿**

您能否参加本期活动？（同意则加微信拉群，不同意则说：欢迎参加下期活动）

√ **加微信，进入家长报名群**

添加报名家长的微信，将其拉入家长报名群，说明具体活动信息将在群里发布

◇ **常见问题的回答：**

1. 本周六活动时间是13:30—16:00，地点：儿童医院（某某路某某号）住院部502。

2. 不建议带宝宝（防止交叉感染）。

3. 鼓励带配偶（爸爸们真的很应该来学习和交流），爸爸可以代替妈妈来参加。

4. 关于停车：有停车位，小组活动不安排车位，家长如需开车，需要自付停车费。

5. 本项目是由上海市妇女儿童工作委员会资助、上海市儿童医院社工部与华东师范大学社工系合作的纯公益项目，不收取任何实际费用。

6. 关于活动押金，第一次活动是试听，活动结束后决定是否参加本期活动。决定参加后再交付押金（为保证小组活动质量，每个家庭预交400元押金，其间可缺勤1次，若缺勤2次及以上，押金将捐赠给上海市××健康基金用于儿童医院的血液科患儿治疗，捐赠发票会寄回给捐赠者）。

7. 活动押金采用支付宝交付并开具医院收据的方式（退回押金也是通过支付宝退还）。统一支付渠道，不采用微信支付，请见谅。

8. 前半部分的社工小组形式和传统讲座不同，社工老师会主持和带领家长

们讨论。家长们会有充分的互动分享与交流的时间，鼓励每个家长参与到小组讨论中来。

2.4　活动计划

2.4.1　第六期第一次活动计划

单元名称	我是妈妈，我骄傲				
活动时间	2018.3.10(13:00—15:30)		活动地点		儿童医院住院部502室
主　带	何姗姗		辅　带 （签到）		许蒙蒙
观察记录员	杜晓灏	时间管理员	许蒙蒙	拍照	李艳红
工作岗位 说明	1. 观察记录员：现场记录、写新闻稿和观察记录表 （在观察记录表上填写小组活动的相关数据和内容，包括参加组员人数、家庭数、准时到达人数、迟到人数、不同的迟到时间记录、小组座位、小组活动过程、小组活动过程评估，指出本次小组活动的优缺点、改进空间。） **活动结束后回收装有笔、彩纸和问卷、知情同意书的文件袋。发送活动记录表、新闻稿、典型案例给老师。** 2. 辅带助教：签到、活动辅带、时间提醒、拍照 活动开始前在签到台负责签到，活动开始后返回教室，活动过程中辅助主持人的工作，包括接待迟到家长（引座、签到、介绍活动进程），口头或递送纸条提示主持人小组意外或需要注意的事项（如提醒主持人留意走神的家长），分享过程中进行时间管理，帮助收集和粘贴彩纸、拍照。 **活动结束回收装有笔、彩纸和问卷、知情同意书的文件袋。发送照片和典型案例给老师。**				
设备材料	1张签到表/1张观察记录表、25张满意度调查表、25张活动反馈表、50份知情同意书、25份项目简介、支付宝二维码、微信群二维码、25个文件袋、25支笔、1支激光笔、1支喷胶、25×3张便笺纸、20张心愿卡 *儿童医院需要准备的东西：1个时间提醒牌子、易拉宝、水、活动材料包、收据本、社工部公章* 每个材料包里放入：1支笔、3张便笺纸、1张心愿卡、1张调查表、1张活动反馈表、2份知情同意书、1份项目简介				

单元目标	社工和组员、组员和组员互相认识，共同制定小组活动规则，介绍小组活动目的与内容，澄清小组活动目标；通过角色澄清和提供社会支持促进新手妈妈自我认识。

| 活动总体安排情况 |||||

签到	签到 贴姓名贴 领材料 读知情同意书	1. 签到 2. 贴姓名贴 报昵称(某妈、孩子性别、月龄)，贴在衣服上 3. 领材料 领取活动材料(1份项目简介、3张便笺纸、2份知情同意书、1张满意度调查表、1张活动反馈表)	15分钟	12:45 开始

环节	活动目标	具 体 内 容	活动材料	时间	备注
开场	1. 欢迎小组成员 2. 项目简介	1. 主任致辞 2. 主持人致欢迎辞、自我介绍 3. 主持人介绍项目、团队情况		5分钟	13:00 开始
小讲座	了解新任妈妈角色适应知识	组长介绍新任妈妈角色适应的知识	讲座PPT	5分钟	
制定小组活动目标	汇总分类组员的小组活动期待，澄清小组活动目标	1. 写下小组期望 2. 组员自我介绍 3. 主持人汇总分类组员的期待贴纸 4. 与大家共同澄清小组活动目标 5. 告知组员：分享自己、帮助别人都是非常美好的小组活动体验!		5分钟	拍下最终的"希望树"照片
制定小组活动规则	制定小组活动规则增强小组归属感和责任感	组员可以在事先写好部分小组活动规则的海报纸上增删规定	PPT	5分钟	拍下最终的"小组契约"照片
做一名妈妈，你准备好了吗?	分析新手妈妈对于母亲角色适应的自我评定情况，彼此帮助，促进角色澄清和适应	1. 组员在三种不同颜色(代表三种不同角色适应维度)的便笺纸上写出自己的母亲角色适应情况(认知、情感、能力)，并写1—2句话或以图画	25×3张便笺纸(三色)、25支笔、1张魔术粘布	30分钟	PPT上展示便笺纸的写法举例

环节	活动目标	具 体 内 容	活动材料	时间	备注
		来描述 2. 助教收回组员的便笺纸,归类贴于魔术粘布中 3. 主持人对便笺纸回收结果进行分析 4. 邀请2—3名组员进行展开分享,鼓励组员给予正面回应和支持			
我有妙招	分组交流育儿妙招	3—4个家庭一组,贡献自己在育儿方面(如尿布奶粉选取、哄睡、喂养、对待疾病的方式、早教等)的妙招,进行交流和讨论,最后每组出一个代表将汇总写在一张彩纸上,贴到幕墙上并向大家讲解 讨论中,彼此先自我介绍、相互认识 小组活动促进彼此了解和熟识	每组1张A4彩纸、1张魔术粘布	15分钟	
收尾	活动小结 下期预告 扫码进群 交押金、开收据	1. 布置家庭作业:准备一张亲子合影 2. 下次活动安排预告 3. 社工进行活动小结 4. 填写本次小组活动满意度调查表 5. 扫码进群,办理押金手续	25张满意度调查表 支付宝二维码打印件 微信群二维码打印件	10分钟	小组活动 14:30 结束

2.4.2 第七期第二次活动计划

单元名称	与老人合作大挑战		
活动时间	2018.5.5(13:30—16:00)	活动地点	儿童医院住院部502室

主　带		何姗姗		辅　带 （签到）	汪庭娟
观察记录员	杜晓灏	时间管理员	杜晓灏	拍照、 摄像	李艳红

设备材料	2 张签到表（工作人员和家长）/1 张记录表、17 张满意度调查表、17 张活动反馈表、17 个文件袋、17 支笔、一些 A4 白纸、激光笔、17×3 张便笺纸、大白兔糖果、饮用水、纸巾、音乐等 儿童医院需要准备的东西：水、活动材料、1 台电脑、易拉宝
工作岗位 说明	1. 观察记录员：现场记录、写新闻稿和观察记录表 （在观察记录表上填写小组活动的相关数据和内容，包括参加组员人数、家庭数、准时到达人数、迟到人数、不同的迟到时间记录、小组座位、小组活动过程、小组活动过程评估，指出本次小组活动优缺点、改进空间。） 活动结束后回收装有笔、彩纸和问卷、知情同意书的文件袋。发送活动记录表、新闻稿、典型案例给老师。 2. 辅带助教：签到、活动辅带、时间提醒、拍照 活动开始前在签到台负责签到，活动开始后返回教室，活动过程中辅助主持人的工作，包括接待迟到家长（引座、签到、介绍活动进程）、口头或递送纸条提示主持人小组意外或需要注意的事项（如提醒主持人留意走神的家长），分享过程中时间管理、帮助收集和粘贴彩纸、拍照。 活动结束后回收装有笔、彩纸和问卷、知情同意书的文件袋。发送照片和典型案例给老师。
单元目标	社工和组员、组员和组员进一步认识，巩固母亲角色适应的认识，促进新手妈妈之间的交流，分享与老人合作的各种挑战，运用脑力激荡法找出解决策略，回应挑战。

活动总体安排情况				
签到	签到 贴姓名贴 领材料	1. 签到 2. 贴姓名贴 报昵称（某妈、孩子性别、月龄），贴在衣服上 3. 领材料 领取活动材料（1 张满意度调查表、1 张活动反馈表、3 张便笺纸、10 颗糖果、2 张 A4 白纸）	15 分钟	13:45 开始

环节	活动目标	具 体 内 容	活动材料	时间	备注
开场	暖场活动 上期回顾 家庭作业分享	乌鸦和乌龟的故事 上期活动回顾 亲子合影的分享讲解	制作PPT	10分钟	14：00 开始
扔糖果游戏：合作智慧	疏解育儿过程中碰到的与老人相处的挑战和体会，获得其他组员的理解、支持、回应、帮助	1. 排排坐，分糖果 2. 在一张纸上手写下与老人合作过程中的挑战和体会（短语、短句、图画） 3. 拿到千纸鹤的家长逐个口述分享与老人合作的挑战和体会，每人限时2分钟 4. 鼓励组员送一颗糖果给讲述者，以示鼓励和肯定 5. 全部分享完后，就可以吃糖果了	糖果 17×3张便笺纸(三色)、17支笔、1张魔术粘布	30分钟	
我有妙招	分组交流育儿妙招	3—4个家庭一组，贡献自己与老人育儿合作中的人际关系处理妙招，进行交流和讨论，最后每组出一个代表汇总写在一张彩纸上，贴到幕墙上并向大家讲解 讨论中，彼此先自我介绍、相互认识 小组活动促进彼此了解和熟识		10分钟	
收尾	活动小结 下期预告	1. 社工进行活动小结 2. 布置家庭作业：准备一张全家合影 3. 下次活动安排预告 4. 填写本次小组活动满意度调查表	17张满意度调查表	5分钟	小组活动15：00结束

2.4.3 第六期第三次活动计划

单元名称	妈妈与爸爸的对话			
活动时间	2018.3.24(13:00—15:30)		活动地点	儿童医院住院部502室
主 带	何姗姗		辅 带 (签到)	汪庭娟
观察记录员	冯源溪	时间管理员	汪庭娟	拍照、 摄像 李艳红
设备材料	1张签到表/1张记录表、17张满意度调查表、17张活动反馈表、17个文件袋、17支笔、一些A4白纸、17张姓名贴、1支激光笔、17×3张彩色折纸、大白兔糖果、饮用水、纸巾、音乐等 儿童医院需要准备的东西：水、活动材料、1台电脑、易拉宝			
工作岗位说明	1. 观察记录员：现场记录、写新闻稿和观察记录表 (在观察记录表上填写小组活动的相关数据和内容，包括参加组员人数、家庭数、准时到达人数、迟到人数、不同的迟到时间记录、小组座位、小组活动过程及评估，指出本次小组活动优缺点、改进空间。) 活动结束后发送活动记录表、新闻稿、典型案例给老师。 2. 辅带助教：签到、活动辅带、时间提醒、拍照 活动开始前在签到台负责签到，活动开始后返回教室，活动过程中辅助主持人的工作，包括接待迟到家长(引座、签到、介绍活动进程)、口头或递送纸条提示主持人小组意外或需要注意的事项(如提醒主持人留意走神的家长)，分享过程中进行时间管理，帮助收集和粘贴彩纸、拍照，回收笔、彩纸和问卷。 活动结束后发送典型案例给老师。			
单元目标	促进新任爸妈之间的交流，通过丈夫视角、组长个人分享，引导组员分享平时想对配偶说却没有机会说出口的心里话，探寻夫妻育儿过程的有效沟通方式。			
活动总体安排情况				
签到	签到 贴姓名贴 领材料	1. 签到 2. 贴姓名贴 报昵称(某妈、孩子性别、月龄)，贴在衣服上 3. 领材料 领取活动材料(1张满意度调查表、2张彩色折纸)	15分钟	12:45 开始

环节	活动目标	具体内容	活动材料	时间	备注
开场	上期回顾 家庭作业分享	上期活动回顾 亲子合影(爸爸与宝宝合影)的分享讲解	制作 PPT	10 分钟	13:00 开始
暖场	个人分享(爸爸、妈妈各一人代表)	1. 组长进行个人分享,从丈夫视角袒露自己当父亲的心理和行为的变化、与妻子的沟通和共同育儿的互动模式 2. 组长进行妈妈与爸爸对话的示范(引起话题) 3. 带领组员进入分享情境	PPT	15 分钟	
我想对你说(扔糖果游戏)	引导夫妻对话	1. 邀请在座的夫妻进行对话 2. 你想对丈夫说什么 3. 你想对妻子说什么		60 分钟	
收尾	活动小结 下期预告	1. 社工进行活动小结 2. 下次活动安排预告 3. 填写本次小组满意度调查表	17 张满意度调查表	5 分钟	小组活动 14:30 结束

2.4.4 第七期第四次活动计划

单元名称	重返职场,我做主		
活动时间	2018.5.19(13:00—15:30)	活动地点	儿童医院住院部502室
主 带	何姗姗	辅 带	许蒙蒙
记录员	冯源溪	拍照、摄像	李艳红
设备材料	1 张签到表/1 张记录表、13 张满意度调查表、13 张活动反馈表、13 个文件袋、13 支笔、13 张姓名贴、1 支激光笔、13×2 张便笺纸、饮用水、纸巾、音乐等 儿童医院需要准备的东西:水、活动材料、1 台电脑、易拉宝		

工作岗位说明	1. 观察记录员：现场记录、写新闻稿和观察记录表 （在观察记录表上填写小组活动的相关数据和内容，包括参加组员人数、家庭数、准时到达人数、迟到人数、不同的迟到时间记录、小组座位、小组活动过程及评估，指出本次小组活动优缺点、改进空间。） **活动结束后发送活动记录表、新闻稿、典型案例给老师。** 2. 辅带助教：签到、活动辅带、时间提醒、拍照 活动开始前在签到台负责签到，活动开始后返回教室，活动过程中辅助主持人的工作，包括接待迟到家长(引座、签到、介绍活动进程)、口头或递送纸条提示主持人小组意外或需要注意的事项(如提醒主持人留意走神的家长)，分享过程中时间管理，帮助收集和粘贴彩纸、拍照，回收笔、彩纸和问卷。 **活动结束后发送典型案例给老师。**
单元目标	总结前三次小组活动内容、巩固妈妈们的育儿效能、继续分享上次话题、畅聊妈妈的工作和生育计划、收尾、处理离别情绪。

活动总体安排情况

签到	签到 贴姓名贴 领材料	1. 签到 2. 贴姓名贴 报昵称(某妈、孩子性别、月龄)，贴在衣服上 3. 领材料 领取活动材料(1张满意度调查表、2张便笺纸)		15分钟	12:45开始
环节	活动目标	具体内容	活动材料	时间	备注
开场	家庭作业分享	亲子合影(全家福合影)的分享讲解	制作PPT	7分钟	13:00开始
暖场	前三次小组活动回顾	1. 组长邀请组员分别上来对前三次小组活动进行回顾和巩固式总结(再次介绍自己的名字，并在介绍时加上自己的感受)，如同放电影般让组员对自己的活动参与情况有所串联，加深记忆	PPT	8分钟	
我想对你说(续)	妈妈与爸爸的对话	1. 邀请上次没有机会分享的家长口述分享自己在纸片上写给配偶的话 2. 空椅子		20分钟	

环节	活动目标	具 体 内 容	活动材料	时间	备注
妈妈的未来畅想	澄清妈妈未来计划思路	1. 写下自己的未来工作和生育计划 2. 口述分享		40分钟	
祝福与感言	处理离别情绪做收尾工作	1. 写下祝福语 2. 写下对本期活动的感言 3. 写下对未来活动的建议 4. 在贺卡上写下祝福语，交换抽取贺卡，带回留念		10分钟	
收尾	活动小结退押金	1. 社工进行本期活动小结 2. 填写本次小组满意度问卷 3. 提示家长办理退押金手续 4. 合影留念	13张满意度调查表	5分钟	小组活动14:30结束

2.5　"妈咪宝贝帮"第N期活动签到表

（家长）

时间：

地点：上海市儿童医院

参与人数：　　　　人

编　号	姓　名	联系电话	签到栏(打"√")	宝宝月龄
1				
2				
3				
4				

编　　号	姓　　名	联系电话	签到栏(打"√")	宝宝月龄
5				
6				
7				
8				
9				
10				
11				
12				
13				
14				

2.6　小组活动记录表

出席家庭数(最终)	共计　　人，　　　　个家庭
迟到人数	共计　　人，　　　　个家庭
迟到时间依次是	

位置图	
发言人次（画正字）	

小组活动记录		
时间段	活动内容/规则	组员参与情况

时间段	活动内容/规则	组员参与情况

小组活动评估与反思

评估：

（1）过程评估

（2）成员参与情况评估

（3）工作者表现评估

反思：

2.7 社工小组活动满意度调查表

说明：请在所选择的与您情况相符的数字下面打"√"

极不符合1 —————————— 10 极符合

1. 我能在这次小组活动中向别人表达我的看法

    1　2　3　4　5　6　7　8　9　10

2. 我喜欢这次小组活动

    1　2　3　4　5　6　7　8　9　10

3. 我觉得在这次小组活动中学会了如何关怀别人

    1　2　3　4　5　6　7　8　9　10

4. 我对自己越来越了解

    1　2　3　4　5　6　7　8　9　10

5. 参加小组活动使我越来越有信心

    1　2　3　4　5　6　7　8　9　10

6. 在这次小组活动中，我乐于和其他人分享我的经验

    1　2　3　4　5　6　7　8　9　10

7. 我觉得这次小组活动很有意义

    1　2　3　4　5　6　7　8　9　10

8. 我觉得在这次小组活动中，大家互相信任而且坦诚

    1　2　3　4　5　6　7　8　9　10

9. 我喜欢组长的带领方式

    1　2　3　4　5　6　7　8　9　10

10. 如果有下次小组活动，您愿意参加吗？

    1　2　3　4　5　6　7　8　9　10

11. 如果有下次小组活动，您认为可以改进的是什么？（填写在下一行）

2.8 活动反馈表

活动时间：

活动地点：上海市儿童医院

反馈人：

评 价 内 容	评 价 标 准
1. 您是否喜欢本次活动	① 非常喜欢　② 比较喜欢　③ 不太喜欢　④ 不喜欢
2. 您觉得本次活动对你是否有帮助	① 非常有帮助　② 比较有帮助　③ 不太有帮助　④ 没有帮助
3. 您对本次活动的哪个方面最满意	① 活动设计新颖　② 活动组织人员　③ 活动邀请嘉宾或讲师　④ 活动细节安排考虑得当　⑤ 活动内容贴切生动
4. 您对本次活动的哪个方面最不满意	① 活动内容无吸引力　② 活动组织较混乱　③ 活动邀请的嘉宾或讲师一般　④ 活动参与时间过短　⑤ 活动缺少互动
5. 您是否喜欢本次活动的社工或工作人员	① 非常喜欢　② 比较喜欢　③ 不太喜欢　④ 不喜欢
6. 您是否喜欢嘉宾或讲师的讲座环节（如有请勾选）	① 非常喜欢　② 比较喜欢　③ 不太喜欢　④ 不喜欢
7. 您是否满意活动安排的餐饮（如有请勾选）	① 非常喜欢　② 比较喜欢　③ 不太喜欢　④ 不喜欢
8. 您对本次活动的总体满意度	① 非常满意　② 比较满意　③ 不太满意　④ 不满意
9. 有何意见和建议	

2.9 项目获奖证书

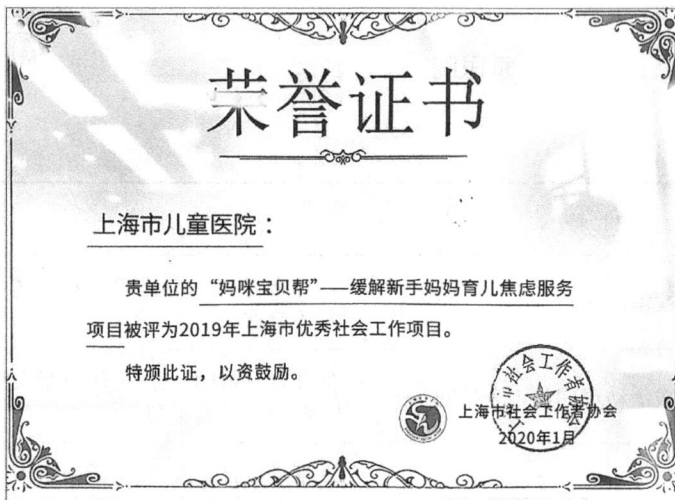

2.10 四次社工小组活动课件大纲

2.10.1 第一次小组活动课件大纲

标题：我是妈妈，我骄傲——新任妈妈角色适应小组 1

活动介绍

项目及团队成员简介

母亲角色适应小知识

小组分享互动和讨论

儿保科医生育儿讲座

自我介绍：何姗姗，华东师范大学社工系教师

项目介绍

新手妈妈角色适应：社工小组＋医生讲座（喂养知识、疾病护理）

项目初衷：爱孩子的同时，请宝妈们好好关爱自己！

妈妈先学会照顾好自己，保证自己身心愉悦、社会关系和谐

同时学会如何照顾宝宝

妈妈身心愉悦，是对家庭最大的贡献！

（妈妈好，宝宝好，全家才能好）

项目团队

上海市儿童医院：

社工部：钮骏（主任）、李艳红（社工）

儿童保健科医生：张媛媛、陈佳英、陈菲、郑小斐

华东师范大学：

社会工作系教师：何姗姗（副教授、副系主任）

社会工作系研究生：汪庭娟、杜晓灏、许蒙蒙、冯源溪

活动的设计思路

第八期新手妈妈角色适应系列专题活动列表

项目目标

- 厘清思路　拓宽视野　促进沟通　社会支持　挖掘潜力　角色适应
- 我们不直接提供答案，而是帮你厘清思路、澄清问题、找到答案！

项目价值理念

我们相信：

每个家长都有自己的智慧和宝贵经验

每个家长都是最清楚自己的问题、最能解决自己问题的"专家"

每个家长都有做好父母的能力和潜力

所以：

——我们与你同行(We work with you!)

本次活动

1. 13:00—14:30 社工活动主题：我是妈妈，我骄傲！

如何认识自己作为新手妈妈的角色，更好地适应这个重要的角色？

2. 14:30—15:30 医生讲座主题——郑小斐(早期智力发育)

什么是母亲角色适应？

母亲角色是女性从妊娠到分娩过程中经历并获得的重要人生角色

母亲角色适应也称为角色达成，是一种生理、心理、社会、文化诸多因素共同作用下的状态，也是一个动态的社会化过程

被照顾者——照顾者的角色和身份转变

母亲角色达成(maternal role attainment)包括三个方面：

角色认知：母亲角色认同(认知)

角色情感：情感方面的角色达成(情感)

角色效能：实际养育行为方面(行为)的角色达成

做母亲，不是一天成就的

美国护理学家默瑟的母性角色达成理论指出：

母性角色的适应和达成是一种经过一段时间相互作用和发展的过程

角色认知：认同和接纳母亲角色

角色情感：对母性角色感到快乐和满足

角色效能：母亲有照顾孩子的能力

研究表明：母亲的身心健康直接关系到婴儿的生长发育、与配偶的关系及整个家庭的和谐

母亲角色适应不良、社会支持不足的案例（举例，比如各类新闻报道的引用）

4 种不同的母亲角色适应行为

1. 母亲角色适应良好

母乳喂养和婴儿护理技术掌握好，乳汁分泌充足，心态平和，对宝宝亲切爱抚；宝宝舒适，依赖母亲，母婴关系融洽

2. 母亲角色行为强化

过分看重自己的母亲角色，过分担心婴儿的喂养、排泄、睡眠及清洁，不肯将宝宝的任何护理假手于他人，甚至达到焦虑的程度

3. 母亲角色阙如

没有进入母亲角色，没有清楚地意识到母亲的责任，不能掌握母乳喂养和婴儿护理的技巧，感觉孩子为自己带来很大麻烦，对婴儿无亲切感，冷淡，不太关心孩子

4. 母亲角色行为异常

母亲对宝宝厌恶、仇视，甚至有伤害孩子的行为

影响母亲角色适应的各种因素

1. 母亲的个体特点

年龄、学历、母亲自身的性格特点

2. 孩子的个体特点

数量、性别、健康情况，孩子性格特点：容易满足型或高需求型

3. 抚育方式

是否存在母婴分离、母乳喂养情况

4. 与分娩有关的生理因素

分娩经历、产后是否母婴分离、经历分娩的痛苦、乳房胀痛、宫缩痛、会

阴切口或腹部切口疼痛、疲劳、睡眠不足

5. 社会支持

家中的女性长辈、丈夫（尤为重要）、同辈群体

6. 相关知识掌握程度

婴儿喂养知识、日常护理知识以及自身的护理知识

社工小组的性质和活动规则说明

社工老师主带的连续四次的封闭式、分主题的讨论分享小组

社工老师会主持和带领家长们讨论，家长们会有充分的互动分享与交流的时间，鼓励每个家长参与到小组讨论中来

逐渐建立社会支持网络，形成良好的互助平台（从线下到线上）

最理想和效果最佳的小组人数在 10—15 个家庭，保证家长在小组中有充分时间讨论分享

时间控制说明：发言有限时，若超时，工作人员会举牌提醒时间

6 个文件袋里有千纸鹤的家长有口述分享优先权

小组契约：

守时

保密

尊重

互助

主题相关

时间观念

积极回应

不炫耀、不攀比

小组资料（问卷数据、影像资料等）的使用权限

手机调为震动

少看手机或不看手机

还有补充吗？

写出期望，认识彼此
（请按照宝宝月龄来接龙，从月龄最小的家庭开始）
请每人在爱心形的彩纸上写出参加活动的期望或想法
举例：
我希望小组是一个能让我学习知识、帮助他人的地方
期望：学习、放松、成长、分享、交友……

做一名妈妈(爸爸)，你准备好了吗？
请在三张不同颜色的纸上写出自己目前角色适应的情况
A. 母(父)亲角色认知：你认为作为母(父)亲意味着什么？
B. 母(父)亲角色情感：你觉得做母(父)亲的情感体验是什么？
C. 母(父)亲角色效能：你认为自己照顾宝宝的能力怎么样？

（0—100分，给出自评分数吧）

请分别在三张彩纸上写出：是爸爸还是妈妈，1—2句关于自己作为母亲或者父亲角色适应情况的描述，也可以用图画的形式表达
举例：
角色认知：我觉得做妈妈(爸爸)责任很重大
角色情感：我很享受(喜欢、讨厌……)做妈妈(爸爸)
角色效能：我能很好(不太好)地照顾宝宝

母(父)亲角色适应
角色认知：宝宝的第一责任人！
母亲：责任、牺牲、成长、保护、独立
父亲：责任更重、重新定位、榜样、知识教育

角色情感：独特而丰富的情感体验！

喜悦与焦虑同在、幸福与痛苦并存

世上从此有了牵制自己的小人儿（与孩子共悲喜）

养儿方知父母恩

角色效能：高效能、高自信！

分化明显，效能高低与诸多因素相关（独立照顾程度、宝宝月龄、积极学习的态度等）

角色效能高的父母更自信！

走向合格爸妈之路

这是一条痛苦的自我蜕变、与孩子一起成长之路

（从被照顾者到合格照顾者的转变）

也是一条充满惊喜、荣耀、挫败、崩溃感之路

我有妙招／问题

1. 相邻的 3—4 个家庭成为一组

2. 每组成员再次彼此介绍、相互认识

3. 组内家庭讨论交流最近的育儿妙招或问题

（如尿布奶粉选取、哄睡、喂养、对待疾病、早教等方面）

4. 每组出一个代表，将大家的妙招或问题写在大彩纸上

5. 组间进行相互答疑

家庭作业：准备一张妈妈和宝宝的亲子合影

选一张最能体现自己目前母亲角色适应现状的亲子合影

画面人物仅包含妈妈和宝宝

下周六活动前将照片发到群里，第二次小组活动中分享给大家

下次活动预告

1. 13:00—14:30 社工活动主题：与老人合作大挑战

——如何处理与家中老人（如婆婆或妈妈）的关系，营造良好和谐的家庭氛围

2. 14:30—15:30 医生讲座：婴幼儿常见疾病

本次小组活动结语

感谢我们的宝宝，让我们拥有了做父母的资格和角色

做父母不是一天成就的，做好父母也不是一天能够达成的

虽然做母（父）亲很不容易，挑战重重，但希望我们都享受做母（父）亲、喜欢做母（父）亲、成为一个自信、阳光、无惧风雨的妈妈（爸爸）

让我们一起同行、修炼、共勉

请填写知情同意书、社工小组活动满意度调查表，全部活动结束后填写活动反馈表

有意参加其余三次活动的家长，活动结束后在工作人员那里办理押金支付手续

2.10.2　第二次小组活动课件大纲

标题：与老人合作大挑战——新任妈妈角色适应小组2

活动介绍

热身游戏＋上期活动回顾

分享亲子合影

扔糖果游戏

我有妙招

热身游戏：乌鸦和乌龟的故事

心愿卡：学习、交友、放风、回归社会

家长们参加小组的初心：成长为合格爸妈

学习/更新育儿知识

避开育儿误区

放松妈妈身心

缓解育儿焦虑

学会沟通技巧

改善家庭关系

交流育儿经验

分享育儿心得

帮助其他家长

交到家长朋友

获取医院资源

重新回归社会

分享亲子合影

请在每一位家长分享完给予掌声鼓励，谢谢！

强调小组契约

与老人合作的挑战（举例）

带孩子方面：

喂养观念和育儿方式的不一致、对宝宝生病的处理方式不一致⋯⋯

老人自身方面：

身体健康状况、情绪状况、社会交往、外地老人适应状况⋯⋯

家庭关系方面：

"夹心板"现象（处于老人和配偶中间难做人）、两边老人的矛盾⋯⋯

扔糖果游戏

1. 请用黑色马克笔在彩纸上写下：

A. 你与老人育儿合作过程的"体会"或"挑战"

B. 自己做得好或做得不好的地方

（短语、短句、图画，字可以写得不多，但尽量大一些）

2. 请拿到千纸鹤的家长口述分享

3. 感同身受、有深刻共鸣者可以送一颗糖果给讲述者

理解老年人的心理社会特点

退休之后的心理特点

孤独、念旧、社交减少、价值感下降

仍然希望得到价值感的体现（尊重）

仍然希望有充分的自主能力

有了小孙子（外孙）之后的心理特点

荣升祖父母，自豪、喜悦

重温当年做父母的喜悦、弥补遗憾

新生儿意味着生命的延续、老年人的价值有了新的闪光点

老年人的价值感、控制感、获得感从哪里来？

丰富退休后的老年社交生活（旅游、聚会、爱好……）

帮助子女照料第三代（施展自己的能力）

延续退休前的工作（不退出社会舞台）

与老人在育儿合作中的问题只是表象

折射出的背后真相可能是：

老人育儿观念、知识、技能需要更新

老人的尊严需要得到呵护和维系

老人退休后可能有落寞感、无价值感，缺失存在感

老人想追寻自己未完成的心愿

原生家庭的亲子关系（妈宝、强势的母子关系等）

年轻父母并未完全成熟到可以独当一面、独立做主，成为宝宝名副其实的
第一责任人

年轻爸妈的应对建议

学会理解和尊重

学会妥协和取舍

学会长大和独立

如何与老人育儿合作：转变为合格照顾者

为人父母之后，应学会独立、担当、成长，不能拒绝长大

在学会照顾宝宝的同时，也学会照顾老人

爱惜和关爱老人的健康（定期体检、吃好喝好睡好）

关注老人的情绪和身体（尤其是外地老人的适应问题）

时刻谨记尊敬长辈，懂得珍惜老人的育儿帮助

育儿分工明确：爸妈第一责任人的地位不动摇

带领老人一起学习科学的、正确的、最新的育儿知识

爸爸或者妈妈扮演好家庭关系的协调人角色，处理好两边老人、家里人之间的关系定位问题（育儿分工、人情往来）

进退有节的老人：太幸运了，给予彼此空间

干涉过多的老人：适度提醒，注意权力矫正

退缩不带的老人：予以尊重，夫妻要有担当

我有妙招／问题

1. 相邻的3—4个家庭成为一组

2. 每组成员再次彼此介绍、相互认识

3. 组内家庭讨论交流最近的育儿妙招或问题

4. 每组选出一个代表，将大家的妙招或问题写在大彩纸上

5. 组间相互答疑

家庭作业：准备一张爸爸和宝宝的亲子合影

选一张最近拍的爸爸和宝宝的合影

画面里的人物至少包含爸爸和宝宝

下周六活动前将照片发到群里，第三次小组活动中分享给大家

下次活动预告

1. 13:00—14:30 社工小组活动：妈妈与爸爸的对话

——如何重新认识和调整与配偶的关系，更好地适应"三人世界"或"四人世界"

2. 14:30—15:30 医生讲座：预防接种与睡眠

本次小组活动结语

请珍惜在家中帮助你料理家务、照顾宝宝的老人

与老人合作大智慧，需要相互尊重、彼此理解

认清楚自己的家庭角色和身份，不失身份地尊老爱幼

在婆媳关系中，丈夫永远都是关键的核心人物

请填写本次社工小组满意度自评表

请在医生讲座结束后填写第二次整体活动的反馈表

2.10.3　第三次小组活动课件大纲

标题：妈妈与爸爸的对话——新任妈妈角色适应小组 3

活动介绍

上期活动回顾

父子合影分享

医生讲座

与老人合作育儿大智慧之总结篇

和谐家庭的特点：

1. 人员搭配合理（例如：能干老人＋无经验的父母；缺乏经验的老人＋能干父母；进退有节的老人＋懂事的年轻父母……）

2. 家里达成统一（家里有一个统一定调者、夫妻一条心）

与老人育儿合作的经验总结：

将心比心，识别和控制好自己的情绪

老人的帮忙只是过渡，自己要迅速成长

照顾者：照顾老人有方、学习照顾宝宝

关心父母的身体和情绪（比照顾宝宝容易）

不推卸责任（年轻爸妈要亲力亲为）

鼓励老人一起学习最新的育儿知识和技能（给老人也报个学习班？）

满足老人物质（买买买）和精神需求（聊聊聊）

多给予老人体现自我价值的机会（适当允许老人在育儿工作上有自主空间）

你为老人付出一分，他们会回报你十分

如同宝宝的一个微笑，足以抵消你彻夜不眠的辛劳

与婆婆相处大智慧之多方共赢篇

让自己开心：你还会失控吗？

克制情绪：依然要控制你自己

保持距离：婆婆不是妈，相敬如宾两相宜

让婆婆开心：她会为难你吗？

投其所好："包"治百病、买买买、吃吃吃

多夸丈夫："你看，宝宝像爸爸一样棒棒哒！"

让丈夫开心：他会不帮你吗？

关心老人：你妈就是咱妈！

无形中产生的"育儿权"之争

谁带宝宝越多、时间越长、活动越重要——谁的育儿权越大！

非父母的宝宝主要照顾者（老人、阿姨）育儿权越大——

父母妥协程度越高，内心痛苦指数越高

近期影响宝宝的饮食起居、生病照管、早期教育、行为养成

长远影响幼儿长大后的亲子依恋、教育管教、自主性、自律性

如何做到适宜的家中"育儿权"分配，达成合理的权力格局？

时常警醒、觉察育儿权的分配现状及形成原因

始终坚持宝宝的第一责任人地位不动摇

自觉提升新手爸妈的各种实力（经济、育儿）

分享亲子合影

请在每一位家长分享完后给予掌声鼓励，谢谢！

宝宝出生后的夫妻沟通是什么样的？

自从宝宝出生后，家里从此多了很多人：宝宝、老人、阿姨……

我们的二人世界还在吗？

两人单独相处的机会还有吗？

我们最近一次促膝交谈是什么时候？

我想和你说的话说出来了吗？

妈妈与爸爸的对话

作为妈妈，我想对爸爸说……

我希望你多陪陪孩子

有了孩子后压力很大吧，还是要抽空和家人说说话哦

你和我都是孩子的第一责任人，不能因为自己忙而把孩子扔给我和老人

别老看手机，注意身体哦

作为爸爸，我想对妈妈说……

你辛苦了！平时带宝宝很累吧……

你能否多尊重和采纳我的育儿意见？

我很爱你和宝宝，但你能否也多关心关心我？

平时能否多夸夸我是个好爸爸？

我想对你说

1. 写下生了宝宝以后你一直想对爱人说，却没有说出口的话

A. 吐槽　B. 感谢　C. 期望……

（夫妻同来的可以用第一人称相互回应，配偶没来的家长，可用空椅子回应）

2. 听讲过程中，家长可直接送糖果给讲述者，给予鼓励、肯定、安慰……

3. 写好的彩纸可拍照存留，鼓励放入文件袋作为学习资料

新手爸妈良好沟通的锦囊 1：理解万岁！

1. 理解男性与女性在带娃这件事上大概率的思路不同

男人更理性，就事论事，以解决问题为本，对孩子教育要求比较宽松

女人更感性，抛出问题，希望得到安慰和关注，对孩子和大人要求严厉

2. 理解男性与女性在育儿分工上大概率的差异和能力

爸爸更擅长玩游戏、陪玩、购物、户外拓展、知识教育，比较粗糙（心大）

男性倾向于完成新鲜、富有挑战、预期回报有吸引力的育儿工作

妈妈更擅长生活照顾、关注细节、注重榜样，比较细腻和严苛

0—1 岁，妈妈主力，爸爸配合；1—3 岁，爸爸跟上，妈妈调整；3—6 岁，妈妈放手，爸爸主力

新手爸妈良好沟通的锦囊 2：不要太好强！

不要太"作"——夸张、忘形

作＝无理取闹＋无中生有＋小事夸大＋转移话题＋必须胜利！

增加彼此单独对话的机会

小吵怡情，大吵伤心

适当的情绪发泄有助于彼此坦诚相待，但要把握"度"

不要"作"过头，不要得理不饶人

家不是讲理的地方

不要一争高下、必须胜利、事后炫耀

新手爸妈良好沟通的锦囊 3：彼此感恩

不忘初心，彼此多感恩、多夸奖，共同担负育儿重任

多沟通，注意留出二人世界的亲密时间

多肯定，育儿不容易，却最值得付出

感谢老公在我生产住院期间的照顾

感谢老公在我和婆婆闹矛盾时坚定地站在我这边

……

感谢老婆给我生下了这么可爱健康的宝宝

感谢老婆体谅我的工作和为家赚钱的辛苦

……

三个小锦囊送给你：让我们元气满满

理解万岁

不要太好强

彼此感恩

我有妙招／问题

1. 相邻的 3—4 个家庭成为一组

2. 每组成员再次彼此介绍、相互认识

3. 组内家庭讨论交流最近的育儿妙招或问题

4. 每组选出一个代表，将大家的妙招或问题写在大彩纸上

5. 组间相互答疑

家庭作业：准备一张全家的亲子合影

选一张最近拍的全家合影

画面里的人物至少包含爸爸、妈妈和宝宝

下周六活动前将照片发到群里，第四次小组活动中分享给大家

下次活动预告

1. 13:00—14:45 社工小组活动：重返职场，我做主

——回应、巩固和总结前三次小组活动的内容，探讨生育后重返职场、未来生育计划等问题，提升妈妈们的育儿效能感

2. 14:45—15:45 医生讲座：科学喂养

本次小组活动结语

夫妻共同摸索出孩子出生后新而有效的沟通方式、分工定位

新任爸爸在适应父职角色方面要比妈妈步伐稍慢，但可以做得很好

父职角色适应需要妻子的理解、引导、鼓励，还有适时的肯定

夫妻间多一些耐心、理解、沟通和互相帮助

请留出多一些的两人世界空间，重回从前亲密无间的时光

请填写本次社工小组活动满意度调查表

请在医生讲座结束后填写第三次整体活动的反馈表

2.10.4 第四次小组活动课件大纲

标题：重返职场，我做主——新任妈妈角色适应小组 4

活动介绍

前三次小组活动回顾

分享亲子合影

妈妈的未来畅想（工作、二宝）

离别祝福——拍合影

人这一辈子的几个关键词

发育成长：儿童青少年（被照顾者）
成熟妥协：中青年（照顾者）
退变接纳：老年（照顾者——被照顾者）

回顾前三次活动内容和图片
分享亲子合影

活动的设计思路：回到妈妈的主题
面临纷繁复杂的育儿人际关系、平衡工作与家庭的压力
不再拥有简单美好的个人时光、女性角色的撕裂与重塑
——如何重塑自信而美好的"我"

妈妈的未来畅想：工作、二宝？
A. 妈妈的工作有什么变化吗？
我原来的工作是否还要继续？
产假休完，舍不得离开宝宝去上班怎么办？
不想放弃工作，但如何平衡家庭与工作？
我是否要考虑换一份适合照顾家庭的工作？

B. 和丈夫是否有生育二宝的计划？若有，可分享体会
有了可爱的大宝，还准备生育二宝吗？
……

工作能带给我什么——"做自己！"
有了宝宝，作为妈妈很不容易
时间如同一块饼，谁都要来啃一口
要让家人（宝宝、宝爸、老人）以及老板满意

自己内心的愉悦和自由从哪里来？

工作（不一定是领薪水的"工作"）能给你带来——
自信而笃定
平和与喜悦
充实和成就

愿妈妈们：听从内心，无问西东
保有内心那一份珍贵的自我

如何应对与宝宝长时间的分离？

所谓母爱，其实是一场渐行渐远的分离，母亲须懂得优雅离场
第1次分离：休完产假去上班……
第2次分离：1岁左右断奶……
第3次分离：宝宝上幼儿园……
第4次分离：孩子去上寄宿学校或上大学……
第5次分离：结婚成家、生儿育女……
……

除孩子外，妈妈要逐渐找到生活的重心，重新寻找完整而美好的自我
有事做，有自己的工作（不一定是职业）
有爱好，有自己的兴趣
有独处，有自己的时间
夫相伴，两人携手白头

如何平衡家庭与工作？——时间管理！

时间管理！
时间不可逆转
学会用金钱购买时间

合理分配不同重要程度事件的时间

提高效率！

目标明确，集中时间做一件事

家里工作：整合零碎时间，留出娱乐和学习的时间

职场工作：把时间投资在提升职场竞争力上，不浪费在无用的人际关系处理上

女性角色的特殊时期——妈妈期

可能会面临一段时间（短则几年，长则不计时间）的身份撕裂和重塑

会逐渐懂得很多人生道理：

不带娃的一个人外出，其实和以前会有不同

不带娃的两人世界，其实仍然有牵挂，谈话主题离不开娃

把有娃后的家里关系处理好，在其他社会关系处理上也会相得益彰

因为，你会逐渐懂得：世上其实没有那么多是非对错，更多的是得失权衡，识别和控制情绪，理性面对！

宝宝是我们在社会大学里的终极导师

感谢孩子，带给我们那么多修炼的契机，让我们不得不去学会婴幼儿、青春期孩子的身心成长变化规律、照顾技巧、教育方法，同时还要学会处理复杂、高难度的人际关系（婆媳关系、夫妻关系、亲子关系）

让我们重新审视自己的人生价值

如果第一个老师（大宝）没有让你有所成长，第二老师（二宝）或许是你又一个新的机会！

保持一颗不断学习和期待成长的心，拥有最好的未来！

育儿妙招 1：注意给孩子补水！（1—10 岁）

孩子的健康，是所有其他重要活动的前提

事关孩子的发育和教育、家长工作、家庭关系的和谐

将宝宝当作一棵植物，它需要

阳光——晒太阳、户外运动（补钙）

除草——预防疾病

施肥——补充各种营养元素（少吃易上火食物）

水——注意定时补水（孩子 10 岁前多数不会自己主动喝水）

当然，还需要各种教育、情感交流等

育儿妙招 2：1—3 岁注意保护宝宝乳牙

从乳牙萌出，1 岁后就一定要非常注意保护牙齿

尽早戒夜奶

饭后清洁牙齿和口腔（牙线很好用）

早晚认真刷牙

选好牙膏（含氟）

少吃糖分高的食物

多咀嚼，适当吃硬的食物，锻炼牙床和牙齿

定期看牙医，检查牙齿

心灵的对话：我们的初心

一起合唱《最好的未来》

祝福与感言

请写下对本期家长们的祝福语以及参加本期活动的感言或建议！

四次活动小结

1. 我是妈妈，我骄傲：促进母亲角色适应的内化

2. 和老人合作大挑战：增进与老人合作育儿的理解和包容

3. 妈妈与爸爸的对话：加强夫妻在育儿方面的有效沟通与互动

4. 重返职场，我做主：做一名拥有完整而美好自我的好妈妈

请填写本次小组活动满意度调查表

医生讲座后请填写活动反馈表

活动押金将于今日返回支付宝

请在微信中填答一份调查问卷

最后，我们来合影留念吧！